高等教育运动医学 & 运动康复精品教材
首都体育学院精品教材

理疗学

荣湘江　刘　华　主编

北京体育大学出版社

策划编辑：李　飞
责任编辑：赵海宁
责任校对：王子涵
版式设计：杨　俊

图书在版编目（CIP）数据

理疗学 / 荣湘江, 刘华主编. -- 北京 : 北京体育大学出版社, 2016.11（2026.1重印）
ISBN 978-7-5644-2481-7

Ⅰ. ①理… Ⅱ. ①荣… ②刘… Ⅲ. ①理疗学 Ⅳ. ①R454

中国版本图书馆CIP数据核字(2016)第303667号

理疗学　　**荣湘江　刘　华　主编**

出版发行：北京体育大学出版社
地　　址：北京市海淀区农大南路1号院2号楼2层办公B-212
邮　　编：100084
网　　址：http：//cbs.bsu.edu.cn
发 行 部：010-62989320
邮 购 部：北京体育大学出版社读者服务部 010-62989432
印　　刷：北京科信印刷有限公司
开　　本：710mm × 1000mm　　1/16
成品尺寸：170mm × 240mm
印　　张：26.75
字　　数：419千字
版　　次：2016年11月第1版
印　　次：2026年1月第8次印刷
定　　价：50.00元

编委会

主　　编　荣湘江　刘　华
副 主 编　孙春荣　李春治　张　娟

参编人员（按姓氏拼音排序）

金　龙　（中国康复研究中心）
刘　华　（首都体育学院）
李春治　（首都体育学院）
李　园　（解放军309医院）
荣湘江　（首都体育学院）
孙春荣　（北京朝阳消防支队）
王　琼　（苏州卫生职业技术学院）
王文惠　（北京康复中心）
王　懿　（北京大学运动医学研究所）
张　娟　（北京大学第三附属医院）

编写说明

“理疗学”又称物理治疗学，是研究应用物理因子作用人体以提高健康水平，保健、预防和治疗疾病，促进病后机体康复，延缓衰老等的专门学科。“理疗学”是一门既古老又年轻的学科，早在石器时代，当时原始人便利用阳光、砭石、石针、水和按摩等治疗疾病，维护健康。我国以及古希腊、古埃及、古罗马的早期文献，记载阳光、热水浴、冷水浴、体操、按摩等防治疾病的作用。我国是世界上应用物理疗法历史悠久的国家，但理疗专业在新中国成立前却很落后，新中国成立后，受到党和政府的重视才得以建立和发展，目前已形成了一支专业理疗队伍，不仅在城市的大医院中广泛应用，而且在不少厂矿医院、县医院以及部队的野战医院中也都建立了理疗科室；在全国各疗养院和康复医院中理疗已成为重要的组成部分。

“理疗学”是运动康复专业的主干专业课程，学生通过这门课程的学习，可以了解和掌握“理疗学”的发展历史、适应证、方法、作用、特点以及注意事项等方面的知识。

学习“理疗学”首先要坚持辩证唯物主义的思想、方法和观点。正确认识患者的病症和理疗方法的辩证关系。病症和治疗方法是相互依存、相互制约的。病症决定治疗方法的选择，治疗方法也会对病症起影响作用。其次是要正确认识机体与外环境的辩证关系。在学习运动理疗学的过程中要遵循整体观念，积极运用各种科学的方法和手段，利用已有条件、环境来调动机体的主观能动性去积极适应外界环境变化和运动负荷对人体的作用，采用科学的手段促进疾病的康复，减轻或减少疾病给患者带来的病痛。最后要坚持理论联系实际的优良作风，做到学以致用，用以致学，不断在实践中学习。理疗学属于应用学科，学科内容中多是实践操作，因此，需要密切联系实际，加强实际动手能力的培养，除了理论知识之外，还必须有感性认识与体会。

本书共有十三章，分别是概述、直流电疗法、低频电疗法、中频电疗法、高频电疗法、传导热疗法、磁疗法、超声波疗法、冲击波疗法、光疗法、水疗法、生物反馈疗法与压力疗法。参加编写的人员有首都体育学院荣湘江、首都体育学院刘华、首都体育学院李春治、北京大学第三附属医院张娟、北京大学运动医学研究所王懿、北京康复中心王文惠、北京朝阳消防支队孙春荣、解放军309医院李园、苏州卫生职业技术学院王琼、中国康复研究中心金龙。编写人员既有在校教师，也有医院临床一线工作者，为本书的完成奠定了坚实的基础。在本书的编写工作中得到了李洋、李逸清、张立荣、魏莲同学的大力支持和协助，在此一并表示感谢。但由于时间和经验有限，难免存在不足、错误或疏漏之处，敬请各位专家、学者、读者和同行提出宝贵的意见，以便修改完善和修订。

目　录

第一章　概　述 …… 1

第一节　理疗学定义 …… 1

第二节　理疗学的发展及分类 …… 1

第三节　理疗的治疗作用 …… 4

第四节　应用理疗的基本原则 …… 7

第二章　直流电疗法 …… 14

第一节　概　述 …… 14

第二节　直流电疗法 …… 22

第三节　直流电药物离子导入疗法 …… 31

第三章　低频电疗法 …… 44

第一节　概　述 …… 44

第二节　感应电疗法 …… 47

第三节　电兴奋疗法 …… 49

第四节　间动电疗法 …… 51

第五节　经皮电神经刺激疗法 …… 52

第六节　神经肌肉电刺激疗法与痉挛肌电刺激疗法 …… 54

第七节　功能性电刺激疗法 …… 57

第四章　中频电疗法 …… 59

第一节　概　述 …… 59

第二节　等幅正弦中频电疗法 …… 64

第三节　干扰电疗法 …………………………………………71
第四节　调制中频电疗法 ……………………………………80
第五节　音乐电疗法 …………………………………………84

第五章　高频电疗法 ……………………………………………90

第一节　概　述 ………………………………………………90
第二节　共鸣火花电疗法 ……………………………………94
第三节　短波疗法 ……………………………………………99
第四节　超短波疗法 …………………………………………106
第五节　微波疗法 ……………………………………………114
第六节　高频电热疗法 ………………………………………123
第七节　高频电疗的安全与防护 ……………………………127

第六章　传导热疗法 ……………………………………………131

第一节　概　述 ………………………………………………131
第二节　石蜡疗法 ……………………………………………135
第三节　泥疗法 ………………………………………………145
第四节　湿热袋敷疗法 ………………………………………152
第五节　沙浴疗法 ……………………………………………155
第六节　其他疗法 ……………………………………………159

第七章　磁疗法 …………………………………………………166

第一节　概　述 ………………………………………………166
第二节　磁疗作用原理 ………………………………………171
第三节　磁疗的治疗技术 ……………………………………176

第八章　超声波疗法 ……………………………………………195

第一节　概　述 ………………………………………………196

第二节 超声的生理效应与生物学作用 …… 213
第三节 治疗设备与治疗技术 …… 221
第四节 临床应用 …… 234

第九章 冲击波疗法 …… 254

第一节 概 述 …… 254
第二节 治疗原理及治疗作用 …… 260
第三节 治疗技术 …… 264
第四节 临床应用 …… 273

第十章 光疗法 …… 276

第一节 概 述 …… 276
第二节 红外线疗法 …… 278
第三节 可见光疗法 …… 284
第四节 紫外线疗法 …… 288
第五节 激光疗法 …… 303

第十一章 水疗法 …… 313

第一节 概 述 …… 313
第二节 水的科学 …… 314
第三节 水疗的效应 …… 320
第四节 浸 浴 …… 326
第五节 淋 浴 …… 337
第六节 水中运动疗法 …… 345

第十二章 生物反馈疗法 …… 358

第一节 概 述 …… 358
第二节 治疗原理及治疗作用 …… 360

第三节　生物反馈治疗分类 …… 368
第四节　生物反馈治疗技术和方法 …… 371
第五节　临床应用 …… 389

第十三章　压力疗法 …… 394

第一节　概　述 …… 394
第二节　正负压疗法 …… 395
第三节　负压治疗 …… 398
第四节　正压顺序循环疗法 …… 402
第五节　体外反搏疗法 …… 405

参考文献 …… 414

第一章 概 述

第一节 理疗学定义

在现代医学中，把研究和应用天然或人工物理因子作用于人体，并通过人体神经、体液、内分泌和免疫等生理调节机制，达到保健、预防、治疗和康复目的的方法或学问，称为物理疗法（physiotherapy）或理疗（physic），简称理疗。

对理疗学的研究，包括研究物理因子的物理性质、生物学作用和治疗方法，以及临床应用理论和技术等内容。从宏观方面研究物理因子对机体整体水平的影响，以了解物理因子的作用动态变化和效果；从微观方面研究物理因子对超微结构功能形态变化的影响，以揭示物理因子作用本质。理疗属于外界条件刺激，有动力性和信息性的双重作用，在调节人体生理机制、促进功能康复和增强适应能力方面，具有不可估量的意义。

第二节 理疗学的发展及分类

一、理疗学的发展

（一）我国理疗学的发展

理疗学在我国有着悠久的历史。早在公元2世纪以前，《黄帝内经》一书就有针灸、按摩、拔罐、医疗体育和用水治病的记载。汉书《艺文志》记载有《黄帝岐伯·按摩十卷》书目，说明远在公元前722—公元220年春秋战国和秦汉时代，按摩已成为一种重要医疗手段。针灸疗法在理疗学发展史上独树一帜，从砭石到金属针，内容之丰富，经验之多，为其他疗法所罕见。针灸在国外影响也很大，公元562年，吴人知聪携《明堂图》等医书传到日本；17世纪又传入法国、德国和意大利。当今更为世人瞩目，世界上有数十个国家研究应用针灸疗法。在唐代之前，医疗上即有“外治”与“内治”并重的理论观点。清代吴师机著《理瀹骈文》一书，详细地记载了利用日晒、火烤、蒸熏、热熨、薄贴等治病方法，是一部外治疗法罕见的专著。

从20世纪50年代起，我国建立了理疗学专业。历经50余年，我国理疗学专业不仅累积了丰富的临床经验，而且在探索理疗作用机制方面，也进行了大量的尝试性研究工作，其中包括应用生物物理学、生物化学、细胞生物学、分子生物学、超微结构、功能形态学、微循环生理病理学、神经解剖学、神经化学、免疫学、生物控制论和信息论等现代科学技术成就。在临床应用方面，局部加温治癌、电刺激镇痛、磁场治疗毛细血管瘤、光因子血管腔内照射治疗高血脂和心脑血管病、光敏诊断和治疗恶性肿瘤等，均取得显著的疗效。在中西医结合方面，应用经穴低中频电疗、经穴激光照射、经穴微波针灸、经穴磁场疗法、经穴超声波疗法等，也都取得一定的经验，并将传统医学辨证施治理论应用在理疗学方面，给现代理疗学赋予新的内容。

（二）国外理疗学的发展

公元4世纪前，古希腊医生希波克拉底就倡导应用矿泉、日光、海水及“体育”治病。在人类掌握电能之前，人们用电鳗鱼放电治病，至17世纪发现静电，开始有人工电疗法。其后直流电、感应电等相继问世。

19世纪末，人工光疗第一次出现，20世纪高频电疗竞相发展，给理疗学奠定了坚实基础。

20世纪20年代，Scholarship用短波、超短波治病。20世纪30年代到40年代，Holman用超声波治病。20世纪60年代用激光治病。

由此可见，理疗学的发展仅有一百多年历史，是一个正在发展中比较年轻的学科，需要更多有志者在这片科学领域继续开拓，辛勤耕耘，促进发展。

二、现代理疗分类

在现代治疗学中，应用物理因子治病的方法概括起来不外乎天然物理因子和人工物理因子两大类。

（一）第一类：应用天然物理因子

包括日光疗法、空气浴疗法、森林浴疗法、海水浴疗法、气候疗法、矿泉疗法、洞穴疗法等。

（二）第二类：应用人工物理因子(表1-1)

表1-1　现代理疗一览表

物理因子	疗法名称		
运动与机械力	运动疗法	按运动方式分类	主动运动　被动运动　辅助运动　抗阻力运动
		按肌肉收缩方式分类	等长训练　等张训练　等速训练
		按治疗作用分类	增强ROM训练　增强肌力训练　增强耐力训练　增强平衡能力训练　增强协调能力训练
		按神经生理学分类	本体感觉神经肌肉促进技术　Bobath方法　Rood方法　Brunnstrom方法
	现代手法治疗　牵引疗法　正负压疗法		
电	静电疗法 直流电疗法　离子导入疗法　感应电疗法　间动电疗法　电兴奋疗法　痉挛肌电刺激疗法　神经肌肉电刺激疗法　超刺激电疗法经皮电刺激神经疗法　直角脉冲脊髓通电疗法　电兴奋疗法　电水浴		

理疗与药物、手术、营养、放射等疗法一样，都是现代治疗学的重要组成部分。理疗与这些疗法相比，具有如下特点。

1. 收效快

诸如热水浴发汗，冷水浴降温，某些低频、中频电治疗急性扭挫伤，温热治疗痉挛，常能立刻收效，患者顿时感到轻快。

2. 无痛苦

许多接受理疗的患者，因无损伤、无痛苦的特点，能很快适应这种疗法。这是因为理疗奏效迅速，顿时病痛减轻，而且有一种舒适轻快的感觉。尽管某些低频、中频电疗法有些刺激反应，但因“以痛抗痛”，患者仍然乐于接受这种治疗。

3. 副作用少

理疗很少引起身体不适或过敏反应，紫外线照射引起红斑，反复电刺激引起皮肤粗糙、刺痒等，都属于正常反应，对患者并无危害。

第三节　理疗的治疗作用

理疗的主要治疗作用包括以下几个方面。

一、消炎作用

皮肤、黏膜、肌肉、关节，乃至内脏器官，由各种病因引起的急、慢性炎症，都是理疗适应证，可以采用不同的理疗方法进行治疗。对于急性、脓性炎症，表浅者可以用紫外线照射或抗生素离子导入治疗；对于慢性炎症，则可采用温热治疗法、磁疗、低频电疗和中频电疗方法进行治疗。只要方法得当，均可取得预期疗效。关于理疗的抗炎机制尚不完全明确，临床研究认为，某些物理因子初级有直接杀灭病原微生物的作用，还与改善微循环、加速致炎物质排出和增强免疫机制等因素有关。

二、镇痛作用

引起疼痛的原因很多，损伤、炎症、缺血、肌力不平衡、反射性乃至精神因素均可引起疼痛，故应用物理因子镇痛，则要弄清楚病因，有针对性地进行治疗。当然，应用物理因子镇痛，与因子的选择、采用的方法、剂量、治疗部位等有密切关系，要结合患者的具体情况采取治疗才能取得理想的治疗效果。

三、抗菌作用

紫外线以杀菌作用著称，杀菌效力最强的光谱为254~257nm，对黄色葡萄球菌、枯草杆菌、绿脓杆菌、炭疽杆菌、溶血性链球菌等均有杀灭作用。紫外线杀菌机制，主要是引起DNA两个胸腺嘧啶单体，聚合成胸腺嘧啶二聚体，使细菌失去正常代谢、生长、繁殖能力，乃至死亡。

四、镇静与催眠作用

具有镇静、催眠作用的理疗方法有电睡眠疗法、镇静性电离子导入疗法、颈交感神经节超短波疗法、静电疗法、磁场疗法、温水浴疗法、按摩疗法等，这些理疗法均能增强大脑皮质扩散性抑制，解除全身紧张状态，因而产生明显的镇静和催眠效果。

五、兴奋神经—肌肉作用

应用各种技术参数的低、中频电流，如间动电流、干扰电流、调制中频电流，能引起运动神经及肌肉兴奋，用于治疗周围性神经麻痹及肌肉萎缩，或用于增强肌力训练。这些理疗方法均具有明显兴奋神经—肌肉的效果。理疗兴奋作用机制是细胞膜受电刺激后，产生离子通透性和膜电位变化，形成动作电位发生兴奋，引起肌肉收缩反应。对于感觉障碍者，可选用感应电疗法或达松伐尔电疗法等方法治疗。

六、缓解痉挛作用

热能缓解痉挛，这是众所周知的事实。具有缓解痉挛作用的理疗方法有作用于深部组织的短波、超短波和微波疗法，也有作用于浅部组织的石蜡疗法、太阳灯和红外疗法，还有作用于全身的热水浴、光浴疗法等。理疗解痉挛作用机制主要在于热能降低肌梭中 γ 传出神经纤维兴奋性，使牵张反射减弱和肌张力下降。

七、软化瘢痕、消散粘连作用

石蜡疗法、超声波疗法、碘离子导入疗法，可以改变结缔组织弹性，增加延展性，常用于治疗术后瘢痕和组织粘连，有明显的软化疗痕和消散粘连的作用。有实验证明，适当温热作用，可使肌腱、韧带、关节囊等组织延展性增大5～10倍。

八、加速伤口愈合作用

应用小剂量紫外线照射，在防止和控制伤口感染的同时，还能刺激肉芽组织生长，加速上皮搭桥和创口愈合过程。锌离子导入和达松伐尔治疗下肢静脉曲张形成的溃疡，比单纯外科换药处理伤口愈合日期显著缩短。

九、加速骨痂形成作用

实验证明，弱直流电阴极、TENS疗法、干扰电疗法和脉冲磁场，均能促进骨质生长，加速骨折愈合。国内有人进行动物实验，用干扰电疗法，在骨折4周时，治疗组骨痂形成比对照组多，6 周时治疗组愈合，但对照组骨折线仍清晰可见。

十、增强机体免疫机制

实验证明，紫外线、红外线、磁场等物理因子，均有增强和调节机体免疫的作用。有人用 1/5~1/3MED紫外线照射家兔，血清补体滴定度明显上升，在2周内升到最高值。又有人用 1/4MED紫外线照射，发现白细胞吞噬能力增强26%～55%，凝集素滴定度增加8～16倍，停止照射半个月到1个月内，上述两项指标仍高于原来水平。红外线照射除可改善血液循环之外，可使小动脉及毛细血管周围出现细胞移行、浸润，吞噬细胞功能加强，抗体形成增多。磁场对机体细胞免疫及体液免疫均产生有益影响。

十一、脱敏作用

实验证明，紫外线照射可使过敏性休克动物免于死亡。其脱敏作用机制就是紫外线能将蛋白质分解生成组胺，小剂量组胺不断进入血液，可刺激组胺酶产生。当组胺酶达到足够量时，便能分解过量的组胺，从而起到脱敏作用。紫外线照射还能促进肾上腺功能，增加Ca^{2+}吸收，这些也有利于减轻过敏反应。

十二、抗癌作用

近年应用加温、低温冷冻、激光光敏效应、激光气化炭化、聚焦超声，以及强磁场等理疗方法治疗癌症取得进展，并引起有关方面重视。

第四节　应用理疗的基本原则

一、明确诊断

没有正确诊断，就没有正确治疗。只有熟练掌握疾病的病因、病理、症状、体征、诊断及鉴别诊断等基本知识，才能有针对性地选择正确治疗方法。对于就诊患者，不能只凭主诉下结论，而应做详细检查，明确诊断，方能进行理疗。以腰腿痛为例，首先应认真分析这一症状是由何种原因引起的。腰腿痛常见的疾患有腰部软组织损伤；脊柱关节或椎间盘病变；椎管狭窄、椎管粘连、脊髓肿瘤；邻近脏器疾病，如泌尿、生殖、消化道疾病等。只有在分析查明腰腿痛原因之后，明确诊断，才能进行有计划、有目的的治疗，才能取得好的临床效果。

二、心理因素

随着医学模式从单一的生物医学模式，向生物—心理—社会医学模式转变，心理因素中疾病发生、发展过程日益受到人们的关注，几乎每一个患者，均伴有不同程度的生理失衡或心理障碍。WHO提出："人体健康的一半是心理健康。"由此可见，心理健康与生理健康同等重要， 两者可以互相影响、互为因果。对理疗患者，不可忽视心理因素，应注意患者心理活动，如能适时地给予心理治疗，便能增强理疗效果。

理疗患者中常见的心理状态有：

1. 希望医生能耐心倾听患者主诉，了解病情、困难和要求。

2. 多数患者习惯于药物治疗。对什么是理疗、理疗的作用及功效等，知之甚少。常抱有试试看的心理，甚至怀疑理疗是否有效。

3. 有些患者对理疗有恐惧心理如恐电、恐水、怕烫，对某些理疗表现精神紧张。

4. 有的患者对疾病产生精神负担，如焦虑、忧郁。急性病患者，表现急躁不安、求愈心切；慢性病患者，对治疗缺乏信心；颈腰椎病患者，怕发生瘫痪，造成残疾。

以上种种均说明患者对理疗都有各种各样的心理状态。应认真深入了解，仔细分析，并进行有针对性的解答、指导和疏通，以消除疑虑，调动患者与疾病做斗争的积极性，力争取得好的理疗效果。

三、整体观念

我们在进行理疗的同时，应注意局部与整体、心理与社会、药物与营养等综合治疗。只有这样，才能取得满意疗效。理疗是一种条件刺激，通过生理调节机制发生治疗作用。因而，在进行理疗时，必须注意患者全身功能状态和对物理因子的反应能力，把人体内脏和体表各部组织器官视为一个有机整体，既强调人体内环境的协调性和完整性，又重视人体与外环境的统一性。特别是治疗与大脑皮质有关的内脏、脑瘫疾患时，要注意从整体观念出发，切忌头痛医头，脚痛医脚。

四、因人施治

人有个体差异，性别、年龄、种族、体质强弱，均有不同。相同疾病于不同个体，临床表现也是各异。不同患者，对同一种治疗方法，反应与效果也不一样。如何使每一个患者都获得最佳治疗效果，这就是临床工作的艺术。就一般而论，患者体质虚弱，如老年、妇女、儿童、室内工作者，理疗宜用弱刺激，小剂量；月经期妇女的腰腹部，不宜进行大剂量加热疗法（蜡疗、红外线、短波、超短波等）；更年期妇女，反应敏感，也适用弱刺激，小剂量；对野外工作者，因为经常受阳光、风力、冷与热刺激，耐受性较好，可以用刺激作用较强的大剂量。就神经而言，对兴奋过程占优势者，宜用弱刺激，中、小剂量；对抑制过程占优势者，宜用较强刺激、较大剂量。总之，要因人施治，不要千篇一律。

五、综合治疗

欲提高疗效、缩短病程，常把两种以上理疗方法或药物综合应用，此称综合治疗。综合得当，常可取得事半功倍效果，综合不当，则会影响疗效发挥。

（一）两种理疗方法综合应用

两种理疗方法综合应用者，屡见不鲜。如电水浴疗法，是将电流和水作用相结合。两者结合后，治疗作用相互叠加，有利于缩短治疗时间，减少剂量，避免单一因子过强刺激，减轻患者心血管系统负担，这对多发性关节炎、多发性神经炎、伴有心血管功能不全患者极为有利；又如直流—透热疗法，是以直流电药物离子导入与中波或短波透热相结合，高频电流可降低皮肤屏障，加强血液循环和血管通透性，有利于药物离子更多地导入体内，提高临床治疗效果。

两种理疗方法综合应用方式有多种，有同时应用，也有同日先后应用，还有逐日交替应用。在综合治疗时，应注意如下几点。

1. 作用基本相同的理疗方法不能同日综合应用。如两种全身浴疗、短波与超短波、超短波与微波、全身日光浴与全身紫外线照射、调制中频与间动电疗、全身水浴与大面积泥疗等不宜同日综合应用，这是因为过强的刺激会引起机体产生超限抑制，或造成机体功能紊乱。

2. 产生相互拮抗作用的物理疗法不能同时综合应用。在同一部位，不可先做紫外线，后做红外线或可见光疗法；在同一部位，也不可先做普鲁卡因离子导入，后做紫外线照射，这样会减弱紫外线反应。还有不能同时综合应用全身静电疗法、电睡眠与针状浴或直喷浴，这样也会使作用减弱。

3. 鼻黏膜、颈动脉窦、颌区、短裤反射区，不能同日在同一反射区使用两种以上的理疗，否则将造成不良反应。

4. 避免因综合治疗给患者造成过大负荷或疲劳，这样不利于机体激发生理调节机制，以及健康的恢复。

（二）理疗与药物综合

1. 皮肤和黏膜给药或同时进行理疗能促进药物吸收，提高程度分别为：直流电95%，白炽灯37%，紫外线12%，超声波及微波17%。

2. 肌内注射药物综合应用中等剂量理疗，可使药物进入体内速度加快1.5~1.8 倍，其加速顺序分别为超声波 > 短波 > 蜡疗 > 超短波 > 泥疗。

3. 某些药物(水杨酸、磺胺、汞及砷制剂）能提高机体对紫外线的敏感性，与此相反，胰岛素和钙剂则减少紫外线生物学效应；应用烟肼酰胺和某些麻醉剂，能促进TENS疗法的疗效；椎旁普鲁卡因封闭，则降低TENS等的理疗效果。在应用静脉封闭疗法，或理疗作用部位进行封闭治疗，均能减弱理疗反应，不宜综合应用。

4. 物理因子与药物相互作用，可以是协同的，也可以是拮抗的，对于具有镇静、解痉、抗炎、脱敏、降压等性质的药物，与理疗综合应用，能缩短病程，提高疗效，具有特殊的临床意义。

对大叶性肺炎患者，在应用抗生素治疗同时，综合深部透热，则有助于增强肺组织血液循环，改善气体代谢，提高炎症部位抗生素浓度，加速炎症吸收和呼吸功能恢复；对于痉挛型肢体瘫痪的患者，在应用肌肉松弛剂的同时，综合应用局部或全身温水浴，则有助于达到缓解痉挛、降低肌张力和增强肌肉松弛剂的疗效。举一反三，理疗与药物恰当的综合应用，能收到事半功倍的治疗效果。

六、方法优选

（一）因子优选

物理因子选择应根据病情、性别、年龄、职业、患者全身功能状态和对物理因子作用反应能力，以及生活习惯等多方面情况考虑。如何正确选择物理因子和治疗方法，根据临床经验，一般应遵循如下几项原则。

1. 在明确诊断的前提下，弄清疾病发病机制、疾病阶段及主要表现。

2. 认真分析患者全身功能状况和机体反应能力。

3. 根据以上两点选择相适应的物理因子、作用方式、强度、时间、频次与疗程。

4. 所选择的理疗方法，应与其他疗法产生良好的协同治疗作用。

（二）时机优选

生物体内各种功能活动常按一定时间顺序发生变化，人们称这种按一定时间顺序重复出现、周而复始的节律变化为生物节律。

每种疾病的病理变化，均有自身节律性，选择不同时机进行治疗，其效果截然不同。在一般情况下，对治疗时机优选，应参照如下原则。

1. 对机体功能状态低下者，应选择其相对精神状态最好时进行治疗。这样利于自身生理机制调节，提高免疫力，达到“事半功倍”的治疗效果。

2. 对机体功能状态亢进者，根据其病变节律，选择平稳期向高潮过渡，但尚未达到高潮时进行治疗，这样有利于顿挫病势，阻止病变进一步发展。

3. 对表现为非亢进亦非低下者，则要根据病变特殊规律，分别找出最佳时机。

（三）参数优选

确定超刺激电疗法技术参数，是经过实验优选得出来的。有人用多种频率方波进行对比研究，观察何种频率方波镇痛作用最佳。经优选发现，频率3MHz、波宽2ms、间歇5ms方波电流，镇痛作用最佳。

神经肌肉电刺激疗法，选择三角波刺激病肌，既能发挥特有的刺激效应，又不致引起正常神经肌肉收缩时出现疼痛。治疗部分失神经支配，应用脉宽100 ~ 150ms，间歇1000 ~ 2000ms；治疗完全失神经支配应用脉宽150 ~ 600ms，间歇3000 ~ 6000ms，这些都是经过临床实验优选的结果。

（四）共振优选

有人研究在高血压患者颈动脉窦部位，用间动电流与心搏同步进行治疗，比非同步治疗降压效果好，而且持久。又有人研究利用与汗腺分泌活动同步的方式，进行离子导入，进入体内药量增加1.5～1.7倍。

人体组织器官活动，具有一定频率。这种频率取决于该组织器官的兴奋—抑制周期。我们应用电、光、声等物理因子进行治疗时，如能与该组织固有频率一致或相近，从共振原理观点看，必将增强该组织对能量的吸收，提高临床治疗效果。我们常用的He-Ne激光，频率4.7×1014Hz（628nm），与组织固有频率十分相近，这可以帮助我们理解：为什么如此小的MW级激光能量，能起那么好的效果。

七、治疗部位

正确地选择治疗部位，与理疗效果有极为密切的关系。理疗作用方式，可能是全身的，也可以是局部的，或者是全身和局部两者结合应用的。局部进行理疗应注意：将病变部位置于物理能作用场内，如电场、磁场等。但是，对于疼痛综合征、某些内脏或功能性疾病，则不仅限局部进行治疗，有时还应用全身治疗、上病下治、下病上治、左病右治、右病左治的原则，往往能取得较好的治疗效果。这是我们应当注意研究的。

八、剂量学问题

理疗剂量学是包含物理因子刺激强度和作用时间两个因素。剂量不同，治疗效果大不一样。一般地说，大剂量抑制，小剂量兴奋。我们在临床实际中，对治疗剂量问题应采取慎重态度。要根据疾病不同性质、不同阶段、患者机体反应能力及治疗目的而定。除此之外，还应考虑治疗面积、疗程长短(累积量)、疗程间隔等因素。切忌千篇一律，草率从事。

九、疗程确定

多数理疗，很难一次达到理想效果，因而需要每日或隔日一次连续治疗，此称疗程。因为物理因子作用于人体之后，会产生应答性反应，并留有痕迹后作用。尽管这种后作用反应比较弱，但经过多次积累或叠加，便能达到一定强度，产生持续疗效。此时，应停止治疗，结束疗程。如果再连续治疗，造成累积后作用过强，又会使机体反应系统产生超限抑制或局部间生态。此时不但不能提高治疗效果，相反，还会给机体带来不利影响，产生适应性反应。疗程有长有短，这是根据病情、理疗种类和治疗目的决定的。一般地讲，急性病疗程短（3~8次），慢性病疗程长（12~20次）；累积作用强者疗程短，累积作用弱者疗程长；用于治疗者疗程短，用于预防、保健者疗程长。所以，对于需要进行多个疗程的慢性病患者，应当在两个疗程之间，设置一个间歇期，以利于患者机体重新调整恢复，消除对理疗适应性反应。疗程间歇期一般为2~4周，长者可达到1~2个月。还应注意，对于慢性病患者，应用同一种物理因子治疗，在1年之中不宜超过3~ 4个疗程。

第二章　直流电疗法

第一节　概　述

在导体中，电荷流动方向不随时间而改变的电流叫直流电，将低电压的平稳直流电作用于人体一定部位来治疗疾病的方法叫直流电疗法（cannibalization）。它是应用低电压（30~80V）、小强度（小于50mA）的平稳直流电作用于人体，是应用最早的电疗之一，它是18世纪80年代意大利学者贾伐尼（Galvani）利用电流引起蛙肌收缩而发现的一个古老的电疗法。长久以来，单独应用直流电治疗疾病已日渐减少。但近年来，由于发现直流电对静脉血栓、肿瘤、骨折愈合、陈旧性缺血性溃疡等疾病有明确的疗效，这种疗法又重新引起人们的重视。

一、直流电的生物物理化学作用

（一）对人体产生生物理化作用的基础

人体内各种体液是组织细胞进行各种代谢和功能活动的内在环境，体液中含有各种电解质。体液中的阳离子主要有K^+、Na^+、Ca^{2+}、Mg^{2+}等，而阴离子有Cl^-、HCO_3^-、HPO_4^{3-}、SO_4^{2-}、有机酸离子和蛋白质等。它们对维持细胞内外液的容量和渗透、酸碱平衡、神经肌肉兴奋性等具有重要作用。所以人体体液是电解质溶液，人体组织是电解质导体，能够导电。直流电治疗时，两电极间存在着稳定不变的电势差，人体组织内各种离子向一定的方向移动而形成电流。离子移动并引起体液中离子浓度对比的变化是直流电生物理化作用的基础。

1. 电解及电解产物

电解质溶液导电时，溶液中离子发生迁移和电极表面发生化学反应的过程，称为电解。电解质溶解在水中时，一部分离解成阳离子和阴离子，离子被一层水分子所包围，称为离子的水化。直流电通过电解质溶液时，阳离子移向阴极并在阴极上获得电子而还原成为原子或原子团，电子从外电路进入溶液；阴离子移向阳极并在阳极上放出电子而氧化为原子或原子团，电子离开溶液流入外电路。在电极上产生这些原子或原子团，或者它们同溶剂进一步发生化学变化而产生的新物质，叫作电解产物。

氯化钠溶液受水化作用自动解离成钠离子和氯离子。通电时，钠离子向阴极移动，从阴极上得到电子成为钠原子；氯离子向阳极移动，并在阳极上放出电子而变成氯原子。钠原子、氯原子同水发生化学反应，分别生成氢氧化钠放出氢气和盐酸并放出氧气，所以在阴极处产生碱性电解产物，而阳极产生酸性电解产物。

2. 电泳与电渗

这是胶体分散体系在直流电作用下同时出现的两种现象。蛋白质为两性电解质，在碱性溶液中，蛋白质的羧基离解出氢离子而带负电荷呈酸性；在酸性溶液中，蛋白质的氨基结合氢离子而带正电荷呈碱性。人体内血液、淋巴和脑脊液等体液，在正常情况下为弱碱性，因而蛋白质表面带负电荷。正电荷离子被蛋白质表面负电荷吸引而分布在蛋白周围，形成一种独特的电荷分布，蛋白表面负电荷和这些负电荷所吸引的少数正电荷构成吸附层，吸附层四周的正电荷构成扩散层。

直流电通过人体时，蛋白粒子及其吸附层向阳极移动，称为电泳；扩散层正离子连同其水化膜向阴极移动称为电渗。由于蛋白胶体的移动影响了蛋白的分布和密度，同时，由于电渗，将使一极下的水分相对增多，而另一极则相对脱水，这些将对生理活动产生影响。

（二）作用方式

1. 组织兴奋性的变化

（1）兴奋性改变的特征

在直流电作用下，组织的兴奋性发生改变，阳极下兴奋性下降，阴极下兴奋性升高。这种改变可以扩大到电极周围2cm左右的范围。断电后，这种变化于1~2min到几十分钟内消失。直流电引起的这种变化称为直流电紧张，阳极下的兴奋性下降称为阳极电紧张，阴极下的兴奋性升高称为阴极电紧张。当通过的电流较大和通电的时间较长时，情况将发生变化，阳极下的兴奋性先下降，当电流强度更大时，阳极下的组织兴奋性不再下降，阴极下的兴奋性先升高后严重地受到抑制。

（2）兴奋性改变的机制

有兴奋能力的组织，其膜结构对兴奋的产生有重要意义。现已证明这种膜基本上由两层类脂和三层蛋白构成：膜的内、外、中三层为蛋白，三层蛋白夹着两层类脂。膜有不少洞眼，安静时可让某些离子通过，但又不使另一些离子通过。在静止状态下，膜外带正电而膜内带负电，因此膜外、内分为正、负两极，所谓极化。在某种外因的作用下，膜的通透性改变，正离子大量进入，因而极性倒转，称为反极化或称除极。膜外带负电的除极部位与膜外带正电的未除极部位形成电位差，产生动作电流，引起兴奋的传播。

在直流电作用下，组织兴奋性的改变与直流电引起的离子浓度改变以及这种改变引起的膜特性改变有关。在直流电作用下，由于K^+、Na^+的移动速度比Ca^{2+}、Mg^{2+}等快，通电一段时间后，K^+、Na^+等先到达阴极附近，而Ca^{2+}、Mg^{2+}落在后面，因此阴极侧的K^+、Na^+相对较多，而阳极侧则Ca^{2+}、Mg^{2+}较多。

2. 改变组织含水量

在直流电作用下，由于发生电泳和电渗，阴极下水分子增加，蛋白分散升高，组织膨胀和变得松软，而阳极下组织水分减少，蛋白质分散度降低，组织较干燥致密。例如，将蛙头切除，挂在木架上，后掌各浸入装着自来水的杯中，两杯分别连阴极和阳极。通电40~60min，电流强度10mA，断电后检查两后脚掌，可以发现阴极脚掌的皮肤附着一层黏液，肌肉肿胀松软，皮肤容易剥离；阳极脚掌的皮肤较干燥、肌肉干瘪，皮肤不易剥离。

3. 酸碱度改变

在直流电作用下，金属离子Na^+、K^+、Ca^{2+}、Mg^{2+}等向阴极移动，而许多酸根和有机酸向阳极移动；同时由于阴极下产生碱性电解产物而阳极下产生酸性电解产物，所以在阴极下碱性升高，而阳极部位呈酸性。两极下的酸碱电解产物蓄积到很高浓度时，可以破坏组织而引起烧伤，治疗时必须注意避免，但也可利用这个方法来拔除倒睫毛、破坏疣痣等。

4. 细胞膜通透性变化

蛋白质的稳定性与电荷、水化膜、酸碱度和电解质有密切关系。在直流电阳极下，由于脱水、偏酸性、蛋白质接近等特点，蛋白质分散度降低，易于聚集凝结，而且阳极下Ca^{2+}浓度相对增高，细胞膜变得较致密，因此阳极使细胞膜通透性降低，物质经膜交换减慢。而阴极组织含水量增加，偏碱性，偏离蛋白质的等电点，蛋白质分子分散度升高，而且阴极下K^+浓度相对升高，细胞膜变疏松，通透性升高，物质经膜交换加速。

二、直流电的生理作用

（一）对血管和血液循环的影响

直流电疗会引起局部血管扩张，皮肤发红，持续的时间也较长；这种作用在阴极下更为明显。直流电引起血管扩张的机制有以下几种。

1. 离子运动刺激了感觉神经末梢，通过轴突反射和节段反射引起血管扩张。

2. 直流电的电解作用使微量组织蛋白分解，释出血管活性肽或组织胺，后者通过直接扩张小动脉、轴突反射、增高毛细血管渗透性引起血管扩张。

3. 离子移动冲击血管壁的机械作用。

4. 直流电除引起局部充血外，也可通过节段反射加强相应节段深部脏器的血液循环。这种作用可以改善局部的供养、改善营养和代谢、增加防御免疫物质向局部的输入、使细胞间的淋巴流动旺盛、加速病理致痛化学介质的排出，使腺体分泌增加。这些都有利于炎症的消散和功能的改善。

（二）对中枢神经的影响

直流电对中枢神经系统的作用是多方面的。当头部通以直流电时，可出现高级自主神经中枢方面的反应，例如通过血管运动中枢，可使脉搏减慢、周围血管扩张。从动物实验证明，把阴极置于前额，阳极置于后颈部，可引起大脑软脑膜血管扩张；把阳极置于前额，阴极置于后颈部，则相反地出现血管收缩反应。

上述直流电阴、阳极作用下组织兴奋性的改变，在中枢神经系统内可出现。如把阳极置于动物的腰骶部，阴极置于颈部，即形成上行电流，这时反射增强。阴极电紧张还能提高脑的兴奋性，同时能使患癫痫的动物癫痫发作，而阳极电紧张则能抑制癫痫的发作。下行电流可使舞蹈病患者的抽搐及无意识的运动迅速消失，而上行电流则使抽搐再现，甚至使这些自发运动加强。

在脊髓部位通直流电时，依阴阳极位置的不同会出现不同的效果。

1. 阳极置于上端，阴极置于下端，即所谓下行电流时，全身的反应为：

（1）加速血液自小循环回心；

（2）加速上肢和肺的静脉回流；

（3）加速动脉血流入下肢和门脉系器官；

（4）升高血压；

（5）降低肌张力；

（6）使血沉加速。

2. 阴极置于上端，而阳极置于下端，即所谓上行电流时，全身的反应为：

（1）加速静脉血由下肢和门脉系向心回流；

（2）加速动脉血流入肺和上肢；

（3）加速静脉血由心向肺排出；

（4）降低血压；

（5）升高肌张力；

（6）使血沉减慢。

（三）对皮肤感觉神经的影响

直流电通过人体，刺激皮肤感觉神经末梢而引起针刺感；在电流密度大或电流强度增强过快时，还可引起灼痛感。但上述感觉可随通电的延长而减弱以至消失。

（四）对运动神经和肌肉组织的影响

直流电极性对组织兴奋性的影响已如上述。当直流电断续出现时，它对神经肌肉组织的刺激性还有很多特点。这些特点依极性、电流强弱、通电方向和电流的通断而不同。此外，恒定直流电对肌张力有影响。实验证明，直流电能使横纹肌张力增高，在股四头肌作直流电疗后，膝反射亢进；桡神经瘫痪而致不能做有关运动的病人，于直流电疗后多半能出现运动。

（五）对伤口的影响

直流电电阴极有促进伤口肉芽生长、软化瘢痕、松解粘连和促进消散等作用，而阳极有减少渗出的作用。

（六）促进静脉血栓溶解退缩的作用

通过动物实验观察到，在较强的直流电作用下，血栓先从阳极侧松脱，然后向阴极侧退缩，当退缩到一定程度时，血管重新开放。组织学观察发现，直流电作用2 天后，成纤维细胞开始增殖，接着在内膜下形成肉芽，5 天后毛细血管和成纤维细胞自内膜长入血栓中，血栓机化，体积皱缩。临床上大剂量直流电治疗血栓静脉炎有一定疗效。

（七）对细胞代谢的影响

细胞代谢通过膜内外的物质交换完成。细胞膜系由蛋白和类脂等物质构成。人体蛋白的等电点偏酸，因此酸能使组织蛋白接近等电点而沉聚凝结；碱的作用则相反，能增大蛋白的分散度，使之分离溶解。如前所述，在直流电作用下阳极区酸度上升，阴极区碱度上升，因此阳极范围内细胞膜蛋白凝集致密，物质经膜的交换困难，代谢降低；阴极下，膜蛋白分散，膜组织疏松，物质经膜的交换增快，代谢加强。阴极的这种作用，对于慢性发炎病灶和长期不愈合的溃疡（此时作用于周围皮肤面）有一定的治疗意义。实验证明：用人工方法引起动物双下肢麻痹，使之出现继发的营养不良性溃疡，然后在一肢进行阴极直流电疗，另一肢做对照，结果发现治疗侧的溃疡愈合比对照侧迅速。

（八）对骨折愈合的影响

近年来发现正常骨干骺端带负电，骨折后负电的分布发生变化。如果通过皮肤缺口，于骨折区通以小量阴极直流电，可使愈合加速。

（九）对周围神经再生的影响

直流电能够加速周围神经的再生。实验证明，在直流电作用下，神经纤维的再生加速，这种作用在蛙的坐骨神经上可明显看出。直流电的这种作用对周围神经损伤有治疗价值。

三、直流电的主要治疗作用

（一）促进骨折愈合

适量的直流电阴极刺激可促进骨再生和修复作用，其机制可能是由于：阴极下耗氧，氧分压降低，多能细胞分化成骨细胞和软骨母细胞；阴极下产生OH，使pH升高，有利于钙盐从软骨细胞线粒体释放和钙化，促进骨痂形成。

（二）镇静和兴奋作用

全身电疗时，下行电流具有镇静作用，上行电流则有兴奋作用。在脊柱部位作下行电流通电法，可使血压升高、肌张力降低；上行电流通电法则能降低血压，增高肌肉张力。对局部来说，直流电阳极区及附近组织的兴奋性降低，能加强神经系统的抑制过程；阴极区及其附近组织的兴奋性增高，可提高神经系统的兴奋性。如用大剂量长时间通电，阴极区则发生较强的抑制，而阳极区则恢复正常或兴奋性增高，有人称此为直流电的第三作用。

在通常应用中，以下行电流或以阳极为主电极，可产生催眠、镇痛和缓解痉挛的治疗效果。如用前额部阳极、后颈部阴极治疗神经衰弱和失眠，用脊柱下行电流法治疗脑出血后痉挛性麻痹等。以上行电流或阴极为主电极时，可治疗器官功能低下、神经麻痹、知觉障碍等疾病。对于各种神经痛、肌痛，可用阳极疗法或大剂量阴极抑制法。对神经营养性血管痉挛和炎症引起的神经痛，阴、阳极都可收效，因为此时充血作用是主要的治疗因素。

以上的阳极镇痛作用，在断电后数十秒内自行消失；但对肿胀引起的疼痛，因兼有脱水的作用，故有助于消除疼痛。阴极抑制作用的持续时间较长，故有人体常用阴极来镇痛、镇静、镇痉和止咳等。总之，临床应用中，应视患者的具体情况选用阳极或阴极。

（三）对自主神经和内脏神经的调节作用

在直流电的影响下，特别是在有关反射区通电时，对自主神经失调、张力不足等促进平衡的作用，对内分泌腺的功能也具有调节作用。例如，上行电流可增强肝脏的解毒功能；乳腺区通电能治疗功能性子宫出血；在其他有关反射区放置电极，可分别治疗胃溃疡或调整脾脏、甲状腺、肾上腺的功能以及治疗心、肾、胃、肠等疾病。

（四）消炎、促进肉芽组织生长

由于直流电能改变细胞膜的渗透性，从而引起充血，增强血液循环，促进病理炎症产物的排除，所以慢性炎症和久不愈合的溃疡等，可用阴极治疗。临床上常用于治疗关节、肌肉、神经、脉管和五官科炎症，以及周围神经损伤、末梢血液循环不良等病症。阳极有脱水作用，可减轻组织水肿和渗出。

（五）对癌症的治疗作用

利用直流电电极下产生的强酸和强碱杀死癌细胞。

（六）对冠心病的治疗作用

微弱直流电很接近生物电的电流强度，刺激心血管反射区的皮肤感受器，反射性地对异常的冠状动脉舒缩功能进行调节。

（七）对静脉血栓的治疗作用

较大强度的直流电的作用下静脉血栓从阳极一侧松脱，向阴极一侧退缩，血管逐渐开放。

第二节 直流电疗法

一、直流电治疗技术

（一）主电极与负电极的应用

在治疗过程中，除因为电流的方向和电极的位置不同可获得不同的治疗效果外，电极的面积不同也同样会产生不同的作用。

在做直流电疗法时，为了加强阳极或阴极的作用，有时使用两个面积大小不同的电极。面积小的电极，其电流密度大，引起的反应强，而面积大的电极，因其电流密度小，引起的反应则较弱。这样，面积小的电极是发挥治疗作用的，而面积大的电极只作为一个电流的通路，则分别称之为“主电极”和“副电极”。主电极应放置在治疗的局部，副电极可酌情放置摆在颈部、背部、腰骶部、胸骨部等平坦而电阻较小的皮肤上。主电极为阳极时，则主要发挥阳极的治疗作用，故又成为阳极疗法。主电极接阴极时，则呈现阴极的治疗效果，叫作阴极疗法。

（二）电极的放置方法

1. 对置法

一个电极置于病灶的一侧，另一个电极置于病灶的对侧。适于局部和病变部位较深的疾病的治疗，这个放置方法作用较深，但作用范围较局限。

2. 并置法

两个电极置于身体的同一侧，适于治疗周围神经、血管、肌肉等长度长的病变。这个放置方法作用表浅，但作用范围较大。

（三）电流密度

直流电疗法的治疗作用是按电流密度计算。电流密度是指在每平方厘米面积衬垫上的电流量而言。主电极的电流密度一般为0.05~0.1mA/cm^2。当电极面积较小时，则电流密度可稍增大，为0.15~0.2mA/cm^2，也有人主张可用至0.5mA/cm^2。电极面积较大，如为300~500cm^2时，则电流密度要相对的小些。此外，还要参照患者对电流的耐受性来决定用量。对不同部位应用的电流也应有所区别，例如颈、面部的电流量应小于躯干。直流电用作反射疗法时，电流密度为0.02~0.03mA/cm^2即可。儿童用的电流密度一般为0.02~0.08mA/cm^2。年龄越小，电流密度也须相应减小。

（四）治疗的时间

直流电疗法每次的通电时间在5~30min之间，以15~25min为最常用。一般每日治疗一次，10~20次为一个疗程。倡导通电法者，其治疗时间较长，一般为45~60min，甚至更长的时间。

（五）注意事项

首先准备好金属极板和衬垫。金属极板要擦拭干净并使之平坦完整。衬垫在使用前需洗涤煮沸，目的是清洁消毒和去掉黏附的电解产物。使用时，从消毒锅取出衬垫，将其拧至不过干但也不太湿的程度，放在治疗部位。如衬垫温度太高，可用冷的清水冲洗，或提前取出待其自然冷却。为避免铅板滑脱与衬垫外接触皮肤造成烧伤，可把衬垫接触铅板一面缝制成口袋形，治疗时将铅板套入。

调整电流量时宜缓慢，要逐步增加或减少，以免产生刺激作用。治疗开始时，电流量宜稍低于所需强度，待1~2min后检查电流表，如尚未升至所需的电流量，再做调节。在通电过程中，应经常巡视电流表指针情况，如指针自动上升超过规定的强度，应及时降下。每次治疗，最好做到专人、专床、专机和定时。

治疗前需告诉患者在通电期间会产生的各种感觉，如轻度的针刺感和蚁走感是正常现象。如发生烧灼感甚至疼痛时，应立即告诉工作人员，以便检查调整。治疗后，最好在局部涂擦50%的甘油，并告知患者注意保护皮肤，避免抓伤。

二、直流电的治疗方法

（一）基本操作方法

1. 检查患者皮肤有无知觉障碍或破损等情况：如有抓伤、擦伤，宜贴以胶布或涂以凡士林油；如毛发过多，宜剃去或用温水浸湿；如有知觉丧失或损伤严重，则不宜在此部位治疗。

2. 根据治疗部位选择金属极板及衬垫：极板宜平坦，以导线连于电疗机的输出端。衬垫要微温而湿润。

3. 放置衬垫：将衬垫紧密接触皮肤，其上放金属极板，然后盖以胶布或塑料布，根据情况用沙袋、塑料搭扣、绷带或借患者身体重力将电极固定妥当。

4. 做好解释：开始前向患者交代通电时产生的各种感觉，如有轻微的针刺感和蚁走感。

5. 检查电疗机：各自整合输出按钮应均在零位，转向开关指向正确，导线连接的极性正确无误，电表倍数开关所指的量程应适合治疗量的要求。然后开启电疗机。

6. 开机：先开总开关，次开分开关，然后徐徐转动电位器逐渐增加电流量，并参照患者的感觉调整至接近处方规定的电流强度处，过1~2min后再调至规定的电流强度。

7. 治疗参数设置：电流强度，根据衬垫面积计算，一般成人可用0.05~0.2mA/cm^2，小儿用0.02~0.08mA/cm^2，反射疗法可用0.02~0.03mA/cm^2。治疗时间，每次15~25min。一般初次时间稍短，以后逐渐延长。每日或隔日一次，15~20次为一个疗程。

8. 关机：治疗完毕，先缓慢向逆时针方向转动电位器，将电流降到零位，再关闭开关，取下胶布或塑料布、金属极板和衬垫等物，检查皮肤有无异常。

（二）不同部位的治疗方法

1. 头部治疗法

（1）眼枕法。取两个直径3~4cm的圆形电极置于双眼上，先向眼内滴入药液，用分叉线连一级，另取一个6cm×10cm的电极置于枕部（如眼区接阳极，则颈部接阴极）。电流量为2~5mA，每次治疗15~30min，每日或隔日一次，15~20次为一个疗程（图2-1）。

（2）额枕法。取两个6cm×10cm的电极分置于前额和枕部（如枕部接阴极则阳极接前额）。电流量为3~6mA，每次15~30min，每日或隔日一次，15~20次为一个疗程（图2-2）。

（3）颞侧对置法。取两个5cm×6cm的电极于两颞侧对置，电流量2~3mA，每次15~30min，每日或隔日一次，15~20次为一个疗程。

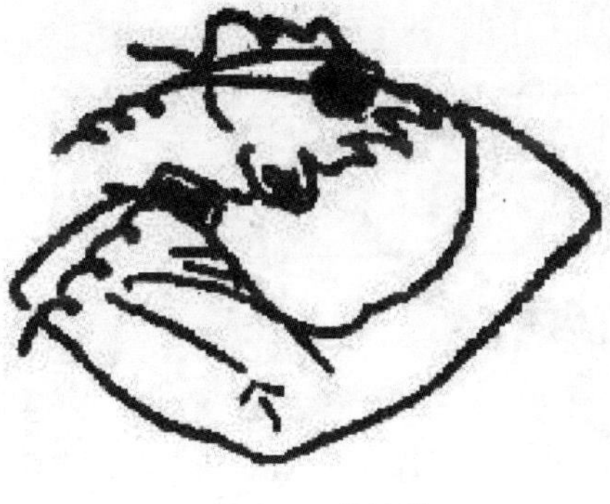

图2-1　眼枕法

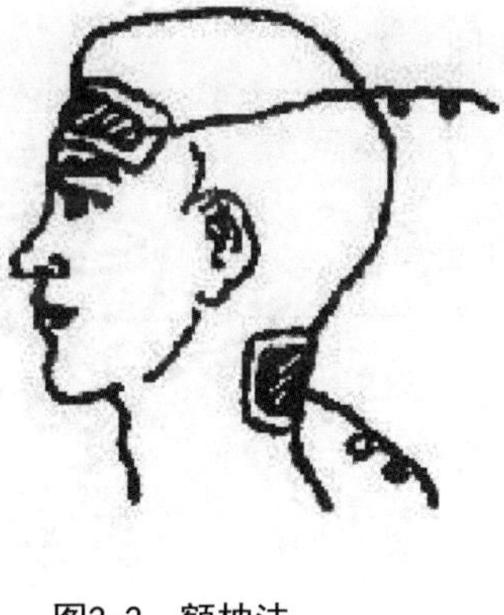

图2-2　额枕法

2. 面部治疗法

取面具形电极放在患侧面部，副电极10cm×15cm置于对侧上臂，或用300cm^{2}的电极置于肩胛部，电流量8~15mA，每次15~25min，每日或隔日一次，

15次为一个疗程。治疗面神经炎时，可把浸有药液的棉条置入外耳道内，其末端压在半面具电极下，同时实施离子导入疗法。

3. 耳部治疗法

把湿棉条放入外耳道内，其末端置于耳前区上，其上再放置5cm×6cm的电极，副电极8cm×10cm放在对侧耳廓前面。如两侧患病，可两侧轮流治疗。电流量1~3mA，每次15~25min，每日或隔日一次，15次为一个疗程。

4. 上颌窦区治疗法

取3cm×15cm的长条形电极置于上颌窦，副电极6cm×10cm置于枕部，电流量2~6mA，每次15~25min，15次为一个疗程。

5. 鼻黏膜治疗法

把湿棉条用镊子塞进鼻腔深部，使之紧密贴压鼻腔黏膜。棉条末端置于上唇，其下垫以胶布。棉条末端与1cm×3cm的铅板电极相接，副电极6cm×10cm置于枕部。此外，也可用末端裹以棉花的金属导线作为主电极置入鼻腔内。电流量0.5~1.0~3.0mA，每次3~5min或15~20min，每日或隔日一次，20~25次为一个疗程（图2-3）。

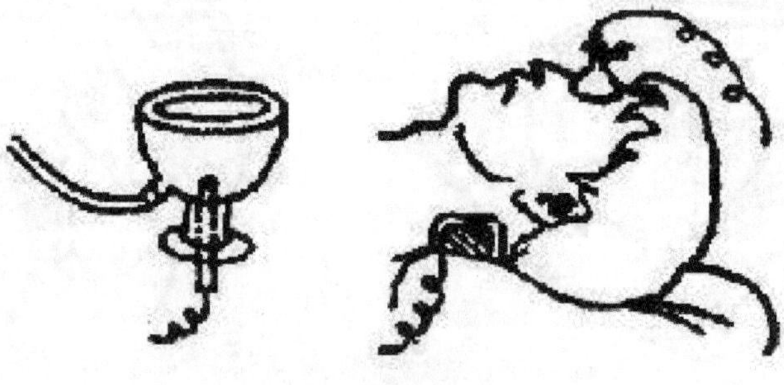

图2-3　鼻黏膜治疗法

6. 咽部治疗法

取两个5cm×6cm或4cm×5cm的电极斜对置于侧颈部，副电极8cm×10cm置于后颈部。电流量为3~6mA，每次15~25min，每日或隔日治疗一次，12次为一个疗程。

7. 下颌关节治疗法

取两个5cm × 10cm或5cm × 6cm的电极对置于下颌关节，电流量3~5mA，每次15~25min，每日或隔日一次，12次为一个疗程。

8. 颈交感神经节治疗法

取两个3cm × 5cm的电极分别置于两侧胸锁乳突肌前沿，副电极6cm × 8cm置于枕部，电流量为1~3mA，每次15~30min，每日或隔日一次，15次为一个疗程。

9. 肩关节治疗法

取两个6cm × 8cm的电极对置于肩关节前面和后面，电流量为5~8mA，每次15~30min，每日或隔日一次，15次为一个疗程。

10. 臂从及上肢神经血管束治疗法

（1）并置法。将两个10cm × 15cm或8cm × 12cm的电极分别置于肩上和手掌。手掌之电极也可用手槽代替。

（2）对置法。将两个10cm × 15cm的电极分别置于锁骨上窝及同侧肩胛上区。

以上两法的电流量为10~15mA，每次15~25min，每日或隔日一次，15~20次为一个疗程。

11. 桡神经治疗法

将一个10cm × 15cm的电极置于颈下上背部，另一个8cm × 12cm的电极置于前臂伸侧中段1/3处。也可于神经损伤处用两个8cm × 12cm的电极作对置法。电流量6~10mA，每次15~25min，每日或隔日一次，15~18次为一个疗程。

12. 肘关节治疗法

（1）并置法。取两个6cm × 10cm或8cm × 10cm的电极分别置于左、右两侧的肩上部，另取两个同样大小的电极分别置于左、右前臂屈侧的下1/3处（图2–4）。

（2）对置法。将四个6cm × 10cm的电极分别置于两侧肘关节的内侧与外侧（图2–5）。

以上两法的电流量均为8~12mA，每次15~30min，每日或隔日一次，15次为一个疗程。

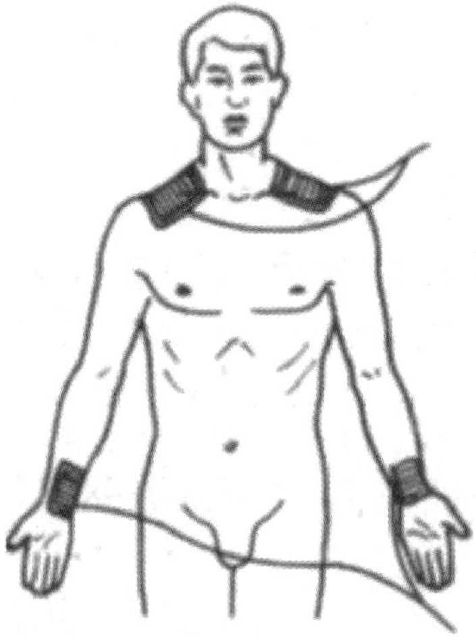

图2-4 肘关节治疗并置法

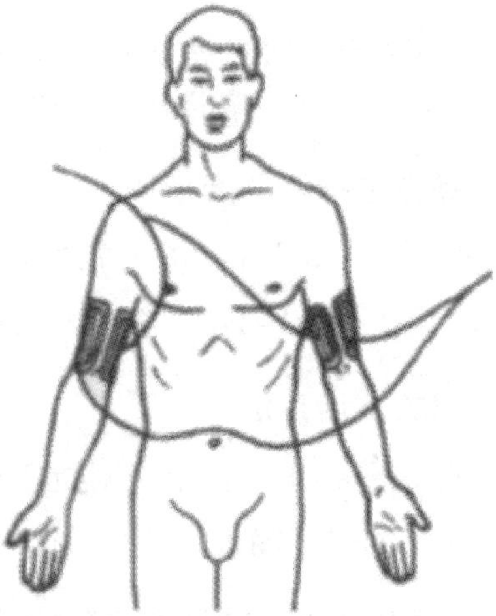

图2-5 肘关节治疗对置法

13. 手部治疗法

（1）并置法。将袖口形的电极置于前臂中1/3，手全部浸于水槽内。电流量8~12mA，每次15~30min，每日或隔日一次，15次为一疗程。

（2）对置法。将两个8cm × 12cm或10cm × 15cm电极分别置于手背和手掌。电流量为12~15mA，每次15~30min，每日或隔日一次，15次为一个疗程。

14. 坐骨神经治疗法

（1）并置法。取两个10cm × 15cm的电极分别置于腰骶部和脚底，脚底的电极也可用水槽代替。电流量10~18mA，每次15~25min，每日或隔日一次，15次为一个疗程。

（2）对置法。取一个80cm × 12cm电极置于骶部、臀部及下肢后侧，另一个60cm × 10cm的电极置于下肢前侧。注意铅板面积不要小于衬垫的一半，最好由数块铅板叠连构成。电流强度30~35mA，每次15~25min，每日或隔日一次，15~20次为一个疗程。

15. 膝关节治疗法

（1）并置法。将两个宽6cm×8cm的袖口形电极分别置于大腿中段和小腿上1/3处，电流量12~18mA，每次15~30min，每日或隔日一次，15~20次为一个疗程。

（2）对置法。将两个5cm×10cm电极置于膝关节内、外侧，电流量6~10mA，每次15~30min，每日或隔日一次，15~20次一个疗程。

16. 足部治疗法

（1）单足法。取两个5cm×10cm的电极分别置于足底及腓肠肌处，也可用水槽代替足底的电极。电流量为5~8mA。

（2）双足法。用两个200cm^{2}或300cm^{2}的电极，分别置于双足和腰骶部，电流量10~20mA。

以上两种治疗方式均每次治疗15~30min，每日或隔日一次，15~20次为一个疗程。

17. 全身治疗法

取14cm×22cm的电极置于肩胛间区，另取两个15cm×10cm的电极分别置于双侧腓肠肌，电流量15~25mA，每次15~30min，每日或隔日一次，15~25次为一个疗程。此外，也可用4个150cm^{2}的电极分别置于四肢，电流量及治疗时间同上。

18. 穴位通电法

即在经络穴位上通电。选用面积较小的衬垫和铅板，一般为直径1.5cm的小圆形衬垫，每次取穴2~6个。电极位置应上下或左右对称，以免电流分布不均或过度集中于某一点上。电流量视取穴多少，分别用2~6mA。每次治疗10~20min，每日或隔日一次，12~25次为一个疗程。穴位通电法可作为单纯直流电疗法，也可用为直流电离子导入。以下主要应用下行电流法。

（1）风池、合谷、太阳等穴用于治疗功能性头痛。

（2）足三里、曲池、三阴交、神门及大椎的穴用于治疗失眠、神经衰弱。

（3）天枢、足三里、三脘、阳陵泉、大肠俞等穴治疗肠胃疾患。

（4）三阴交、关元、天枢、八髎等穴治疗泌尿生殖系疾患。

三、直流电的临床应用

（一）适应证

1. 神经科疾病

三叉神经痛、肋间神经痛、坐骨神经痛、面神经麻痹、末梢神经炎、臂丛神经炎、肌无力、肌痉挛、功能性头痛、偏头痛、神经衰弱、癔症、自主神经失调、内分泌紊乱、雷诺氏病以及肢端知觉异常症等。

2. 内科疾病

慢性胃炎、胃酸过多或过少、胃肠痉挛、慢性结肠炎、高血压、甲状腺功能亢进、关节炎和关节痛等。

3. 外科疾病

淋巴管炎、淋巴结炎、慢性乳腺炎、术后粘连、肌炎和肌痛等。

4. 妇产科疾病

闭经、功能性子宫出血和慢性附件炎等。

5. 小儿科疾病

脊髓灰质炎后遗症、周围神经感染损伤后遗症和手足抽搐症等。

6. 五官科疾病

睑缘炎、结膜炎、角膜炎、巩膜炎、虹膜睫状体炎、脉络膜视网膜炎、视神经炎、眼肌麻痹、慢性副鼻窦炎、慢性扁桃体炎、慢性咽喉炎、癔症性失语症、卡他性中耳炎、耳鸣、神经性耳聋、齿龈炎和慢性下颌关节炎等。

7. 皮肤科疾病

皮肤瘢痕、慢性增生性皮肤病、表浅溃疡等。

（二）禁忌证

恶性血液系统疾病、恶性肿瘤、急性湿疹以及对电流不能耐受者。对皮肤感觉障碍的患者，治疗时要慎重，以免引起烧伤。

第三节　直流电药物离子导入疗法

直流离子导入电疗法（electroplate）是使用直流电将药物离子通过皮肤、黏膜或伤口导入体内进行治疗的方法，称为直流电药物离了导入疗法。

一、直流电离子导入原理

离子导入原理可用瑞典化学家阿列纽斯于1887年所创立的电离理论加以说明，即电解质在水溶液中离解为带电荷的离子，电解质溶液中正、负离子的总数相等，在溶液中通以直流电时，在直流电场作用下负离子向正极移动，正离子向负极移动，这是电离学说的要点。无机和有机化合物属于电解质者，在水溶液中电解为带不同电荷的离子，在溶液中通以直流电时，溶液中的离子就向异极移动，即发生离子迁移，这种药物离子迁移原理与电离理论是一致的。某些大分子有机化合物在水溶液中呈胶体微粒状态，由于自身或基团离解而带电荷，更常见的是由于吸附了溶液中的离子而成带电状态。因而在直流电场的作用下，带电的胶体微粒便向异性电极方向移动，这就是电泳。因此，离子导入是利用直流电场作用和电荷同性相斥、异性相吸的特性，使无机化合物或有机化合物药物离子、带电胶体微粒进入人体。实际应用时，如药物带正电荷，则将药物溶液浸湿滤纸或绒布置于正极衬垫之下，反之则置于负极衬垫之下。

二、直流电离子导入的特点

直流电离子导入有以下特点：①根据同性电荷相斥，异性电荷相吸原理，利用直流电能将药物离子经完整皮肤导入体内。②由直流电导入体内的药物保持原有的药理性质。阳离子只能从阳极导入，阴离子只能从阴极导入。

三、药物导入人体的途径、分布深度、数量和极性

（一）药物导入人体的途径及深度

已经证明，药物离子主要经过皮肤汗腺管口和毛孔进入皮内，或经过黏膜上皮细胞间隙进入黏膜组织。汗腺导管内径15~80μm，所以蛋白质（1~100μm）等大分子物质的离子也能经过汗孔导入体内，在电场中离子移动速度很慢。直流电直接导入离子直达皮内，主要堆积在表皮内形成“离子堆”，以后通过渗透作用逐渐进入淋巴和血液。进入血液循环后，有的药物选择性地停留在某器官组织内，如碘主要停留在甲状腺、磷蓄积在中枢神经系统和骨骼中等。

（二）影响药物离子导入的数量的因素

在一定范围内，溶液浓度越大，导入数增多，不溶解的药物不能导入皮肤，只有溶解的作静脉注射用的才能导入；根据法拉第第一定律，离子导入的数量与所使用的电流量成比例，在一般情况下，通电时间长则导入量多，大的电流强度导入药物增多；不同部位导入的数量也有差别，以躯干导入最多，上肢次之，下肢，特别是小腿最少。一般情况下，导入的药物为衬垫中药物总量的2%~10%，所以总的说来，导入体内的药量是很少的。

（三）药物离子导入的极性

根据化学结构式可以判定有效离子导入的极性。通常，金属、生物碱带正电荷从阳极导入，非金属、酸根带负电荷从阴极导入。

四、直流电离子导入的治疗作用

（一）直流电和药物的综合性作用

直流电药物离子导入除药物作用外，同时有直流电的作用，两者互相加强，

其疗效比单纯的药物或直流电的疗效好。目前很少单用直流电疗法，多用直流电药物导入疗法。

（二）神经反射治疗作用

直流电药物导入疗法可引起神经反射性的治疗作用。由于直流电引起组织内理化性质变化和药物在表皮组织内存留，构成了对内外感受器的特殊刺激因子，通过反射途径引起机体的一定反应。当电极放置在某些神经末梢分布比较丰富的部位时，通过感觉—自主神经节段反射机制而影响相应节段的内脏器官和血管的功能。

五、直流电离子导入的治疗技术

（一）仪器设备

直流电治疗仪及辅助配件的规格要求（电源电压）与直流电疗法基本相同。遵医嘱选择不同的药物配制成不同浓度的导入药液备用，药物必须新鲜、无污染。另外，配浸药所用的滤纸、纱布、衬垫要注明阳极（+）和阴极（-）。

（二）治疗方法

1. 衬垫法

治疗方法与直流电疗法基本相同，其不同之处在于以下几个方面。

（1）与作用电极面积相同的滤纸或纱布用药液浸湿后，放在治疗部位的皮肤上，其上面再放衬垫和铅片；非作用电极下的滤纸或纱布用普通温水浸湿即可，导入的极性要正确。

（2）尽量减少作用在电极上的寄生离子。药物溶剂一般用蒸馏水、乙醇或葡萄糖溶液；每个衬垫（包括纱布）最好只供一种药物使用。

（3）有的药物为防止被电解产物所破坏，需采用非极化电极，即在用药液浸湿的纱布上面依次放置衬垫、缓冲液浸湿的滤纸、衬垫和铅片。青霉素导入前要做皮肤过敏试验。

2. 电水浴法

将药液放在水槽内，一般用炭质电极，治疗部位浸入槽内，非作用极的衬垫电极置于身体相应部位。也可将四肢远端分别浸入四个水槽内，根据导入药液性质分别连阴极或阳极，称为四槽浴直流电药物导入法。

3. 体腔法

将药浸湿的棉花塞入耳道、鼻腔等或将特制的体腔电极插入治疗部位（阴道、直肠等），向电极内灌注药液，非作用电极置邻近部位的皮肤上。

4. 创面离子导入法

此法可使药物在伤口内的浓度增高，并达到较深层组织，且有直流电的协同作用，疗效比其他投药法好。治疗时，先将创面分泌物除去，然后用抗生素或其他药物浸湿的无菌纱布敷于创面或填入窦道内，再放置电极。非作用极置于创口对侧。例如，用庆大霉素治疗铜绿假单胞菌感染的创面，用锌离子导入法治疗营养不良性溃疡等。

六、直流电离子导入的临床应用

（一）适应证

1. 神经系统疾病

神经炎、神经痛、神经根炎、神经损伤，自主神经功能紊乱，头痛、偏头痛、神经衰弱，蛛网膜炎。

2. 软组织损伤

特异性感染、窦道、缺血性溃疡、慢性静脉炎、淋巴管炎。

3. 眼部疾患

角膜混浊、虹膜睫状体炎、中心性视网膜脉络炎、角膜炎。

4. 内脏疾患

高血压病、冠状动脉供血不足、胃十二指肠溃疡、慢性胃炎。慢性前列腺炎，功能性子宫出血。

5. 其　他

放射线治疗反应、过敏性紫癜等。

（二）禁忌证

急性湿疹、恶性血液系统疾病、恶性肿瘤及对直流电不能耐受者。

（三）注意事项

1. 禁用对导入药物过敏者，可能发生过敏的药物做过敏试验。
2. 配制导入药液的溶剂一般多采用蒸馏水、无离子水、乙醇、葡萄糖等。
3. 配制的药液应放在玻璃瓶内保存，避光的药液应放在棕色的瓶内，瓶盖要盖严，导入的药液保存一般不超过1 周。
4. 遵循直流电疗法的有关事项。
5. 对皮肤感觉障碍的患者，治疗时要慎重，避免烧伤。

七、不同部位直流电离子导入的技术和方法

（一）眼部离子导入

眼部用衬垫法离子导入的方法与其他部位相同，首先用药液点眼，然后闭眼，在眼睑上放置衬垫和电极。

眼部用眼杯法离子导入时，需注意药液的浓度和pH，即药液浓度不能超出点眼用的浓度，pH应为中性。电流密度及通电时间应较衬垫法为小的浓度，pH应为中性。电流密度及通电时间应较衬垫法为小，以防止造成角膜上皮细胞脱落或角膜损伤。

眼部用棉球法离子导入时先在眼结合膜上点药，然后将小棉球用药液浸湿，

放在角膜上代替衬垫。这种方法导入的时间较短，每次5~10min。

（二）耳部离子导入

耳部药物（抗生素除外）离子导入方法与直流电疗法相同。棉条用药液浸湿后置于耳内，或先往耳内滴注药液1mL再置入浸药棉条。对鼓膜穿孔病人，滴注药液及置入棉条需注意消毒。耳部导入易被酸、碱破坏的抗生素时，需用特殊的非极化电极，非极化电极即治疗过程中电极区无极化现象。治疗时先在外耳道内滴注抗生素液约1.5mL，然后把小玻璃管电极置于外耳道内。

（三）口腔及颞颌关节离子导入

1. 齿龈离子导入疗法

取特制的牙龈电极用药液浸湿，置于牙龈上，也可用小块棉球裹上电极，浸湿药液后置牙龈处治疗，适用于病变范围小的病人。

2. 根管离子导入疗法

用小棉球浸湿药液后置于龋洞处，导线从药棉球上引出，在棉球上再盖以小棉垫，嘱病人咬住棉垫；负电极置于对侧颞颌关节区；电流0.5~1.5mA，10~20min。或用消毒的药液注入牙根管内，把铱铂合金或不锈钢针置于根管内，针上连接导线至负极；另一铜质圆筒电极接正极，病人握于手中；电流1.0~2.5mA，通电15~30min，使毫安分数值（毫安×分钟，mA·min）达30。此法主要用于导入碘剂进行根管消毒。

3. 牙本质过敏离子导入疗法

治疗部位在牙龈处，根据不同治疗部位用特制的牙龈电极或棉球电极。如治疗部位在牙面而且是数个牙齿，可根据治疗面积用六层绒布缝成个人专用电极，铅板缝在绒布中间，治疗时嘱病人把电极咬住。用氟离子导入0.5~1.5mA，通电5~10min，一般不超过15min。

4. 颞颌关节区离子导入法

用5%~10%氟化钙溶液在颞颌关节区导入，治疗颞颌关节功能紊乱。

（四）胃内离子导入

先口服300~400mL药液，药液浓度应稍低，溶液中药物总量不超过一般口服剂量，口服后立即在胃区用对置法实施直流电治疗，腹侧电极如放置在胃的皮肤内脏反射区，则兼有节段反射作用。电流、通电时间与一般离子导入相同。此法用以治疗慢性胃炎、胃和十二指肠溃疡等。

（五）膀胱内离子导入

先用导尿管把50~100mL药液注入膀胱内，电极于膀胱区前后对置，后侧的电极如放置在胸椎11到腰椎4处则有节段反射作用。电极的极性根据所导入的药液的极性及膀胱内病灶所在的部位而定。电流量、通电时间与一般离子导入相同。因每次治疗均插导尿管，故需特别注意避免损伤尿道黏膜及引起感染。

（六）阴道内离子导入

操作方法以直流电疗法相同，药液灌注在特制的阴道电极内，用以治疗阴道炎症。

（七）直肠和降结肠离子导入

先行清洁灌肠或解净大便，把50~100mL药液从肛门灌注入直肠内，于下腹及腰骶部放置电极，电流、通电时间与一般离子导入法相同。

（八）前列腺离子导入

1. 耻骨联合上—骶部衬垫电极导入法

因前列腺位于直肠前侧，所以导入的药物置于下腹电极衬垫上。电流量、通电时间与一般离子导入法相同。

2. 灌肠导入法

方法与直肠离子导入相同，常用药物有小檗碱（+）、青霉素（-）、金霉素（+）等。导入带正电荷药物离子时，下腹电极接正极，反之则接负极。

（九）组织内离子导入

把消毒的等渗无刺激性药物注入病灶区皮下或关节腔内，再在病灶区皮肤设置主电极，负电极与之对置或并置，在直流电场的作用下，预先注入的药物能够比较大量地集中到较深的组织内，使深部病灶的药物浓度增高，克服了一般离子导入疗法作用较浅的缺陷。例如，膝关节或髋关节的治疗，可用0.25%~0.5%盐酸普鲁卡因5~10mL注入关节区皮下，注射时力求使药液分布在较大的范围，在注射区皮肤上放置正极，在其相对的部位放置负极。对风湿性关节炎，可用等渗2.32%水杨酸钠做组织内离子导入，注射的药物可达20mL，分两次注入，分布在全关节区皮下。还可用氢化可的松进行关节腔封闭，随即在患处皮肤上做对置法直流电治疗。

（十）穴位离子导入

在穴位的皮肤上放置浸药的衬垫，亦可于穴位封闭后做离子导入。衬垫为圆形，直径1~1.5cm。每次取穴不超过4~6个，最好左、右或上、下对称取穴，以便电流在肢体上均匀分布。电流量、通电时间与一般离子导入法相同。

（十一）创口离子导入

创口直流电离子导入除用敏感的抗生素外，还可用锌、银等离子导入。锌离子导入时与创面组织形成变性蛋白锌，形成一层珍珠样灰色薄膜，可保护创口防止细菌侵入深层。铜离子导入时与锌离子导入相类似，但形成绿色薄膜，做创口离子导入时需注意无菌操作，用消毒纱布浸以药液敷在创口上，或以浸药的小纱条填满创口缝隙，其上用消毒的玻璃或绒布覆盖，然后按一般操作方法放置消毒的衬垫和电极。电流量及通电时间与一般离子导入相同。锌离子、铜离子导入后纱条可不取下，以免破坏变性蛋白锌膜或铜膜，可用无菌敷料包扎保留1周。如离子导入后创面无薄膜形成，说明直流电剂量不够，需增加电流量或通电时间。

（十二）鼻黏膜反射疗法离子导入

鼻黏膜上有丰富的三叉神经末梢及嗅感受器，它们和延脑的面神经、舌咽神经、舌下神经、迷走神经等神经核有复杂的神经联系，刺激鼻黏膜时常反射性的影响上述颅神经特别是迷走神经的功能。治疗方法与直流电疗法相同。棉条尽量深入鼻腔，紧贴在全部鼻黏膜上。负电极置于颈后。如鼻腔有分泌物，应先清洁处理。电流量及通电时间必须有规律地增加，使离子导入作为一种定量刺激因子。常用药物及适应证有：维生素B_1、普鲁卡因、氯化钾、氯化钙等导入治疗高血压及脑外伤、神经功能障碍或脑循环障碍等原因所致的头痛；普鲁卡因导入治疗三叉神经痛；普鲁卡因、氨茶碱导入治疗支气管哮喘；镁导入治疗月经紊乱；维生素B_1加普鲁卡因、苯海拉明加普鲁卡因导入治疗瘙痒性皮肤病。

八、直流电药物离子导入常用药物主要作用和适应证（表2-1）

表2-1　直流电离子导入常用药物主要作用和适应证

导入离子	极性	药物名称	浓度（%）	主要作用	主要适应证
钙	+	氯化钙	2 ~ 5	保持神经、肌肉的正常反应性，降低细胞膜通透性，消炎收敛	神经炎，神经根炎，局限性血管神经性水肿，神经官能症，功能性子宫出血，过敏性结肠炎
镁	+	硫酸镁	2 ~ 5	降低平滑肌痉挛，舒张血管降低血压，利胆	高血压病，冠心病，肝炎，胆囊炎
锌	+	硫酸锌	0.25 ~ 2	降低交感神经兴奋性，收敛杀菌，改善组织营养，促进肉芽生长	溃疡病，慢性胃炎，创面愈合，过敏性鼻炎
铜	+	硫酸铜	0.5 ~ 2	抑制浅霉菌，抑制病毒	疱疹性结膜炎，浅层结膜炎，手足癣
银	+	硝酸银	1 ~ 3	杀菌，消炎，收敛腐蚀组织	溃疡，伤口,子宫颈糜烂，霉菌性炎症
硫	—	亚硫酸钠	2 ~ 5	促进慢性炎症吸收，利胆	慢性关节炎，盆腔炎，肝炎，胆囊炎

续表

导入离子	极性	药物名称	浓度（%）	主要作用	主要适应证
磷	—	磷酸铜	2 ~ 5	促进神经调节、磷代谢	神经炎，周围神经损伤，骨折，脑炎后遗症，神经官能症
安乃近	-	安乃近	0.5	解热、镇痛、抗风湿	风湿性关节炎、肌炎、神经痛
水杨酸	—	水杨酸钠	3 ~ 5	镇痛，抗风湿	风湿性关节炎，神经痛，巩膜炎，虹膜炎
枸橼酸	-	枸橼酸钠	1 ~ 5	抗凝剂	类风湿性关节炎
阿司匹林	-	阿司匹林	2 ~ 10	解热，镇痛，抗风湿	风湿性关节炎，神经炎，神经痛，肌炎，肌痛
咖啡因	-	苯甲酸	0.5 ~ 1	增加大脑皮层的兴奋过程	神经衰弱
氨茶碱	+、-	氨茶碱	1 ~ 2	松弛支气管平滑肌，扩张冠状血管	支气管哮喘，冠心病
罂粟碱	+	盐酸罂粟碱	0.1 ~ 0.5	降低平滑肌紧张度	冠心病，脑动脉供血不足
组织胺	+	磷酸组织胺	0.01 ~ 0.02	使毛细血管扩张，通透性增高	静脉炎，血栓闭塞性脉管炎，扭伤
苯海拉明	+	盐酸苯海拉明	1 ~ 2	抗组胺，抗过敏	过敏性鼻炎，局限性血管神经性水肿，皮肤瘙痒症
普鲁卡因	+	盐酸普鲁卡因	1 ~ 5	局部麻醉，降低组织兴奋性	各种疼痛（用于镇痛时加入适量肾上腺素）溃疡病，高血压，脑血肿，脑外伤后遗症
氯丙嗪	+	盐酸氯丙嗪	1 ~ 2	安定，降血压	神经官能症，高血压症，皮肤瘙痒症
新斯的明	+	溴化新斯的明	0.02 ~ 0.1	缩瞳，加强胃肠道、膀胱平滑肌张力和蠕动	青光眼，尿潴留，肠麻痹，重症肌无力，面神经麻痹
阿托品	+	硫酸阿托品	0.02 ~ 0.1	散瞳，缓解平滑肌及微血管痉挛，抑制汗腺，唾液腺分泌	虹膜炎，虹膜睫状体炎，胃肠道痉挛，多汗症

续表

导入离子	极性	药物名称	浓度（%）	主要作用	主要适应证
肾上腺素	+	盐酸肾上腺素	0.01～0.02	使皮肤、腹腔内脏血管收缩，骨骼肌、心肌血管舒张，支气管平滑肌松弛，抗过敏	支气管哮喘，过敏性鼻炎
麻黄碱	+	盐酸麻黄碱	1～2	使皮肤、腹腔内脏血管收缩，支气管平滑肌松弛	支气管哮喘，过敏性鼻炎
磺胺嘧啶	–	磺胺嘧啶钠	2～5	抑制大多数革兰氏阳性球菌，一些革兰氏阴性球菌、杆菌	皮肤，黏膜及浅部组织的感染
青霉素	–	青霉素钠盐	1万～2万U/mL	对革兰氏阳性菌，阴性球菌有抑制杀菌作用	浅部组织感染
链霉素	+	硫酸链霉素	0.02～0.05	对革兰氏阴性球菌、结核菌有抑制作用	结核性感染
氯霉素	+	氯霉素	0.5～1	抑制革兰氏阳性和阴性菌，尤其对阴性菌作用较强	眼，耳，浅部组织感染
庆大霉素	+	硫酸庆大霉素	2 000～4 000U/mL	对绿脓杆菌，大肠杆菌，金黄色葡萄球菌有抗菌作用	浅部组织感染
维生素B_1	+	盐酸硫胺	1～2	参加体内糖代谢过程，维持神经、消化系统正常功能	多发神经炎，周围神经损伤，溃疡病
维生素B_{12}	+	维生素B_{12}	50～100 Ag/mL	抗恶性贫血，神经炎，肝炎	神经炎，神经痛
维生素C	–	抗坏血酸	2～5	与结缔组织形成有关，促进伤口愈合增强抵抗力	角膜炎，冠心病，伤口
肝 素	–	肝素	500U/mL	抗凝	冠心病、浅血栓静脉炎
谷氨酸	–	谷氨酸钠	3～5	参与脑蛋白质和糖代谢，改善细胞营养	神经衰弱

续表

导入离子	极性	药物名称	浓度（%）	主要作用	主要适应证
胰蛋白酶	-	胰蛋白酶	0.05 ~ 0.1	加速伤口净化，促进肉芽生长	感染伤口，肉芽生长不良，血栓性脉炎，痛经
透明质酸酶	+	透明质酸酶	5 ~ 10U/mL	提高组织通透性，促进渗出液吸收	局部外伤肿胀，血肿，注射后吸收不良，瘢痕，硬皮症
氢化可的松	+	氢化可的松	10 ~ 20mg/次	抗炎，脱敏	类风湿性关节炎，变态反应性疾患
促皮质素	+	水溶性促皮质素	10 ~ 15U/次	刺激肾上腺素皮质产生及释放皮质激素	类风湿性关节炎，变态反应性疾患
小檗碱	+	硫酸小檗碱	0.5 ~ 1	对革兰氏阳性菌及某些阴性杆菌有抑制作用	浅部组织感染
萝芙木	+	萝芙木煎剂	10	降血压，镇静作用	高血压病
大蒜	+	大蒜原液	1 ~ 5	对革兰氏阳性及阴性菌有抑制作用	痢疾，前列腺炎
草乌	+	草乌总生物硷	0.1 ~ 0.8	消炎，镇痛	关节痛，神经痛
延胡素	+	延胡素乙素硫酸盐	30 ~ 40mg/次	镇痛，镇静	胃肠道及肝胆系统疾病的疼痛，脑外伤后遗症
钩藤	+	钩藤总生物碱	0.1~0.2	镇静，降压	神经衰弱，高血压病
毛冬青	-	毛冬青煎剂	50 ~ 100	扩张血管，消炎	冠心病，脑血管痉挛
五味子	—	五味子煎剂	50	兴奋中枢神经系统及调节血管，心功能	神经衰弱，盗汗
杜仲	+	杜仲煎剂	50	降血压	高血压病
川芎	-	川芎煎剂	30	扩张血管	高血压病，冠心病，脑A供血不足
洋金花	+	洋金花总生物硷	0.5	扩张支气管平滑肌	支气管炎，支气管哮喘

续表

导入离子	极性	药物名称	浓度（%）	主要作用	主要适应证
毒扁豆碱	+	毒扁豆碱	0.02 ~ 0.1	缩瞳，使平滑肌收缩，横纹肌兴奋	青光眼，术后尿潴留，肠麻痹，重症肌无力
乙基吗啡	+	烟酸乙基吗啡	0.1 ~ 0.5	镇痛，促进渗出物吸收	角膜白斑，玻璃体混浊，肌痛，冠心病
六甲双铵	+	溴化六甲双铵	0.5 ~ 1	阻断交感神经冲动，使小动脉扩张，学压降低	高血压病
利多卡因	+	盐酸利多卡因	1 ~ 5	局部麻醉，止痛	各种疼痛
对氨基水杨酸	−	对氨基水杨酸	3 ~ 5	对结核杆菌有抑制作用	结核性疾病
烟酸	−	烟酸	0.5 ~ 1	促进细胞代谢，扩张血管	神经炎，脑血管痉挛，冠心病，血栓闭塞性脉血管炎，视神经炎
糜蛋白酶	+	糜蛋白酶（等电点PH8.3）	0.05 ~ 0.1	提高组织通透性，改善循环，抗炎，促进肉芽组织生长	浅部炎症浸润，血栓性静脉炎，营养性溃疡，牙周病
蜂毒	+	蜂毒注射液	15U/mL	扩张血管，消炎止疼	神经炎，神经痛，关节炎
酸枣仁	−	酸枣仁液	10	宁心安神，敛汗生津	神经衰弱，盗汗
黄檗	+	黄檗液	10	对革兰阳性菌及某些革兰氏阴性菌有抑制作用	浅部组织感染，慢性溃疡
陈醋	−	陈醋液	原醋	消炎，止疼，软坚	颈椎病，跟骨骨刺，腰椎骨质增生

第三章　低频电疗法

低频电疗法是采用频率为0~1 000Hz的电流治疗疾病的方法，包括感受电疗法、电兴奋疗法、间动电疗法、低周波疗法、电睡眠疗法、经皮电神经刺激疗法、神经肌肉电刺激疗法、痉挛肌电刺激疗法、功能性电刺激疗法、超刺激电疗法、直角脉冲脊髓通电疗法等。

第一节　概　述

一、基础知识

（一）脉冲电流：电流或电压按一定规律反复地由某一电位水平上瞬间出现，又瞬间消失的电流。

（二）正弦电流：电流强度呈正弦波形变化的电流。

（三）方波电流：将直流电不断通断所获得的波形呈矩形或正方形的电流。

（四）三角波电流：电流强度缓升缓降呈三角形的电流。

（五）指数曲线形电流：类似三角波电流，脉冲缓慢上升与下降，按指数曲线规律变化的电流。

（六）梯形波电流：波形类似等腰梯形的电流。

（七）有效波宽：三角波的有效波宽为上升时间（t升）与下降时间（t降）之和。梯形波的有效波宽为上升时间（t升）、平顶部分时间与下降时机（t降）之和。波宽的计量单位为毫秒（ms）、微秒（μs）。

（八）脉冲上升时间（t升）：脉冲电流从脉冲起点上升至波峰顶点的时间。

（九）脉冲下降时间（t降）：脉冲电流从波峰顶点下降至脉冲终点的时间。

（十）脉冲间歇时间（t止）：脉冲电流停止的时间，即脉冲周期减去有效波宽的时间。

（十一）通断比：脉冲电流持续时间与脉冲间歇时间的比值。

（十二）占空比：又称占空系数、占空因数，为脉冲电流持续时间与脉冲周期的比值，通常用百分比来表示。

（十三）单相脉冲：单相输出的脉冲电流，其脉冲的方向固定不变，按一定规律出现，含直流电成分。

（十四）双相脉冲：双相输出的脉冲电流，其脉冲的方向有正负变化，不含直流电成分。根据双相脉冲的形状，又分为对称双相脉冲或不对称双相脉冲。

（十五）脉冲重复频率：即脉冲波组的频率，为每秒钟内脉冲波组出现的次数，其计量单位为赫兹（Hz）。

二、生物学效应

（一）兴奋神经肌肉

电刺激引起组织兴奋，必须有一定的刺激强度、刺激持续时间和刺激强度变化率。引起组织兴奋所需的最小刺激强度（阈值）与刺激的持续时间成反比关系。不同组织的不应期有很大的差异，如神经纤维的绝对不应期为0.5ms，骨骼肌细胞为2ms，心肌细胞高达200~400ms，所以电刺激脉冲宽度必须大于绝对不应期。神经肌肉兴奋的产生是由于低频脉冲电流刺激细胞膜，使细胞膜通透性发生变化，使膜内外的离子浓度和电位改变，破坏膜的极化状态，引起除极化，形成动作电位，发生兴奋，引起肌肉收缩。引起肌肉单收缩的较适宜的电流频率是1~10Hz，引起肌肉完全性强直收缩的较适宜的电流频率是50Hz。

（二）促进血液循环

低频脉冲电流，尤其是50Hz的电流作用于人体时可促进局部组织血液的循环。其作用机制有以下几方面。

1. 轴突反射：皮肤感受器接受低频脉冲电流刺激后产生冲动，经传入神经，再沿轴突的传出神经，传导至小动脉壁，引起动脉扩张。

2. P物质与乙酰胆碱的释放：感觉神经接受低频脉冲电流刺激后释放少量P物质与乙酰胆碱等物质，引起血管扩张。

3. 组胺的释放：皮肤接受低频脉冲电流刺激后分解释放组胺，使毛细血管扩张，引起较持久的充血。

4. 肌肉代谢产物：低频脉冲电流刺激引起肌肉收缩，肌肉收缩后的代谢产物如：乳酸、ADP、ATP等有强烈扩张血管的作用，可以改善肌肉的血液供应。

5. 抑制交感神经：低频脉冲电流作用于交感神经节，可引起抑制作用，使血管扩张。兴奋交感神经的低频电流频率是1~10Hz，降低交感神经兴奋的低频电流频率是100Hz。

（三）镇痛作用

镇痛作用较好的低频电流频率是100Hz。

1. 即时镇痛作用

（1）闸门控制学说：低频脉冲电流的作用为非痛性刺激，经感觉神经粗纤维传至脊髓。因粗纤维的兴奋阈低、传导速度快、易于兴奋，兴奋传导至脊髓后使脊髓后角胶质细胞兴奋，关闭疼痛的闸门。细纤维兴奋阈高、传导速度慢，它所传导的痛觉冲动传入受阻，因而达到镇痛。

（2）体液机制：低频脉冲电流刺激人体，中枢神经系统神经介质释放，神经系统释放出内源性吗啡样物质（脑啡肽、内啡肽）而引起镇痛作用。

（3）皮层干扰假说：低频脉冲电流刺激与痛觉冲动同时上传到皮层，在皮层互相干扰而引起镇痛效应。

2. 镇痛作用叠加

（1）单次治疗的即时镇痛作用叠加。

（2）血管扩张减轻局部组织的缺血、酸中毒，降低组织间水肿的张力，加速致痛物质与代谢产物、病理产物的排出，营养改善。

（3）消散炎症，低频脉冲电流可以促进组织血液循环，减轻水肿，促进炎症产物的排出，免疫功能好转，疼痛缓解，因而可以消散炎症。

第二节　感应电疗法

感应电流又称法拉第电流。传统的感应电流是应用感应线圈所获得的双相不对称的低频脉冲电流，峰值电压40~60V，频率60~80Hz，脉冲波的尖峰部分为高尖三角形，有效波宽1.5~2ms，并有无治疗作用的低平负波。新感应电流由电子管或晶体管振荡电流产生，波形类似传统感应电的高尖三角形，没有负波，频率50~100Hz，有效波宽0.1~1ms。应用感应电流治疗疾病的方法称为感应电疗法，旧称法拉第电疗法。

一、治疗技术

（一）设　备

采用感应电疗仪，附有铅片电极、手柄电极或滚式电极。衬垫等用品的要求与直流电疗法相同（图3-1）。

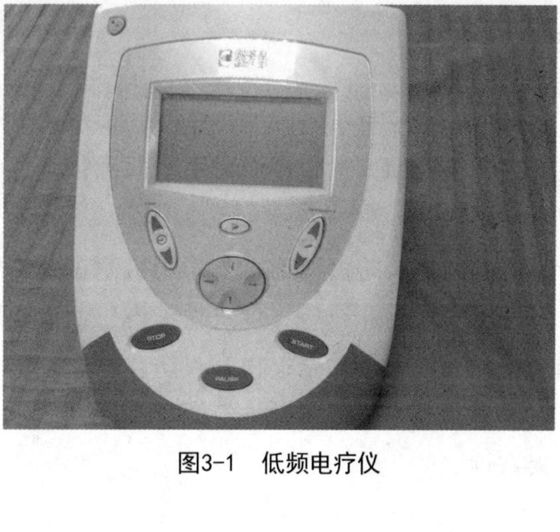

图3-1　低频电疗仪

（二）操作方法

感应电流的剂量不易精确计算，一般参照患者肌肉收缩的强度和皮肤麻刺感来划分剂量的强弱。具体治疗方法有4种：①固定法：两个铅片电极与以温水浸湿的衬垫对置于患处，或并置于患肌的两端。电流强度以引起适度肌肉收缩或麻刺感为度，15~20min，每日1次，10~15次为一个疗程；②单点法：以一个手柄电极或直径3cm的点状电极与衬垫作为主极，紧压于病患肌肉的运动点上，一个100cm²的电极与衬垫为辅极，置于主极的近端，使用手柄电极治疗时以手柄上的断续开关对运动点进行断续刺激。治疗仪有断续控制装置时由治疗仪进行断续刺激。电流强度以引起明显肌肉收缩为度。一般通电刺激1~2s，休息1~2s，反复刺激30~60~90次，10~20min，每日1次，10~15次为一个疗程；③滚动法：以一个滚式电极与衬垫作为主极，另一个150~200cm²电极与衬垫作为辅极。治疗时由操作者手持滚式电极在病患肌群上连续作较大面积的滚动，引起各部分肌肉先后收缩，不需通断控制，10~15min，每日1次，10~15次为一个疗程；④癔症治疗法：治疗癔症性瘫痪是可采用单点法或滚动法在患肢上做尽可能强的刺激，引起肌肉强烈收缩，同时结合语言暗示，令患部活动，每次治疗数分钟，每日1~2次，治疗1~3次即可。

二、治疗作用

（一）兴奋神经肌肉：感应电流的脉冲持续时间很短，电解、电泳、电渗作用不明显。有明显的兴奋神经肌肉的作用，可引起肌肉强直性收缩，也可以使内脏平滑肌收缩，使张力提高。

（二）促进局部血液循环及防治粘连：其作用机制主要是感应电刺激肌肉节律性收缩，使静脉及淋巴管受挤压排空，促进血液淋巴回流。肌肉的收缩运动功能增加组织间的相对运动，使轻度的粘连松解或防止粘连的形成。

（三）镇痛：小剂量刺激时降低感觉神经的兴奋性，大剂量刺激时抑制大脑皮质的其他病理性兴奋性。

三、临床应用

（一）适应证

失用性肌萎缩、肌张力低下、胃下垂、弛缓性便秘、癔症性瘫痪、癔症性失语等。

（二）禁忌证

痉挛性瘫痪，其余与直流电疗法相同。

第三节　电兴奋疗法

电兴奋疗法是综合应用感应电流和直流电流强刺激，引起高度兴奋后继发抑制，以治疗疾病的方法。

一、治疗技术

（一）设　备

采用直流电感应电疗仪，附有两个手柄电极，手柄上有手动开关。衬垫的要求与直流电疗法相同。

（二）操作方法

操作者两手各握住1个手柄电极，调节治疗仪输出的电流种类和强度，通过手动开关对神经肌肉或穴位进行断续性强刺激。

1. 治疗神经症

先以感应电先后刺激双侧枕大神经3~5min，双侧眶上神经1min，双侧太阳穴1min；再以直流电先后分别刺激两侧的眶上神经与风池穴1~2s，再刺激两侧的内关与外关穴各1s。

2. 治疗腰肌扭伤

先以感应电先后刺激L5棘突两侧与髂后上棘上内部约10min，两侧髂腰肌、骶棘肌外缘约5min、痛点与尾骨尖约5min；再以直流电刺激痛点与骶尾臀部1~2s。

3. 治疗股外侧皮神经炎

以1个150cm²的矩形电极作为辅极，接阳极，置于股前；另一个手柄电极为主极，接阴极，在股外侧感觉障碍区内滑动刺激5~7s后休息1min，再滑动5~7s。

（三）注意事项

治疗前将治疗时可能产生的强烈刺激感告知患者，使之有思想准备，能配合治疗；L3以上用强直流电刺激时，应在脊柱两旁分别刺激，切勿使强直流电横贯脊髓；电极不得置于心前区。其余注意事项与直流电疗法、感应电疗法相同。

二、治疗作用

（一）使中枢神经兴奋过程占优势的神经症转为抑制，改善睡眠。

（二）使肌肉扭伤后的反射性肌紧张在强收缩后转为松弛，缓解疼痛。

（三）使感觉障碍的皮神经分布区兴奋性提高，恢复感觉。

三、临床应用

（一）适应证

腰肌扭伤、股外侧皮神经炎、神经症。

（二）禁忌证

同直流电疗法。

第四节　间动电疗法

间动电流是将50Hz正弦交流电整流后叠加在直流电上构成的一种脉冲电流，用这种电流治疗疾病的方法称为间动电疗法，又称为Bernard电疗法。

一、间动电流的波形

（一）疏波：50Hz正弦交流电流经半波整流而成，频率50Hz，脉冲持续10ms，间歇10ms。

（二）密波：50Hz正弦交流电流经全波整流而成，频率100Hz，无间断，幅度恒定。

（三）疏密波：疏波与密波交替出现，各持续1s。

（四）间升波：由疏波与密波交替组成，但密波持续8~10s，疏波持续4~6s，密波部分由两组疏波组成，一组疏波的幅度不变，另一组疏波插在其中，幅度缓升缓降。

（五）断续波：疏波断续出现，通电与断电时间各1s。

（六）起伏波：是一种变形的断续波，但通断时间各4s，通电时幅度缓升缓降。

二、治疗技术

（一）设　备

采用间动电疗仪。铅片电极或导电橡胶电极和衬垫的要求与直流电疗法相同，一般多采用直径3cm或5cm的圆形杯状电极。

（二）操作方法

治疗时主极置于痛点或病患部位，接阴极；辅极接阳极，置于相应部位。先调节直流电达1~2mA，再调脉冲电流，选好波形，逐渐增加电流强度至耐受度。

一般每次治疗选用1~3种波形，每种波形3~5min。每次总共治疗8~10~15min，每日1~2次，5~10次为一个疗程。

三、治疗作用

（一）镇痛：间动电流的镇痛作用比直流电、感应电明显，以间升波、疏密波的镇痛作用最强，其次为密波、疏波。

（二）促进局部血液循环，消散水肿：以密波、疏密波作用较明显。

（三）兴奋神经肌肉：刺激周围运动神经，引起肌肉收缩，有锻炼肌肉的作用，采用断续波、起伏波。

四、临床应用

（一）适应证

神经痛、扭挫伤、网球肘、肩关节周围炎、肌纤维组织炎、颞下颌关节功能紊乱、雷诺病等。

（二）禁忌证

与直流电疗法相同。

第五节　经皮电神经刺激疗法

应用一定频率、一定波宽的低频脉冲电流作用于体表刺激感觉神经达到镇痛的治疗方法称为经皮电神经刺激疗法（TENS），曾被称为周围神经粗纤维电刺激疗法，或称为经皮电刺激疗法、电刺激神经疗法。多数经皮电神经刺激治疗仪输出单相或双相不对称方波或三角波，没有直流电成分，频率1~150Hz，脉冲宽度2~500μs，可连续调节或分档调节，电流强度可达80mA。

一、治疗技术

（一）设　备

多数经皮神经电刺激治疗仪为微型仪器，可随身佩戴，也有手提或台式的小型仪器。电极多为碳硅电极，也有粘贴型一次性电极。

（二）操作方法

治疗时将两个电极对置或并置于痛点、穴位、运动点、神经走行部位或神经节段。根据治疗需要选择电流频率、波宽、治疗时间。一般20~30~60min，每日1~3次，可较长时期连续治疗。

二、治疗作用

（一）缓解各种急慢性疼痛：不同参数的电流镇痛作用略有不同。一般来说，兴奋神经粗纤维最适宜的电流是频率100Hz、波宽100μs的方波。不同类型仪器输出电流的参数不同，镇痛的速度、时间和强度不同，通用型治疗仪输出频率75~100Hz、波宽10~150μs的电流，镇痛作用较快但较短暂；针刺型治疗仪输出频率1~10Hz、波宽150~500μs的电流，镇痛作用较慢，但持续时间较长；短暂强刺激型治疗仪输出频率150Hz、波宽大于300μs的电流，镇痛作用较深，但较短暂。

（二）促进局部血液循环。

（三）加速骨折愈合。

（四）加速伤口愈合。

三、临床应用

（一）适应证

术后伤口痛、神经痛、扭挫伤、肌痛、关节痛、头痛、截肢后残端痛、幻痛、分娩宫缩痛、癌痛、骨折、伤口愈合缓慢等。

（二）禁忌证

置有心脏起搏器、颈静脉窦部位、孕妇下腹部与腰部。认知障碍者不得自己使用本仪器。

第六节　神经肌肉电刺激疗法与痉挛肌电刺激疗法

应用低频脉冲电流刺激神经肌肉引起肌肉收缩的治疗方法称为神经肌肉电刺激疗法。也有将刺激失神经肌肉的疗法称为失神经肌肉电刺激疗法，亦称电体操疗法。刺激痉挛肌及其拮抗肌的疗法称为痉挛肌电刺激疗法。

一、治疗技术

（一）失神经肌肉电刺激

1. 设　备

采用能输出三角波、方波的低频脉冲电疗仪，电流频率0.5~100mA。有的仪器有自控断续装置。电极和衬垫的要求与直流电疗法相同。

2. 治疗参数的选择

（1）波形与参数

低频脉冲电流中方波具有兴奋正常及失神经肌肉的作用。若用三角波刺激正常神经肌肉，要引起同样的肌肉收缩反应。其电流强度要比方波大3~6倍。失神经肌肉的适应能力低于正常肌肉，进行电刺激时往往需要采用强度变化率低的三角波，这样就会只引起病患肌肉收缩，可以避免刺激正常肌肉和感觉神经。肌肉失神经程度不同时，电刺激引起肌肉收缩所需的电流阈值也不同，所以进行神经肌肉电刺激前应先确定病变程度，以选用合适的电流参数。

（2）参考强度—时间曲线

对已进行强度—时间曲线检查的失神经肌肉进行治疗时，可根据检查的结果确定失神经病变的程度，选定治疗电流的参数。曲线最低点所对的时限为脉冲电流应有的宽度，曲线最低点所对的强度合适的刺激强度。

3. 操作方法

（1）体位

开始治疗前使患者取舒适体位，肌肉放松，暴露治疗部位，确定需刺激肌肉的运动点。需要注意的是，随着病情的好转或变化，运动点的位置也会放生改变，需要改变刺激的部位。

（2）电极放置方法

①单极法：一个直径3cm左右的电极与衬垫为主极，接阴极，置于患肌的运动点上。另一个150~200cm²的电极与衬垫为辅极，接阳极，置于颈背部（上肢治疗时）或腰骶部（下肢治疗时）。只有在阳极通电收缩大于阴极通电收缩时才用阳极作为主极；②双极法：取两个电极置于患肌肌腹的两端，近端电极为阳极，远端电极为阴极。开始治疗时按治疗前确定的电流参数，缓慢调节电流强度，以引起不过于强烈、但明显可见的肌肉收缩而又无明显皮肤疼痛为度。过强的电流刺激不但会引起患者疼痛，而且肌肉收缩时伴颤抖，收缩先强后弱，治疗后仍有僵硬不适感。

（3）治疗时间

每次电刺激宜分段进行，一般先刺激3~5min，肌肉收缩10~15次，休息10min后再刺激，如此反复4回，达到总共收缩40~60次。失神经严重患者治疗时，开始只能使其每分钟收缩1次，每次治疗收缩10~15次。病情好转时，肌肉兴奋的阈值降低，需调节改变电流的波宽和强度。必要时再做一次强度—时间曲线检查，重新确定治疗的电流参数。病情好转后肌肉不易疲劳，可逐步增加肌肉收缩的次数，到达每回20~30次，缩短休息时间，延长刺激时间，使总收缩次数达到80~120次。一般每天治疗1~3次，15~20天为一个疗程。

（二）痉挛肌电刺激

1. 设　备

采用能先后输出两路方波的低频脉冲电疗仪，频率0.66~1Hz，波宽0.2~0.5ms，均可调。两路脉冲电流的延迟时间为0.1~1.5s。

2. 操作方法

治疗时采用4个小电极，一路的2个电极置于痉挛肌两端肌腱处，另一路的2个电极置于拮抗肌肌腹的两端。选用两路频率与波宽相同的电流。调节电流输出后，两路电流交替出现，电流强度以引起明显肌肉收缩为度。15~20min，每日1次。痉挛肌松弛时间延长后可改为每2~3天治疗1次。

3. 治疗作用

（1）加速神经的再生和传导功能的恢复，促使失神经支配肌肉恢复运动功能。

（2）肌肉收缩的泵效应改善肌肉本身的血液循环，减轻失水和代谢紊乱，防止、延缓或减轻失用性肌萎缩和挛缩的发生，抑制肌肉纤维化、硬化。

（3）对痉挛肌的拮抗肌进行刺激，引起拮抗肌强直收缩，使痉挛肌张力下降。

（4）先后对一对痉挛肌和拮抗肌进行刺激，通过肌梭和肌腱器官反射，发生交互抑制，使痉挛肌抑制、松弛，拮抗肌兴奋、张力增高，从而使伸肌、屈肌的张力达到平衡（这种疗法又称痉挛肌电刺激疗法）。

（5）刺激平滑肌可提高平滑肌的张力。

二、临床应用

（一）适应证

下运动神经元损伤或疾病所致的肌肉失神经支配、失用性肌萎缩、习惯性便秘、宫缩无力等；上运动神经元疾病或损伤所致的痉挛性瘫痪，如脑卒中所致的偏瘫，脑性瘫痪，多发性硬化和脊髓损伤后的痉挛性瘫痪。

（二）禁忌证

失神经肌肉电刺激禁用与置有心脏起搏器者、痉挛性瘫痪，其他禁忌证与直流电疗法相同。痉挛肌电刺激禁用于肌萎缩侧索硬化症、多发性硬化进展期，其余禁忌证与直流电疗法相同。

第七节 功能性电刺激疗法

用电流刺激已丧失功能或功能不正常的器官或肢体，以其产生的即时效应来代替或矫正器官或肢体已丧失功能的治疗方法称为功能性电刺激疗法（FES）。

一、分 类

（一）人工心脏起搏器通过电刺激心脏以补偿病态窦房结综合征、房室传导阻滞患者所丧失的心搏功能。

（二）刺激膈神经可以调整呼吸功能。

（三）刺激膀胱有关肌肉可以改善排尿功能。

（四）在运动功能康复治疗中用功能性电刺激来补偿或矫正肢体的运动功能。

二、治疗技术

（一）设 备

采用有1~8个通道，能输出低频脉冲电流的电刺激器。脉冲电流为方波或其他波形，波宽0.1~1ms，脉冲波组宽度可达1.8s，频率20~100Hz，各通道的电流参数可分别调节。

（二）操作方法

按要求放置电极，与治疗器的各通道连接。按照某动作时肌肉、肌群收缩的程序，使各通道按一定延时先后刺激不同的肌肉、肌群。开始时每次刺激10min，每日数次，随着功能的恢复，逐渐延长刺激时间，调节电流参数，最后过渡到自主活动。

三、治疗作用

在上运动神经元病变或损伤所致的肢体运动功能障碍康复治疗中，此类患者下运动神经元完好，通路存在，并有反应功能，但因失去来自上运动神经元的运动信号而不能产生正常的肌肉的随意收缩运动。功能性电刺激具有以下作用，给予恰当的电刺激可以产生相应的肌肉收缩，以补偿所丧失的肢体运动功能；同时也刺激了传入神经，经脊髓投射到高级中枢，促进肢体运动功能的重建以及心理状态的恢复。

四、临床应用

（一）适应证

脑卒中、脊髓损伤与脑瘫后的站立步行障碍与手功能障碍，马尾或脊髓损伤后的排尿功能障碍。

（二）禁忌证

置有心脏起搏器者禁用其他部位的功能性电刺激。意识不清、肢体骨关节挛缩畸形、下运动神经元受损、神经反应性不正常者也不宜应用本疗法。

第四章　中频电疗法

第一节　概　述

一、中频电疗法定义

临床上应用频率为1 000 ~ 100 000Hz的脉冲电流治疗疾病的方法，称为中频电疗法（Medium Frequency electric therapy，MFE）。

中频电疗法多采用频率在2 000 ~ 8 000Hz之间，根据中频电流不同产生方式和波形与频率的不同，中频电疗有不同分类，具体分类见表4-1。

表4-1　中频电疗法分类

干扰电疗法	传统干扰电疗法
	动态干扰电疗法
	立体动态干扰电疗法
等幅正弦中频电疗法	音频电疗法
	音频电磁场疗法
	超音频电疗法
调制中频电疗法	正弦调制中频电疗法
	脉冲调制中频电疗法
低频电混合电疗法	音乐电疗法
	波动电疗法

二、中频电疗作用特点

中频电的频率高于低频电，并且是交流电，作用于人体时人体所表现的电学特性以及所产生的理化效应明显不同于低频电。

（一）降低组织电阻，增加作用深度

人体组织对不同频率电流的电阻不同，对低频电的电阻较高，随着电流频率的增高，人体的电阻逐渐下降。除了电阻特性以外，人体组织还具有电容的特性。频率较高的电流较容易通过电容，中频电比低频电易于通过电容。由于这两种特性的存在，所以人体对频率较高的交流电的电阻和容抗都较低，故而总的阻抗也小得多，所通过的电流也比较多。中频电疗法所应用的电流强度较大，可达0.1～0.5mA/cm^2，所能达到人体组织的深度也较深。

（二）无电解作用

中频电流是频率较高的交流电，是一种正向与负向交替变化较快的电流，无正负极之分。中频电流作用于人体时，在电流的每一个周期的正半周与负半周内人体组织的离子都向不同的方向往返移动，因而不能移到电极下引起电解反应，电极下没有酸碱物产生，电极下的皮肤也不会像直流电疗时那样受到酸碱产物的化学刺激而破损。所以电极可以大为简化，中频电疗时即使用比较薄的衬垫也不会损伤皮肤。

（三）对神经肌肉的作用

中频电流对皮肤感觉神经刺激引起的是一种舒适的震颤感，随着电流强度的增大，这种感觉逐渐变成针刺感，电流强度很大时会产生不适的束缚感。

中频电流作用于肌肉时，比低频电刺激的感觉要舒适很多。以6 000~8 000Hz电刺激时，肌肉收缩阈与痛阈有明显的分离现象，即在此频率内，肌肉收缩的阈值低于痛觉阈值，使肌肉产生强烈收缩而不引起疼痛。故中频电疗时患者能耐受较大的电流强度。

（四）对机体组织的作用

中频电流单一周期不能引起一次兴奋，由于哺乳动物运动神经每次兴奋后有一个绝对不应期，持续时间1ms左右，因此为使每个刺激都能引起一次兴奋，频率不能大于1kHz，为此将1 000Hz以下的频率定为低频电流。而中频电流频率在1～100kHz之间，已不能每次刺激都引起一次兴奋，需综合多个刺激的连续作用才能引起一次兴奋，即所谓中频电刺激的综合效应。

（五）由低频调制的中频电流的生理学特点

目前临床上已用低频（0～150Hz）电流调制中频电流，使中频电流的幅度随低频电流的频率发生变化。因此，这种电流兼有低、中频电流的特点，且由于其波形、波幅、频率、调幅度的不断变化，人体不易适应。目前，应用于临床的这类电流有干扰电流和调制中频电流，经过整流的脉冲中频电又可进行药物离子导入治疗。

三、中频电疗治疗作用

（一）促进局部血液循环作用

中频电流，特别是50～100Hz的低频调制中频电流，有明显的促进局部血液和淋巴循环的作用，机体会出现即时的充血反应，可使皮肤温度上升，小动脉和毛细血管扩张，开放的毛细血管数目增多等。多次治疗后血液循环的改善是单次作用的累积效应以及自主神经功能调整的结果。其作用机理主要有以下几个方面。

1. 轴突反射

中频电流刺激皮肤感受器，冲动一方面传入神经元，一方面经同一轴突的另一分支逆行到小动脉壁，引起局部血管扩张。

2. 血管活性物质的作用

中频电流刺激感觉神经，使神经释出小量的“p”物质和乙酰胆碱等血管活性物质，引起血管扩张反应。

3. 肌肉活动代谢产物的作用

肌肉收缩的代谢物产物如乳酸、ADP、ATP等均有明显的血管扩张作用。

4. 对自主神经的作用

中频电流促进局部血循环作用可能与抑制交感神经有关。

（二）镇痛作用

各种中频电作用后10～15min，局部开放的毛细血管数增多，血流速度及血流量均有增加，局部血液循环改善。中频电对感觉神经有抑制作用，可使皮肤痛阈上升，故有较明显的镇痛作用。其机理有2种形式。

1. 即时镇痛作用

几种中频电单次治疗时和停止作用后都可以观察到程度不同的镇痛作用，这种即时的镇痛作用可持续数分钟到数小时。其即时镇痛机制有多种解释，神经机制以闸门控制学说、皮层干扰学说来解释，体液机制以5-羟色胺、内源性吗啡样物质来解释。

2. 多次治疗后的镇痛作用

多次治疗后的镇痛作用可以用产生即时镇痛作用的各种因素的综合作用以及通过轴突反射引起局部血液循环加强的各种效应的综合作用来解释。

（三）消炎作用

中频电对一些慢性非特异性炎症有较好的治疗作用，主要由于中频电作用后局部组织的血液循环改善，组织水肿减轻，炎症产物的吸收和排除加速，局部组织的营养和代谢增强，免疫防御机能提高。

（四）软化瘢痕，松解粘连作用

中频电有较好的软化瘢痕、松解粘连作用，是由于中频电刺激能扩大细胞与组织的间隙，使粘连的结缔组织纤维、肌纤维、神经纤维等活动而后得到分离。

（五）其他作用

干扰电、调制中频电等电流含有低频成分，因此除上述治疗作用外，还有刺激运动神经和肌肉引起正常骨骼肌和失神经肌肉收缩、锻炼肌肉、防止肌肉萎缩的作用，并有提高平滑肌张力、引起平滑肌收缩和调整自主神经功能的作用。

四、中频电疗的特点

（一）收效快

中频电治疗法治疗脑瘫痉挛，常能立刻收效，患者顿时感到轻快。

（二）无痛苦

因无损伤、无痛苦的特点，且理疗奏效迅速，顿时病痛减轻，而有一种舒适轻快的感觉，故患者能很快适应这种疗法。尽管某些低中频电疗法有些刺激反应，但因“以痛抗痛”，患者仍然乐于接受这种治疗。

（三）副作用少

该疗法很少引起身体不适或过敏反应，紫外线照射引起红斑，反复电刺激表现皮肤粗糙、刺痒等，都属于正常反应，对患者并无危害。

（四）疗效持久

一般地说，通过口服、注射途径进入体内的给药方法，经过几小时药物就从体内排除殆尽。而中频电治疗法则不同，它能效果持久，就是经过反复多次地治疗，可以产生一种多次叠加和积累作用。几次治疗加起来，比一次治疗效果好。

五、中频电疗注意事项

（一）注意检查仪器。

（二）注意正确使用。

（三）注意观察反应。

六、中频电流基础知识

（一）载频：载波的频率称为载频。

（二）载波：在调制波中，被低频调制的中频振荡称为载波。

（三）调频：即频率调制的简称。

（四）调幅：振幅调制简称为调幅。即使载波按照所需传送信号变化规律的调制方法。

（五）调频波：载波经调频后即称为调频波。

（六）调幅波：载波经调幅后即称为调幅波。

（七）微分波：是方波脉冲经微分电路而获得的脉冲电流，故名微分波。这种脉冲波形特征为：前沿陡直，电流强度变率很大；后沿坡缓，电流强度变率亦缓，且按指数曲线下降，脉冲形成一个尖顶。

（八）积分波：是方波经积分电路而获得，故名积分波。特征：积分波脉冲前沿按指数曲线缓升后沿亦按指数曲线而缓降。

第二节　等幅正弦中频电疗法

一、音频电疗法

采用频率为1 000～100 000Hz，波形为等幅正弦的中频电流治疗疾病的方法称为等幅正弦电中频疗法。其中频率为1 000～20 000Hz的等幅中频正弦电疗法又称为音频电疗法（Audio frequency electric therapy）。其电流特点：具有典型的中频电流的物理特性，幅度、频率恒定不变，波形呈正弦波形。由于其频率1 000～20 000Hz在音频范围内，故称为音频电。

（一）音频电疗原理与作用

1. 改善局部血液循环及营养，促进组织再生及神经功能的恢复作用

音频电疗是中频电疗的一种，兼具中频电疗的特点，有改善局部血液循环及营养的作用。不少研究指出，音频电流作用于皮肤和浅表血管，神经感受器发生反射作用而导致促进血液循环。也有研究指出，音频电疗作用后，短时间内小血管先收缩后扩张，再恢复至正常状态。同时，中频电疗可以促发损伤区病变神经组织的修复，恢复其神经电活动，从而使神经功能得以康复，但其作用机制尚不十分清楚。

2. 镇痛作用

音频电疗可提高痛阈，减轻疼痛，加快血液、淋巴循环，提高神经组织有氧代谢水平。使肌肉痉挛得到缓解，局部血液循环改善等，从而产生镇痛作用。

3. 软化瘢痕、松解粘连的作用

音频电疗法应用于皮肤治疗，可使瘢痕颜色变浅、质地变软、缩小与变平，并使粘连组织松动解离。

4. 消炎散结作用

对慢性炎症、炎症残留浸润、外伤后瘀血、血肿、软化硬结，均具有促进吸收、消散、软化的作用，其机理同促进血液循环、软化瘢痕、松解粘连一致。

5. 调节神经系统功能作用

作用于神经节段或反射区，可以促进汗腺、乳腺分泌，增进食欲，降低血压，对自主神经及高级神经活动均具有调节作用。

6. 提高细胞膜通透性

促使药物透入人体可提高活性生物膜的通透性，使药物分子浓度梯度而扩散透过生物膜。

7. 音频电叠加直流电药物离子导入的治疗作用

一般认为，音频电和直流电叠加使用，可提高人体对直流电的耐受力，加大

直流电量，有利于药物离子导入体内，还可以提高药物离子的迁移速度。药物离子不但通过毛孔汗腺管口，还通过皮肤细胞间隙进入人体，导入较深。

（二）音频电治疗技术

1. 仪器设备

音频电疗机输出的电流多为2 000Hz，或为2 000Hz、4 000Hz两种频率，少数为2 000～8 000Hz（图4-1）。多数治疗机为塑胶的电极。国内有人研究用一个联合器将音频电疗机与直流电疗机连接起来，音频交流电经整流后可进行音频电与直流电药物离子导入的联合治疗。也有人将音频电疗机与超声波治疗机相连接进行音频与超声波的联合治疗。

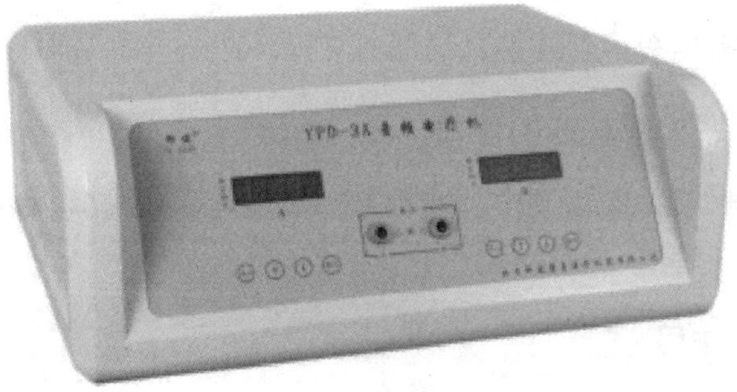

图4-1　音频电疗机

2. 操作方法

（1）单纯音频电疗法

①将电极仪连接于220V电流上。

②将宽1～1.2cm，长20～30cm的金属片或导电橡胶作为电极，用生理盐水浸湿的纱布包好，安放在损害的上下两端或两侧，并用绷带固定，再将鳄鱼嘴夹子分别夹在两电极上，同极的夹子夹在同一电极上。

③打开电源开关，缓慢转动“输出调节”旋钮，使电流表指针缓慢向右移动，同时观察患者反应，直至到患者能耐受舒适为宜。

④治疗持续20～30min，每日1～2次，10次为一个疗程。治疗结束，将电流调至“0”，关闭开关，取下电极。

（2）音频直流电药物离子导入疗法

开始治疗时先接通直流电，确定直流电量，然后接通音频电，以免引起患者不适。治疗结束时逆上述顺序，先关音频电，再关直流电。

（3）治疗时间及疗程

以上几种治疗均每次治疗15～30min，每日1次，15～30次为一个疗程。治疗瘢痕及粘连时可连续治疗数个疗程。

3. 操作程序

（1）根据病变部位选择电极板及衬垫，衬垫用生理盐水或热水浸湿，然后将电极板装入衬垫套内。

（2）患者采取舒适体位，暴露治疗部位，并检查皮肤是否破损，将电极置于治疗部位，用沙袋或绷带固定。

（3）检查仪器各旋钮是否处在“0”位，接通电源，调节输出量。

（4）告诉患者治疗时正常感觉为麻感，如局部有烧灼感，应立即检查处理。

（5）患者治疗时不能移动身体、触摸仪器和接地金属物（如水管、暖气）。

（6）治疗完毕，将输出钮缓慢调至“0”位，关闭电源，取下电极，检查皮肤反映。然后将衬垫用清水洗净，煮沸消毒，晾干备用。

（三）音频电疗的临床应用

1. 适应证

瘢痕疙瘩（对蟹足肿无效）、纤维结缔组织增生、肥厚、粘连、挛缩，关节纤维性强直，肌肉、韧带、关节劳损，颈肩背腰腿痛，狭窄性腱鞘炎、风湿性肌炎、关节炎，周围神经病损（神经炎、神经痛等），外伤后或术后皮下浸润粘连、血肿机化，注射后浸润、浅静脉炎后残留硬索状肿块、声带肥厚、乳腺小叶增生、外伤后或术后肠粘连、内脏粘连、腔道内粘连狭窄等。慢性炎症（如慢性盆腔炎、附件炎、前列腺炎、腹腔盆腔感染后残留炎性包块等）。平滑肌张力低下疾病与尿路结石。

2. 禁忌证

急性感染性疾病、肿瘤、出血性疾病、严重心力衰竭、肝肾功能不全，局部有金属异物、心区、孕妇腰腹部，带有心脏起搏器者。

（四）音频电疗操作注意事项

1. 中频电疗机特别是微电脑控制的治疗机应与高频电疗机分开，分设于两室，至少应将两者的电路分开，以免中频电疗机的工作受高频电磁波的干扰影响。

2. 使用治疗机前应检查治疗机能否正常工作，电极、导线等是否完好，导线插头、导线夹等是否牢固，不得将有故障、破损、接触不良的治疗机或附件用于治疗。

3. 治疗时不要接触机器，不可随便活动。中频电治疗时，患者治疗部位的金属物品（如手表、发夹、首饰等）应予以除去，体内有金属异物（如骨科金属固定物、金属碎片、金属节育环等）的部位，应严格掌握电流强度（$0.3mA/cm^2$方可避免组织损伤）。

4. 选择适合治疗部位的电极、衬垫放置治疗部位上，尽量使病灶位于两电极中间；电极和夹子不可接触皮肤，以免电击灼伤；电极质地应柔软可塑，其弯度应与治疗部位的轮廓相一致，勿使电极、衬垫与皮肤均匀接触。

5. 电极不能在心前区及其附近并置和对置治疗；有心脏病患者，电流不宜过强，并注意观察病人反应，如有不良反应立即停止治疗；孕妇忌用于下腹部、腰骶部及邻近部位治疗；佩戴心脏起搏器者不得进行中频电治疗。

6. 治疗电流量的调节应根据治疗的要求和患者的感觉，一般以感觉阈或运动阈为准。瘢痕部位、浅感觉或血液循环不佳的部位治疗时，电流强度的调节不应以患者的感觉为准。

7. 治疗期间注意观察有无副作用，如有头晕、头痛、胸闷、嗜睡等症状发生，应及时调节电流强度或停止治疗。

8. 治疗时电极板要充分和皮肤接触，使电极下电流均匀分布。中频电流虽没有电解作用，但在治疗时电极、导线夹等直接接触皮肤或电极不平而使电流密集某处，可能造成皮肤损伤。

二、音频电磁场疗法

以2～20kHz电流所产生的0.1～1.0mT（毫特斯拉）的交变磁场治疗疾病的方法，称为音频电磁场疗法。音频电疗法、音频电磁场疗法同属等幅正弦中频电疗法，以下内容只表述音频电磁场疗法的不同之处。

（一）音频电磁场疗法原理与作用

音频电磁场作用于动物与人体，可以引起细胞水平的谐振而达到镇痛、促进血液循环、提高肌肉工作能力、改善骨与软骨的营养、增加关节活动度、调节新陈代谢的作用。

（二）音频电磁场疗法治疗技术

音频电磁场疗法采用线圈场法进行治疗。治疗时使病灶局部处于通以音频电流的线圈所产生的交变磁场中。

（三）音频电磁场疗法的临床作用

1. 适应证

放射线引起的白细胞减少症、牙周病以及一些代谢疾病，下肢闭塞性动脉硬化症，骨关节病。

2. 禁忌证

同音频电疗法。

三、超音频电疗法

超音频电疗法是等幅中频正弦电的一种，它是利用“超音频”振荡器产生22kHz等幅交变正弦电流，以高电压（输出电压达3～5kV）、弱电流（输出电流强度小于2mA）、火花放电的方式进行治疗。

（一）超音频电疗法原理作用

超音频电疗法治疗用的玻璃电极内充有1.33～2.00kPa(10～15mmHg)惰性气体氖，治疗时接通3～5kV电压，电极与人体接触时，由于电压差较大而产生无声火花放电，同时由于空气电离产生少量臭氧和氧化氮。人体接受火花放电的刺激和电磁振荡作用后，神经兴奋性降低，血管淋巴管扩张，组织的代谢过程和营养状况改善，因而有止痛、止痒、解痉、消炎作用。

（二）超音频电疗法治疗技术

超音频电疗机，电压3～5kV，功率10W，输出电流频率22kHz。玻璃电极有蕈状电极（直径25mm、10mm，用于体表治疗）、圆柱状电极（直径15mm、11.7mm，用于肛门、直肠、阴道治疗）。玻璃电极插于电极手柄，接至治疗机输出端。治疗时玻璃电极与人体皮肤或体腔黏膜接触。发生火花放电时有热感，无局部达松伐电疗的刺痛不适感。每次治疗5～10min，每日治疗1次，6～10次为一个疗程。

（三）超音频电疗法的临床应用

1. 适应证

皮肤皮下软组织感染消散期、骨髓炎、术后浸润、血肿、早期闭塞性动脉内膜炎、早期雷诺病、膀胱炎(直肠腔内治疗)。慢性湿疹、神经性皮炎、过敏性皮炎、硬皮病、斑秃。慢性附件炎、月经不调、子宫发育不良（均可进行阴道或直肠腔内治疗）。神经官能症、血管性头痛。

2. 禁忌证

同音频电疗法。

（四）超音频电疗法操作注意事项

同音频电疗法。

第三节　干扰电疗法

干扰电疗法（interference current therapy，ICT）起源于20世纪50年代初期。经过半个多世纪的发展，人们对干扰电的研究不断深入，不仅加大了干扰电流的作用范围，增强其刺激效应，还对其治疗技术做了不少改进，先在传统的静态干扰电疗法的基础上发展了动态干扰电疗法，后来又将二维效应的动态干扰电疗法发展为立体动态干扰电疗法。我国于20世纪60年代后期引进了干扰电疗技术，并逐步得到推广与应用。

一、传统干扰电疗法和动态干扰电疗法

传统干扰电疗法，即静态干扰电疗法（static interference current therapy，SICT）是将两路频率分别为4 000Hz与4 000 ± 100Hz的正弦交流电，通过两组(4个)电极交叉输入人体，在电力线的交叉部位形成干扰电场（图4-2），产生差频为0 ~ 100Hz的低频调制中频电流，这种电流就是干扰电流。应用这种干扰电流治疗疾病的方法称为干扰电疗法。

动态干扰电疗法(dynamics interference current therapy，DICT)，是在静态干扰电流的基础上使中频电流的幅度被波宽为6s的三角波所调制，发生一个周期为6s的缓慢的低幅度变化。两组电流的输出强度发生周期为6s的节律性的交替变化，甲组电流增强时乙组电流减弱，6s后反之，乙组电流增强时甲组电流减弱，如此反复循环，因而称之为动态干扰电。

传统的干扰电疗法只能产生二维的效应，而且干扰电场是不变的。而动态干扰电流强度不断发生节律性动态变化，机体组织不易产生适应性，并能使深部组织获得更加均匀的作用强度，有助于获得较好的治疗效果。动态干扰电疗法的治疗技术、临床应用范围与传统干扰电疗法相同，故本章将传统干扰电疗法和动态干扰电疗法合并。

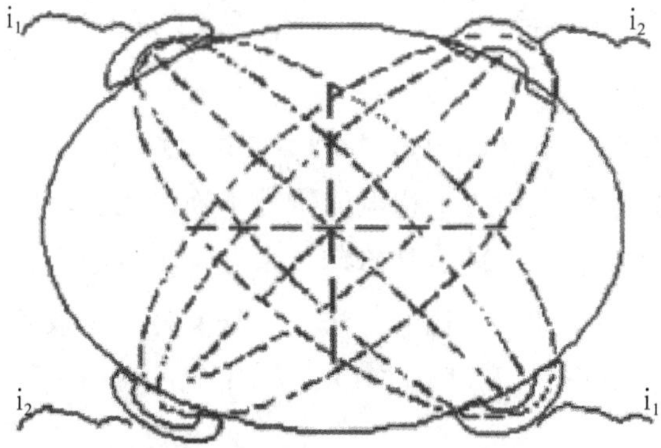

图中细虚线表示电场线　粗虚线表示电场叠加区
i_1表示频率为4 000Hz的电流，i_2表示频率为4 100Hz的电流

图4-2　传统干扰电场的形成

（一）传统干扰电疗法和动态干扰电疗法原理与作用

1. 促进血液循环

干扰电流具有促进局部血液循环作用。经过干扰电作用后，可使毛细血管与小动脉持续扩张，改善血液循环，有利于炎症渗出物及水肿的吸收。

2. 镇痛作用

干扰电流可抑制感觉神经，提高皮肤痛阈，有明显镇痛作用。

3. 治疗和预防肌肉萎缩的作用

有学者研究指出，干扰电可治疗和预防肌肉萎缩。主要是由于干扰电可缓解神经肌肉组织的紧张度，促进肌肉收缩，增进关节活动范围。

4. 提高胃肠平滑肌的张力，调整内脏功能的作用

干扰电流可降低组织电阻，增加作用深度，体内可形成干扰电场，能刺激自主神经，改善胃肠平滑肌张力，调整内脏功能。

5. 对自主神经的作用

干扰电流有可调节自主神经功能的作用。研究显示，干扰电流可使高血压患

者产生收缩压、舒张压下降等作用。

6. 促进骨折愈合的作用

有学者在动物实验中观察到，干扰电能促进骨痂形成，加速骨折愈合。

7. 干扰电作用特点

（1）避免了电解，频率较高，皮肤电阻明显下降，增大作用的深度。

（2）通过四个电极将两路频率相差100Hz的中频交流电（一种为4 000Hz，一种为4 000Hz ± 100Hz）交叉地输入人体。

（3）“内生”的低频调制中频电流可以同时发挥低频电与中频电的双重治疗作用。

（4）频率在一定范围内变动可以避免机体产生适应性。

（二）传统干扰电和动态干扰电治疗技术

1. 仪器设备

目前国内外干扰电疗机的两组输出电流多为频率相差100Hz的正弦交流电，一组为4 000Hz，另一组为4 000 Hz ± 100Hz。采用四个电极或四联电极，治疗时务必使病灶部位处于两路电流交叉的中心，以固定法、移动法或吸附固定法（吸附电极有负压装置，以16 ~ 18b/min频率吸附，此法除干扰电流作用外，尚有负压按摩作用）进行治疗（图4-3）。

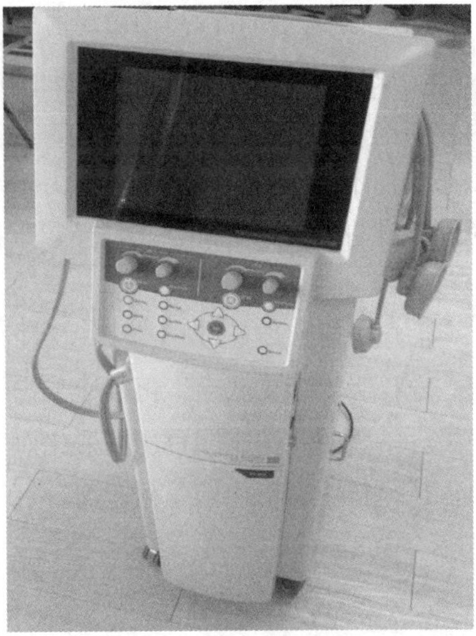
图4-3　干扰电治疗仪

治疗时可以用4个电极或者四联电极（图4-4）。四联电极是将4个电极镶嵌在一块绝缘海面上，适用于小部位治。立体干扰电疗用2个星状三联电极进行治疗。电流强度一般以病人耐受量为宜，每次

20 ~ 30min，每日1次，10次为一个疗程。

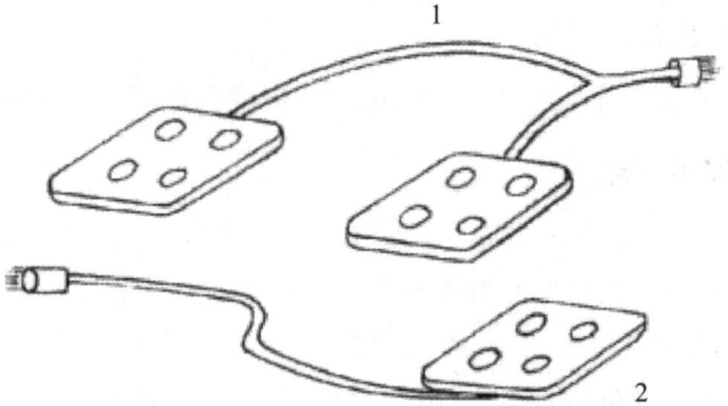

1. 双四联电极及其八脚插头 2. 单四联电极及其八脚插头

图4-4 干扰电电疗的四联电极

2. 操作方法

（1）固定法

选用4块合适的电极，4根导线分两组，分别连接至两路的输出孔。将两组电极交错放置，使病灶处于4个电极的中心，即电流交叉处。根据患者的感觉或肌肉收缩的强度，将治疗剂量分为3级：感觉阈下、感觉阈、感觉阈上。根据治疗需要选用不同差频，每次治疗选用1~3中差频，每种差频治疗5~15min，总治疗时间不宜超过20~30min。不同差频干扰电流治疗作用见表4-2。

（2）抽吸法

治疗时使病灶处于4个吸附电极的中心（图4-5）。先开动负压装置，开始抽气，电极吸附于皮肤上，再接通干扰电流。负压装置以每分16 ~ 18次的频率抽吸电极，抽吸的频率按照负压的变化而呈规律性波动此法除干扰电流作用外，尚有负压按摩作用。治疗的差频、剂量、时间、疗程与固定法相同。

表4-2　不同差频干扰电流治疗作用

差频	治疗作用
100Hz，0～100Hz	1.抑制交感神经 2.镇痛
50～100Hz	1.镇痛 2.促进局部血液循环 3.促进渗出物吸收 4.缓解肌紧
25～50Hz	1.引起正常骨骼肌强直收缩 2.促进局部血液循环
20～40Hz	1.兴奋迷走神经 2.扩张局部动脉血管 3.引起骨骼肌不完全性强直收缩
1～10Hz	1.兴奋交感神经 2.引起正常骨骼肌收缩 3.引起失神经肌肉收缩 4.引起平滑肌收缩
0～100Hz	作用广泛，兼具上述各种作用，但因各种频率出现时间过短，针对性不十分强

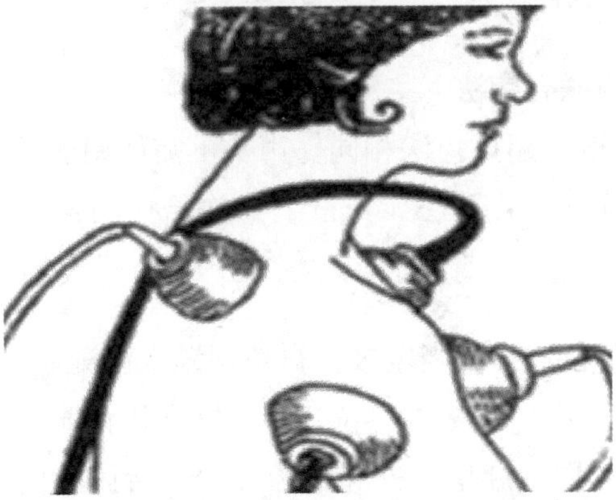

图4-5　干扰电疗的吸附电极——肩部抽吸法

（3）运动法

用两个手套电极，治疗时，操作者的双手分别插入两个手套电极的固定带下，双手下压，务使整个电极与患者皮肤充分接触，并在治疗区内移动（图4-6）。治疗时，操作者的双手分别插入两个手套电极的固定带下，双手下压，务必使整个电极与患者皮肤充分接触，并在治疗区内移动。操作者可通过改变双手压力的大小以及电极与患者皮肤的接触面积来调节电流的刺激强度。

（4）干扰运动刺激疗法

治疗时电极的放置方法以使尽可能大的电流沿着肌纤维的走行方向通过肌肉为原则。刺激肢体较大肌肉时通常可以引起关节运动。进行增强肌力的治疗时可用较大电流。为了避免损伤，应适当控制电流的强度。肌肉松弛时，为防止患肢突然无控制地落回原来的位置，要采用适当的支持物支持患肢。肌痉挛时所采用的电流强度应较小。

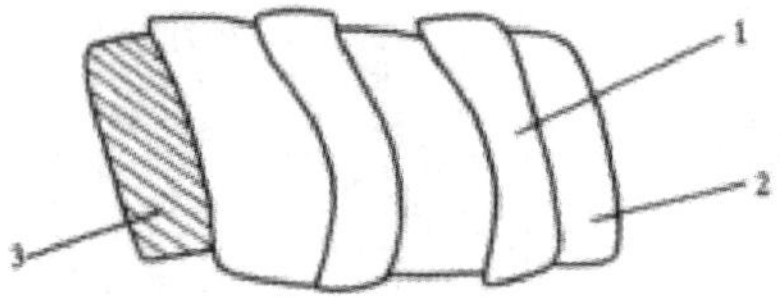

1.固定带　2.电极套　3.抽出的铅板电极

图4-6　干扰电疗的手套电极

（5）干扰电超声联合疗法

操作方法与干扰电、超声疗法相同。声头下需使用能导电的耦合剂。干扰电流采用耐受量，超声强度采用0.5W/cm^2，每次治疗10～15min。

3. 操作程序

（1）根据治疗部位选择适当电极，衬垫用温水浸湿。

（2）检查2组输出是否处在“0”位，差频数值显示开关是否在显示位置上。

（3）接通电源，指示灯亮。先开电源开关，后放电极，此操作步骤与其他电疗仪不同。如差频治疗仪显示屏不亮，应重新开一次差频数值显示开关。

（4）患者采取舒适体位，暴露治疗部位，按处方要求选择固定电极，务使两路电流电力线交叉于病灶处。操作时，同路电极不要互相接触，4个电极之间距离根据部位大小决定，一般不能小于4～5cm。

（5）根据处方要求选用差频，差频在±5Hz即可，然后缓缓调节电流输出钮，将电流量调至医嘱要求规定略低处，数分钟后再调准。

（6）治疗完毕，将电流输出钮调至“0”位，取下电极，分开放置（使之不接触），无须关闭电源开关。

（7）每天的最后1人治疗结束后，取下电极，再关闭电源开关。衬垫用清水洗净，煮沸消毒，晾干备用。

（三）传统干扰电和动态干扰电治疗的临床应用

1. 适应证

周围神经损伤或炎症引起的神经麻痹、肌肉萎缩、神经痛，骨关节、软组织疾患、妇科慢性炎症等。手术后疾患产生的术后肠粘连、术后肠麻痹等。内脏疾患产生的胃下垂、弛缓性便秘、胃肠功能紊乱、儿童遗尿症等。

2. 禁忌证

急性炎症、出血倾向、孕妇下腹部、局部有金属异物、严重心脏病等。

（四）传统干扰电和动态干扰电治疗注意事项

同音频电疗法。

二、立体动态干扰电疗法

立体动态干扰电疗法(stereo dynamic interference current therapy，SDICT)是在传统干扰电疗法与动态干扰电疗法的基础上进一步发展起来的。治疗时将三路在三维空间流动的5 000Hz交流电互相叠加交叉输入人体。

（一）立体动态干扰电疗法原理与作用

1. 立体动态干扰电作用原理

（1）从不同的空间位置刺激可兴奋的组织。

（2）增加细胞膜的通透性。

（3）激活某些酶的活动。

（4）影响细胞器的功能，特别是心脏和骨骼肌的内质网。

（5）影响电荷载体的移动以及组织内水的渗透、运输。

2. 立体动态干扰电治疗作用

立体动态干扰电的治疗作用与传统干扰电流相仿，但因其强度和刺激部位大于传统干扰电，并且有较大的动态变化，刺激的形式不同于传统干扰电和动态干扰电，其治疗作用强于传统干扰电疗法和动态干扰电疗法。

（二）立体动态干扰电疗法治疗技术

1. 仪器设备

立体动态干扰电疗仪国内外均有生产。立体动态干扰电疗法使用的是星状电极（图4-7），有两种大小不同的电极，适合在不同部位治疗，每次治疗采用一对电极。每个星状电极上，有排列成三角形的3个小电极，每对星状电极的左右两对小电极的方向是相反的。每对电极相应方向的3对小电极，分成为3组，每组两个小电极，连接治疗仪的一路输出，3对小电极可同时输出3路电流。

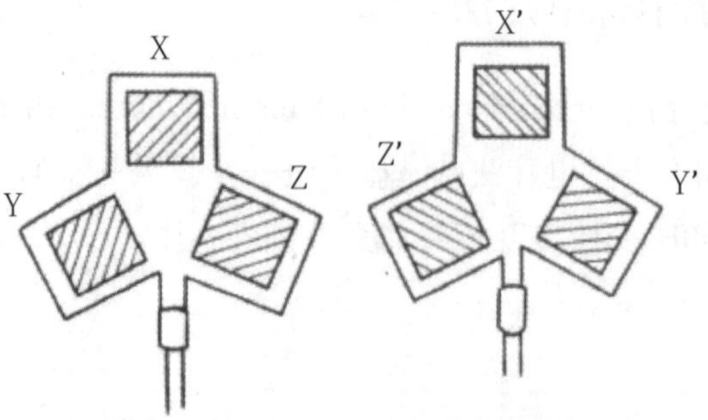

图4-7　立体动态干扰电疗用星状电极

2. 操作方法

（1）对置法：两个星状电极及其导线在治疗部位的上下或两侧反方向放置。立体动态干扰电疗法通常采用对置法，电流作用较深。

（2）并置法：两个星状电极及其导线在治疗部位表面同方向放置（图4-8）。并置法作用表浅，较少采用。治疗时应注意使星状电极的各个小极均与皮肤接触良好，以使三路电流都能充分进入人体。

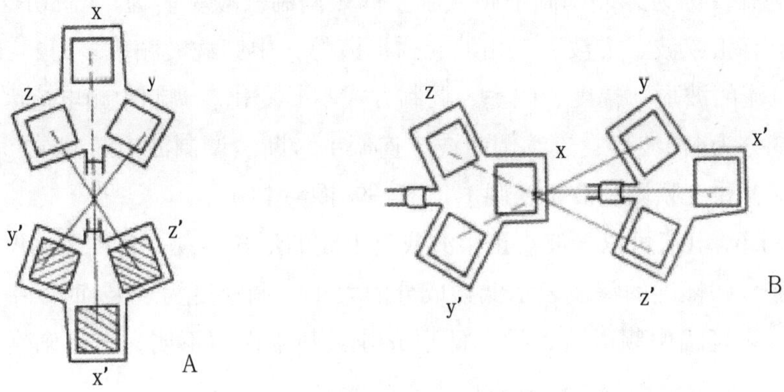

A. 并置法　　　B. 对置法

图4-8　立体动态干扰电疗时的电极放置方法

（三）立体动态干扰电疗法的临床应用

1. 适应证

立体动态干扰电疗法的临床应用范围与传统干扰电疗法相同，其疗效优于传统干扰电疗法与动态干扰电疗法。

2. 禁忌证

同传统干扰电疗法。

（四）立体动态干扰电疗法注意事项

同音频电疗法。

第四节　调制中频电疗法

调制中频电疗法（modulated medium frequency current therapy，MMFCT）又称脉冲中频电疗法，使用的是一种低频调制的中频电流，其幅度随着低频电流的频率和幅度的变化而变化，调制中频电具有低、中频电流的特点和治疗作用。以低频正弦波调制的中频电流称为正弦调制中频电流。应用多种低频脉冲电流调制的中频电流，称为脉冲调制中频电流。低频调制波频率多为1～150Hz的低频电流，波形有正弦波、方波、三角波、梯形波等，中频载波频率多为2～8kHz中频电流，电流的波形、幅度、频率、调制方式不断变化。调制中频电流因调制方式的不同变分为4种波形：连续调制波（连调）、断续调制波（断调）、间歇调制波（间调）和变频调制波（变调）（图4-9~图4-14）。

各种调制电流可以全波、正半波或负半波的形式出现。各种调幅电流有不同的调幅度，调幅度的深浅表示低频成分的大小。调幅度为“0”时，中频电流没有调制，为等幅中频电流，没有低频成分，刺激作用不明显。逐渐增加调幅度时，低频的成分逐渐增大，刺激作用逐渐增强。

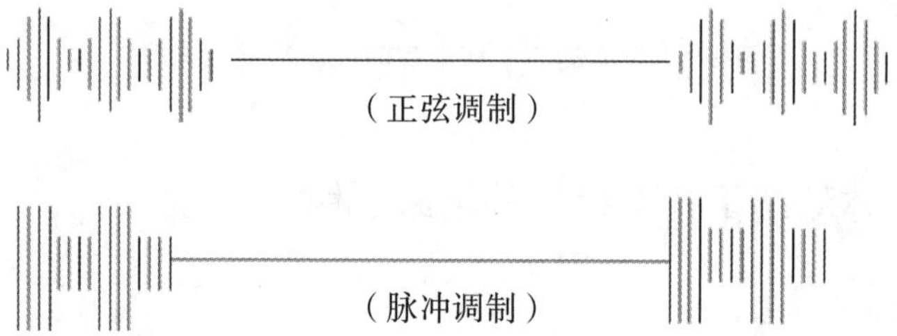

图4-9　连续调制波

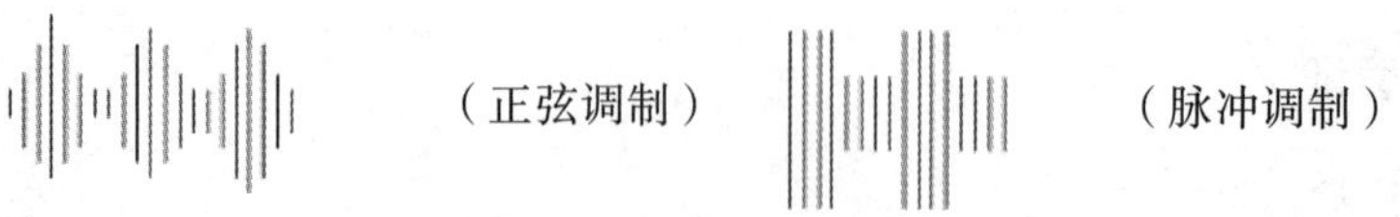

图4-10　断续调制波

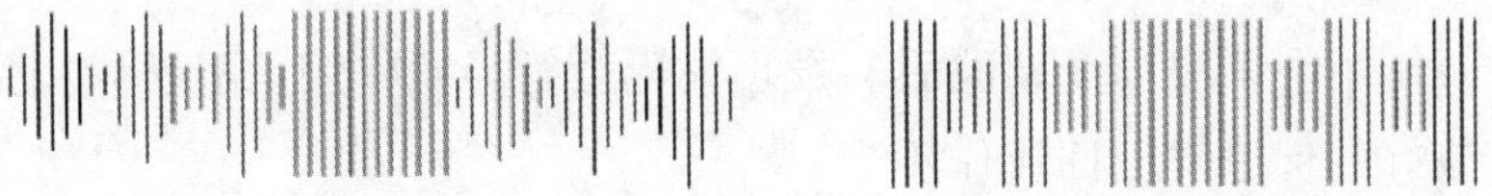

（正弦调制）　　（脉冲调制）

图4-11　间歇调制波

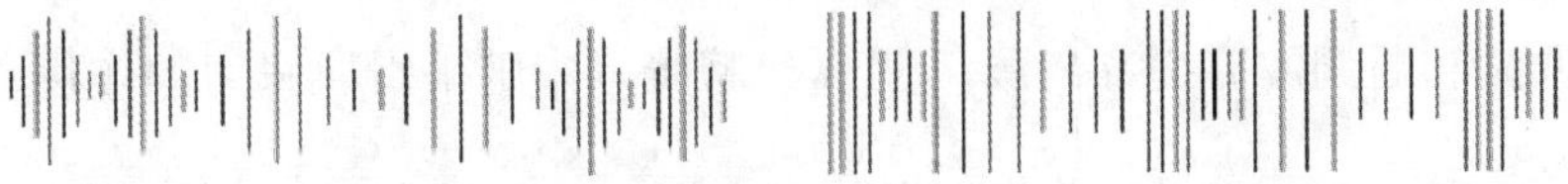

（正弦调制）　　（脉冲调制）

图4-12　变频调制波

（一）调制中频电疗法原理与作用

1. 作用特点

（1）调制中频电含有中频电成分，因此具有中频电的特点。

（2）调制中频电含有低频电成分，因此同时具有低频电的特点。

（3）其波形、幅度和频率不断变换，人体不易对其产生适应性。

（4）调节中频电流幅度，调节低频成分的多少和振幅的大小即改变刺激的强度，可以适应不同的治疗需要。

（5）半波形的调制中频电有类似于间动电流、脉动直流电的作用。

2. 治疗作用

（1）镇痛作用

一般认为，调幅度为50%的100Hz连调镇痛效果比较好，但对镇痛作用、持续时间、调制波的类型有不同说法。

（2）促进血液循环

调制中频电作用后，电流刺激引起肌肉紧张或收缩，反射性地引起血管扩张、血流加快，进而促进血液循环。

（3）促进淋巴回流

对下肢作用间调波和变调波后，发现淋巴管管径比作用前显著增粗，说明这种电流有较好的促进淋巴回流作用。

（4）锻炼骨骼肌

断调波作用于肌肉，可引起正常肌肉及失神经肌肉收缩，肌肉收缩幅度较大，肌力增强等。

（5）提高平滑肌张力

连调波和断调波有提高胃肠、胆囊、膀胱等内脏平滑肌张力的作用，还可增强其蠕动。

（6）调节自主神经

调制中频电作用于脊髓的颈及上胸段，可改善呼吸功能，对心脏呈现迷走神经作用，改善心肌供血等；作用于腰交感神经节，可改善下肢血液循环。

（7）消散慢性炎症

调制中频电对非化脓性、非特异性炎症有消散作用。这是由于调制中频电可促进血液循环，加速渗出或水肿的吸收。

（二）调制中频电疗法治疗技术

1. 仪器设备

（1）参数可调的调整中频电疗仪

此类仪器可以自选电流种类和参数的功能，可由使用者按需调配。

（2）电脑调制中频治疗仪

此仪器可以输出按不同病种需要编定的多步程序处方，处方内综合了所需要的各种治疗参数，治疗时可根据患者的疾病选用不同的电流处方。因此，电脑调制中频电疗机具有操作简便、治疗电流多样化、患者不易产生适应、治疗时间准确等优点（图4-13）。

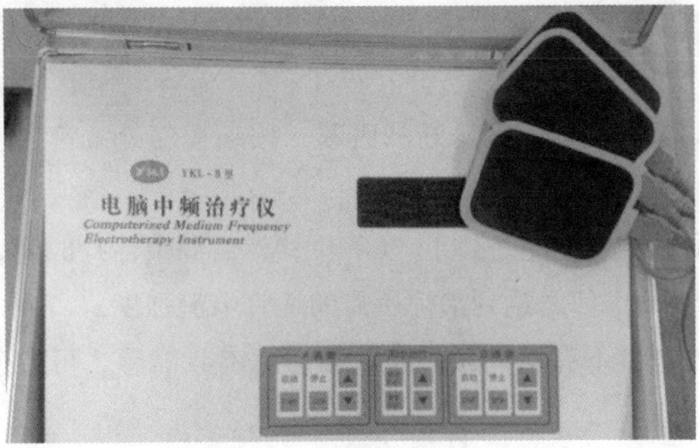

图4-13　电脑中频治疗仪

2. 操作方法

（1）通用的调制中频电疗法

治疗电极采用导电硅胶电极。操作方法与一般中频电疗法相同，但需注意以下几点：

①除电脑程控的治疗机外，使用一般治疗机时所需调节的项目和参数较多，需细心查对。

②治疗时电极下以患者有可耐受的麻刺、震颤、抽动、肌肉收缩感为度，治疗过程中可参考患者的感觉与耐受程度来调节电流量，一般为0.1～0.3mA/cm^2。每个处方治疗15～20min，每日1次，10～15次为一个疗程。

（2）调制中频电药物离子导入疗法

①必须采用半波整流型调制中频电流。

②直肠内前列腺部位治疗时，直肠电极为主极，电极外涂凡士林后插入直肠内，使作用面朝向前列腺，通过输液装置向直肠电极内灌入药液，药液总量为50～75mL，先灌入1/3药量，其余在治疗过程中点滴灌入，副电极置于耻骨联合上方。

3. 操作程序

（1）将仪器接通电源，选择适宜大小的电极板和衬垫，或涂抹导电胶，再接上输出导线与仪器连接。然后将电极放在患者裸露的治疗部位上，用沙袋或固定带固定电极。

（2）开启电源，根据疾病诊断和医嘱，按动程序处方键，选择治疗所需的程序处方。

（3）检查输出旋钮，使之处于“0”位，然后调节治疗时间，进入倒计时状态。最后调节电流输出使之达到治疗所需的适宜电流强度。

（4）治疗时电极下有电刺激、麻、颤、肌肉收缩感，可按患者的感觉和耐受程度调节电流量。

（5）治疗完毕时，将剂量旋钮转至“0”位，关闭电源，取下电极。

（三）调制中频电疗法的临床应用

1. 适应证

主要适用于软组织、骨关节疾病；神经系统疾病；泌尿系统疾病；消化系统疾病。

2. 禁忌证

急性炎症、出血性疾患、局部有金属固定物和有心脏起搏器者。

（四）调制中频电疗法操作注意事项

同音频电疗法。

第五节　音乐电疗法

音乐电流是将音乐信号经声电转换器转换成电信号，再经放大、升压后输出的电流。采用音乐电流进行治疗的方法称为音乐电疗法（music current therapy，MCT）。

（一）音乐电疗法原理与作用

1. 物理特性

人耳能听到的声音的频率为20～20 000 Hz。常见乐器和人声的音频范围是27～40 000 Hz，转换成同步的音乐电流的频率为30～18 000 Hz。因此，音乐电流既有低频电流成分，又有中频的成分。是有一定的节律、频率和幅度不断变化的不规则正弦电流，以低频为主，中频为辅，是名副其实的音频电流。

音乐转换成的电流与音乐信号同步，并随音乐节奏等变化而变化。由于音乐信号是多源、多种信号集合在一起，所以其产生的音乐电流不是单一的，而是多源的，多种电流同时出现。故而音乐电流作用于人体时，每个脉冲电流都随旋律、节奏的变化随时变化，人体不容易产生适应性。

2. 生理作用

音乐经人耳作用于听觉中枢，通过大脑边缘系统、脑干网状结构作用于大脑皮层，影响全身。优美的音乐对人体有益，但长期的、高分贝的或单调的音乐刺激对人体有害。国外心理学家研究发现，古典音乐、浪漫音乐和一些民歌对人有益，而一些嘈杂的所谓现代音乐对人有不良作用。

3. 治疗作用

（1）锻炼肌肉

音乐电流可引起明显的肌肉收缩，但电极下无明显的低频电刺激的不适感。音乐电流下，肌肉收缩的强度、持续时间、间歇时间与音乐的性质明显有关。应用旋律热情、节奏激烈、速度快、力度强的音乐所转换成的音乐电流，振动感和肌肉收缩更为明显。因此，音乐电流可以用于锻炼肌肉、增强肌力、防止肌肉萎缩。但因电流的通断电时间、间歇时间、频率不能调节，所以音乐电流不适宜对失神经支配的肌肉进行刺激。

（2）促进局部血液循环

音乐电流可以引起较持久的血管扩张。有人将音乐电流作用于肢体，可见局部和指尖皮肤温度升高，甲皱微循环改善，肢体血流图亦见血流量明显增加。

（3）镇痛

音乐电流作用于皮肤后，局部痛阈和耐痛阈增高，镇痛作用明显，且出现迅速，持续时间长，可达到1h。

（4）神经节段反射作用

音乐电流作用于交感神经节可以调节血压。作用于颈区或头部可以缓解头痛、调整大脑的兴奋和抑制过程。

（5）对穴位和经络的作用

音乐电针疗法是将音乐电流作用于穴位，通过经络发生很复杂的生理和治疗作用，如镇痛，活血化瘀，促进组织修复，调整内脏。

（二）音乐电疗法治疗技术

1. 设备仪器

音乐电疗机多配有多种录音盒，放音装置，接两副耳机，一副耳机供操作者试听用，另一副耳机供患者听音乐进行治疗用。治疗机电流输出可分通过导线连接电极板或毫针作体表局部治疗或电针治疗（图4–14）。

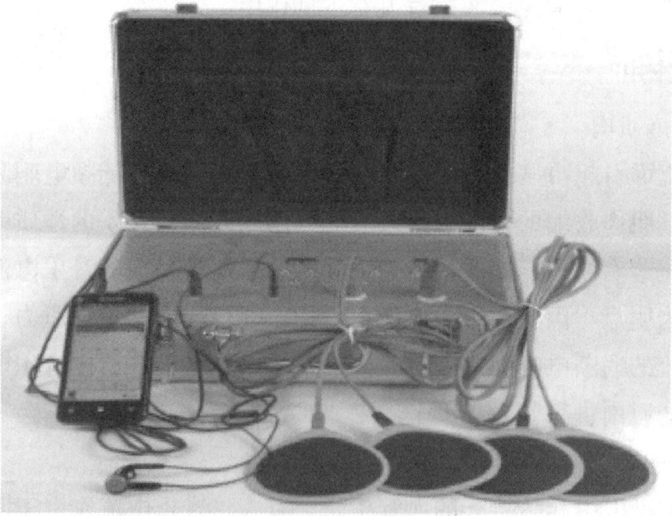

图4–14　音乐电疗仪

2. 仪器的音乐分类

仪器配备的音乐大致可以分为以下6组：

A组：音乐旋律舒缓，柔和，速度、力度适中。

B组：音乐旋律低沉，节奏平稳，速度缓慢、力度较弱。

C组：旋律轻快活泼，速度较快，力度变化较大。

D组：旋律热情，强烈，节奏激烈，速度快，力度强。

E组：旋律雄壮，节奏平稳有力。速度慢，力度强。

F组：旋律节奏平稳，松散，调性模糊、游离，速度慢，力度弱。

3. 音乐治疗时的选曲原则

（1）同质原理。按患者的情绪给予同样性质的音乐。如患者处于兴奋状态时，应给予兴奋的音乐，以提高其兴奋性，当患者感到疲劳时，自然会产生镇静，此时再给予具有镇静效果的乐曲，最终使患者平静下来。

（2）素养水平。根据患者对音乐的欣赏能力和爱好选曲。如不愿听交响乐者，可改用轻音乐或流行音乐。

4. 电流强度

音乐电疗时，控制电流强度除参考电流表外，还可根据病人感觉和肌肉收缩反应进行调节。一般考虑4种阈值：感觉阈下，稍有电感；感觉阈，有明显电感；运动阈，有电感的同时肌肉有颤动感；运动阈上，有电感的同时，肌肉颤动明显。感觉阈下和感觉阈属于弱刺激，应用于对电流反应比较敏感的部位。运动阈和运动阈上属于强刺激，应用于对电流耐受较好的部位。

5. 操作方法

（1）电极法：根据患者的病情和爱好，选择合适的音乐。电极的放置同其他低中频电疗法。患者戴上耳机，或用音箱收听，调好音量和电流强度。一天一次，20 ~ 30 min/次。

（2）电针法：操作步骤与电极法相似，但治疗电极采用毫针。治疗时将针刺入穴位，电极导线与针柄连接通电。电针法所需的电流强度比电极法小。

6. 操作步骤

（1）根据患者的病情需要（需要镇静者可选择柔和的音乐，需要兴奋神经、肌肉时选择激昂的音乐）和兴趣爱好，选用合适的音乐、歌曲或戏曲录音磁带，放入音乐电疗仪的录音磁带盒内。

（2）选用治疗需要的电极，以温水使衬垫湿透。

（3）患者取舒适体位，暴露治疗部位，将电极和衬垫放在治疗部位上，以沙袋、固定带固定电极。

（4）检查治疗仪的输出是否在零位，以导线连接电极与治疗仪。接通电源。

（5）操作者与患者都戴上耳机，接通治疗仪录音放音装置，放录音，调好音量。

（6）缓慢调节治疗仪的电流输出，根据患者电极下的麻颤感或肌肉收缩反应调节电流强度。

（7）每次治疗15～20～30min，治疗完毕，先后调节电流输出至零位，关闭放音装置，取下耳机、电极和衬垫。

（8）一到两天治疗一次，治疗1次/1～2天，15～20次一个疗程。

（三）音乐电疗法的临床应用

1. 适应证

脑血管意外后偏瘫、脊髓损伤截瘫、急性特发性多发性神经炎、周围神经损伤、坐骨神经痛、神经症、自主神经功能紊乱、扭挫伤、肌纤维组织炎、关节炎、颈椎病、肩关节周围炎、胃下垂等。

2. 禁忌证

同普通低、中频电疗法。

（四）音乐电疗法注意事项

1. 治疗前向患者说明治疗的意义，了解患者的兴趣爱好，选好录音磁带。

2. 音乐电疗仪不应与高频电疗仪同放一室。如在同一室则不能同时工作，以免高频电疗仪对电疗仪发生干扰，患者可能出现“电击”的不安全感。

3. 治疗前应检查治疗仪的输出是否平稳，导线、电极、衬垫是否完整无损。导电橡胶电极有否老化、裂隙。

4. 治疗前除去治疗部位及其附近的金属异物。

5. 如治疗部位皮肤有破损应避开或贴小胶布保护之。

6. 严防将衬垫放反而使电极与皮肤之间只间隔一层电极套的单布。

7. 严防将电极或导线夹和导线裸露部分直接接触皮肤。使用硅胶电极时必须将导线插头完全插入导线插孔。

8. 电极衬垫必须均匀紧贴皮肤，防止电流集中于某一局部或某一点。

9. 电流密度不得过大，不应产生疼痛感。

10. 治疗过程中患者不得任意挪动体位。治疗时电极下不应有痛灼感。如治疗中出现疼痛，应中止治疗，检查是否电极滑脱接触皮肤或电极、衬垫不平，使电流集中于一点。如未出现烧伤，应予以纠正。如已出现烧伤应中断治疗，处理烧伤。

第五章　高频电疗法

第一节　概　述

医学上把频率大于100kHz的交流电称为高频电流。应用高频电流作用于人体以治疗疾病的方法称为高频电疗法。

高频电疗的共鸣火花疗法始于19世纪末叶，至20世纪上半叶相继出现了中波、短波、超短波、微波等高频电疗。高频电疗法的作用方式有5种：火花放电法、直接接触法、电容场法、电感法、电磁波辐射法。高频电疗所具有的热效应、热外效应被广泛应用于各科疾病的治疗中，成为临床治疗的重要手段之一。

一、电磁波特性

1. 电场和磁场共同存在，相互转变

高频电流产生的交替变化的电场和磁场，称为电磁场。任何电场的强度、速度和方向的变化都会使其周围产生磁场。任何磁场的强度、速度和方向的变化都会使其周围产生电场。它们的变化都是相应的、交替发生的、不可分割的、相互联系的。

2. 电磁场的变化频率与其能量相关

高频电流产生的交替变化的电场和磁场，称为电磁场。电场的变化越快，产生的磁场就越强，具有的能量也就越多。所以，为了获得足够能量的电磁场，就必须由高频率的交变电流。

3. 电磁场的传播

空间某一处产生了变化的电场，在它的周围就要产生变化速度与之相同的磁场，该磁场周围又产生电场，后者又产生磁场，如此循环往复，电磁场所占空间迅速扩大，这种迅速向周围空间传播扩大的电磁场，称为电磁波。电荷运动的速度越快，频率越高，所辐射的能量越强。

二、高频电流的特点

1. 无电解作用

由于它是交流电，是一种正负交替变化的电流，在正半周内，离子向一方向移动；负半周内，离子又向反方向移动，故无电解作用。

2. 作用神经肌肉时不产生兴奋作用

根据电生理测定，如果需引起神经或肌肉兴奋，刺激的持续时间应分别达到0.3ms和1ms。但当频率大于100 000Hz时，每个周期的时间小于0.01ms，因此，由于高频电频率很高，在正常情况下，无论通过多少个周期，一般均不引起神经肌肉兴奋而产生收缩反应。

3. 高频电治疗时，电极可以离开皮肤

根据物理公式，一电容的容抗为XC=1/2πfc， f为频率，c为电容，上公式可知，f 愈大，XC愈小，高频电流的频率高达100kHz以上，故间隔空气的电极与皮肤间的容抗小，电流容量通过，所以高频电疗时电极可以不接触皮肤。

三、高频电疗法的分类

（一）医用高频电流

目前医用高频电疗法通常采用的波长频率见表5-1。

表5-1　医用高频电流

高频电流			医用高频电流		
波段名称	波长	频率范围	疗法名称	波长	频率
长波	3 000~300m	100~1 000kHz	共鸣火花疗法	2 000~300m	50~1 000kHz
中波	300~100m	1~3MHz	中波疗法	184m	1.63MHz
短波	100~10m	3~30MHz	短波疗法	22.12m	13.56MHz
				11.06m	27.12MHz
超短波	10~1m	30~300MHz	超短波疗法	7.37m	40.68MHz
				6.00m	50.00MHz
微波			微波疗法		
分米波	100~10cm	300~3 000MHz	分米波疗法	69m	433.92MHz
				33m	915MHz
厘米波	10~1cm	3 000~30 000MHz	厘米波疗法	2.24cm	2450MHz
毫米波	10~1mm	30~300GHz	毫米波疗法	8mm	37.5GHz

（二）高频电疗的分类

1. 按波长分类

医疗上所用的波长划分为短波、超短波、分米波、微波。

2. 按电流波形分类

（1）减幅正弦电流：电流波幅依次递补递减，最后降至0，这种电流用火花放电产生，临床常用的有共鸣火花（达松代尔）疗法，现代高频电疗法已经基本不采用这种波形的电流。

（2）等幅正弦电流：电流波幅相等恒定不变，连续振荡，临床常用的有中波、短波、超短波疗法等。

（3）脉冲正弦电流：正弦电流以脉冲形式出现，通电时间短，断电时间长，脉冲峰值大。目前，采用这种电流的有脉冲短波和脉冲超短波疗法。最近出现脉冲微波实验研究报道，但临床应用尚少见。

3. 按功率分类

（1）小功率输出：适用于小器官和较表浅部位治疗，如五官科用的40~60W的小型超短波治疗仪。

（2）中等功率输出：用于较大部位和较深的内脏部位治疗，如100~300W的超短波治疗仪。

（3）大功率输出：为近年来发展应用的射频疗法，功率可达1 000W或1 000W以上，如大功率短波、超短波和大功率微波、分米波治疗机，用于治疗恶性肿瘤。

4. 按电流作用于人体的方式分类

（1）火花放电法：治疗时玻璃电极与体表距离0.2~0.5mm，利用玻璃电极与体表间的高电压产生火花放电，刺激体表感受器以治疗疾病，如共鸣火花疗法属此类。

（2）直接接触法：电极直接与人体皮肤或黏膜接触，这多用在频率较低的高频电流，因它不易通过电极与皮肤形成的电容。如中波电疗法即属于此类。

（3）电容场法：电极与人体相距一定的距离，整个人体和电极与人体间的空气（或棉毛织品）作为一种是介质放在两个电极之间，形成一个电容，人体在此电容中接受电场作用，故称电容电场疗法。由于这种电容量小，容抗较大，因此只有频率较高的高频电流才能通过，如短波和超短波疗法。

（4）电感法（线圈电磁场法）：用一根电缆将人体或肢体围绕数圈，通过高频电流，由于电磁感应，在电缆圈内产生磁场，随之引起人体内产生涡电流，引起各种生理治疗作用，如短波电缆疗法。

（5）电磁波辐射法：当高频电流的频率很高时，其波长接近光波，很多物理特征与光相似。在其发射电磁波的天线周围装一个类似灯罩状的辐射器，使电磁波像光一样经辐射器作用到人体，如分米波和微波疗法。

第二节　共鸣火花电疗法

共鸣火花疗法应用火花放电产生高频电振荡，并借共振和升压电路获得高电压、低电流强度、断续、减幅的高频电流，通过特殊电极作用人体进行治疗疾病。

为了纪念首创该机器并用于治疗的法国物理学家达松伐尔故又称此为达松伐尔电疗法。因其波长在2 000～3 000m的长波范围，故又称为长波疗法。这种疗法对无线电通信的干扰较大，不主张大量应用。

一、物理特性

（一）频率高：150 000~1 000 000Hz，波长为2 000~3 000m。

（二）电压高：15 000~30 000V。

（三）电流小：1~30mA。

（四）减幅振荡。

（五）断续出现，通断比约为1：500。

局部电疗机输出功率为15W，耗电功率为50W，在火花放电的一瞬间产生15~20次减幅电振荡，这一振荡持续的时间只有1/50 000s，故其振荡频率为赫，因振荡不够稳定，其最低频率可达150 000Hz，断电时间为1/100s，因此通断时间比为1/50 000：1/100=1：500，由图形可知，由于电源为50Hz交流电，交流电一个周期有两个峰值，达峰值时电压最高时可产生火花放电，故波群出现频率为100Hz。

二、治疗原理及作用

（一）原　理

1. 不能兴奋神经肌肉，不能引起肌肉收缩

由于这种电流频率在150 000Hz以上，其单个脉冲的持续时间过短，失去兴

奋神经肌肉组织的能力。但若应用的电流强度非常大时，则仍有可能引起肌肉收缩，不过除少数特殊病人治疗外，很少采用这样大的电流强度。

2. 热作用不明显

一般说高频电的热作用明显，但这种电流是断续的，其断电时间比通电时间长数百倍，且每次通电时间极短，只有1/50 000s，故产热量不大，所产的热亦为长的断电时间所消耗，故产热不明显。

3. 有独特的火花放电刺激

这是其他高频电流所没有的特点。其治疗作用多与这种特征有关。治疗时不仅仪器内部的火花间隙中产生火花，而且电极与人体间也形成火花间隙，因此也有火花通过，对机体产生火花和热等的刺激。

4. 有一定的化学刺激性

共鸣火花刺激时产生的火花放电，使空气中的O_2聚合成臭氧$3O_2 \rightarrow 2O_3$，O_3有抑菌，降血压等作用，并在治疗伤口溃疡时有一定意义。

（二）作　用

1. 止痒镇痛

中强的火花刺激皮肤产生不规则的触、麻和轻刺感觉，很可能成为一种引起掩盖效应和兴奋周围神经粗纤维的刺激，干扰了痒痛冲动的传导或关闭了“阈”起到镇痛，止痒作用（头痛的镇痛作用不能用闸门假说解释，因与脊髓无多大关系）。目前可认为本疗法（特别在较强刺激时）对感觉神经末梢及皮肤黏膜的自主神经均有降低其过度兴奋的作用，有明显的镇痛止痒作用。

2. 改善局部血液循环

高频火花刺激皮肤后通过轴突反射，引起局部小动脉和毛细血管扩张，血液循环加强。同时强火花引起组织蛋白微量变性分解形成组织胺和一些血管活性肽亦可致血管扩张。

火花刺激亦可经节段反射影响内脏功能，如作用心前区可使冠状动脉扩张和心肌营养改善。作用于颈交感神经节部位可影响脑部血循环，作用上腹部可改变胃肠张力及蠕动等。

3. 改善局部组织营养代谢

这是由于局部血循环加强，同时阻断了病理性冲动，改善和正常化局部神经兴奋性、传导功能和神经营养所致。常用于治疗表浅皮肤和黏膜的营养不良性伤口溃疡以及肛裂等，有促进肉芽生长，加速愈合，并有表浅的杀菌作用。

4. 增强肌肉组织的张力

火花的机械刺激能增强麻醉肌肉的张力，能提高静脉的张力，可用于表浅皮肤静脉曲张和直肠肛门痔的治疗。

5. 镇静作用

头部进行共鸣火花治疗，对神经官能症和高血压引起的头痛失眠有一定效果，机理尚不清楚。对严重神经官能症可用金属电极强刺激治疗。

6. 破坏病理组织作用

用电极的源端或金属小球极端集中火花放电，能烧灼疣等病理组织。

三、仪器设备

目前常用的共鸣火花电疗机安装在一只手提小箱内，内放置主机和各种电极。电极以玻璃电极最常用，如金属电极少用，石墨电极则极少应用。玻璃电极有多种形状，以适合各个部位和体腔治疗。共鸣火花电疗仪，波长300～2 000m，频率150～1 000kHz，电压10～30kV，电流强度30mA以下，输出高频高压低强度减幅振荡电流，附不同形状真空玻璃电极，备电极消毒用酒精，接触剂用滑石粉。

四、治疗方法

（一）常用治疗方法

1. 移动法：进行移动法时需在皮肤上撒少许滑石粉（头部除外），使电极与皮肤保持一个极为狭窄的间隙，以便使电极与皮肤间产生火花。电极在病灶区缓慢移动，适用于较大面积的治疗。

2. 固定法：将电极固定于局部治疗，适用于小部位或牙龈、体腔及创面。玻璃真空电极在每次治疗后，应用蒸馏水和酒精消毒。

（二）剂量、时间及疗程

1. 剂　量

依火花强度、患者感觉分三级

（1）弱剂量：电极与皮肤紧贴，火花细小或甚至不见火花，患者只有轻微针刺感。

（2）中剂量：电极距皮肤0.2～0.5cm，火花较多，患者有清晰的麻、刺、弹击、微温感。

（3）强剂量：电极距皮肤0.5～1.0cm，火花多而强，患者有针刺样触痛感。

由于治疗时高频高压电流沿全身传播，故治疗中病人应避免与其他人和任何导体接触，否则可出现火花的飞跃和电压的冲击。

2. 时间和疗程

按病情及作用面积大小而定。移动法视面积大小每次10～15min。固定法每次3～10min；每日或隔日一次，10～20次为一个疗程。

五、操作程序

（一）取下治疗师和患者身上一切金属物品。

（二）患者取坐位并暴露治疗部位。

（三）开机前检查仪器面板，确保电源开关在关位、输出调节器等指示在最小位。

（四）选用适当电极并插入治疗手柄内，将电极放在治疗局部后开启电源，调节输出强度，计时。

（五）移动法时，先撒少许滑石粉于皮肤上，在缓慢移动电极治疗，创面治疗前需先清洁，再将电极置于创面上方非接触治疗，电极与皮肤的距离依治疗强度而定，一般不超过1cm。

（六）牙龈治疗时，需在电极上套一橡皮管，只露出电极前部。用非金属压舌板推开唇、舌、颊，将电极对准病变牙龈，且勿使电极接触牙齿。

（七）体腔治疗时，需在电极上涂消毒凡士林或液状石蜡再将电极缓慢入体腔内，电极尾部留在体外，以沙袋固定好。

（八）治疗结束时，先关机再移开电极，拔出手柄，并用75%酒精擦拭消毒；拭净治疗局部，结束治疗。

六、注意事项

（一）治疗床、椅必须为非金属材料制成，治疗师必须在干燥木地板或橡胶垫上操作。

（二）取下治疗师与患者身上一切金属制品，确保患者和治疗师身上无金属物品。

（三）治疗局部应干燥无汗，治疗师手若有汗。宜戴干手套或干布包裹治疗手柄。

（四）治疗手柄和导线不可接触患者和治疗师的裸露部位。

（五）治疗中治疗师或其他人之间不得接触，也不能触及任何金属物以免发生强火花放电。

（六）开机及关机前电极不可离开治疗局部，关机前不可将电极拔出手柄。

（七）治疗中若有不适应立即告知治疗师。

（八）固定治疗时，不可改变体位。

（九）体腔电极用前、后必须消毒。注意电极的金属插头不可浸泡，电极不可煮沸。

（十）忌用于恶性肿瘤、皮肤化脓性病变、体内有金属物、戴心脏起搏器及传染性皮肤病者。

七、治疗的临床应用

（一）适应证

1. 血管痉挛性疾病：如雷诺综合征、早期闭塞性动脉内膜炎、皮肤静脉曲张、痔疮、心脏神经官能症、冻疮。

2. 头痛、神经痛、末梢神经炎、灼性神经痛、神经官能症、癔症性瘫痪、感觉过敏、功能性耳鸣。

3. 慢性表浅溃疡、营养不良性伤口及溃疡，黏膜溃疡、牙龈炎。

4. 某些皮肤病，如斑秃、瘙痒症、神经性皮炎、湿疹。

5. 利用节段反射或穴位治疗：喉炎、咽炎（治疗C4~C6椎区），副鼻窦炎（上颌窦或额窦区），冠状动脉痉挛（心前区或穴位作用），夜尿症（作用膀胱区或相应穴位），偏头痛、血管性头痛（作用领区和头部）。

（二）禁忌证

恶性肿瘤，出血倾向、血液病、化脓过程及性肺结核，以及局部放疗少于两周者。

第三节　短波疗法

波长100～10m，频率3～30MHz的高频电流称为短波电流。应用短波电流作用于人体以治疗疾病的方法，称为短波疗法。因为短波疗法主要产生热效应，又被称为短波透热疗法。

一、物理特性

1. 产热原理

短波电流作用于人体时，高频电流沿着螺旋形的闭锁导线流过，在导线周围产生强烈的交变磁场。在这种交变磁场的作用下，机体组织将产生感应电流。涡电流的极性是交变的，因此导致组织内的偶极子、离子等发生旋转运动，从而引起组织产热。

2. 热量在组织分布不均匀

短波电流所产生的热量在人体组织中的分布是不均匀的。进行短波电疗时，人体中的感应电动势大部分发生在电阻较小的组织，也就是说短波电疗主要是由于传导电流而产热。短波电流作用所产生的热量大小与磁场强度的平方成正比，与组织的电阻成反比。因此，在作用频率和磁场强度相同的条件下，组织的电阻率是其在高频磁场作用下产热高低的决定因素。故对组织来说，产热多集中于电阻较小、体液丰富的组织。肌肉的电阻率比脂肪低得多，因此采用短波疗法治疗时，肌肉组织产生的热量明显多于脂肪。

3. 输出形式不同

短波电流的输出形式有等幅正弦连续波和等幅正弦脉冲波。

二、治疗原理及作用

（一）以热效应为主的作用

1. 改善组织血液及淋巴循环

由于热作用使毛细血管和小动脉继短暂收缩后再扩张，血流加快，组织营养改善，促进水肿吸收，炎症消散。

2. 镇静、止痛、缓解肌肉痉挛

通过短波的热作用降低神经的兴奋性，缓解平滑肌及骨骼肌的痉挛。

3. 改善器官的功能

（1）促进肺内慢性炎症吸收，改善换气功能。

（2）增强肝内代谢，加强肝脏解毒功能。

（3）作用于肾区，增加肾血流量，改善肾功能，促进排尿。

（4）促进肾上腺皮质的分泌，改善机体的适应能力。

（5）作用于胃肠区，缓解胃、肠痉挛，改善营养、分泌、吸收功能，促进骨折愈合和神经再生。

（6）增强单核吞噬细胞功能，有利于炎症的消散。

（二）脉冲短波的非热效应

脉冲短波即以脉冲形式出现的短波，其断电间歇时间大于通电持续时间，故有足够的时间散热，产生非热效应，用于治疗急性炎症。

（三）短波的抑癌作用

大功率短波透热可以杀灭、阻抑肿瘤细胞的增殖，常与放疗结合用于癌瘤的治疗。

三、仪器设备

短波治疗机，波长100～10m，频率3～30MHz，常用短波治疗仪的波长22.12m，频率13.56MHz；波长11.06m，频率27.12MHz。输出连续短波，电压100～150V，功率250～300W；脉冲短波，功率100～1000W，脉冲持续时间25～400μs，脉冲周期1ms，脉冲重复频率15～600Hz。附电容电极、涡流电极、电缆电极、分缆夹、毡垫、氖光灯。

四、治疗技术

（一）电极法

1. 电容场法

（1）电极种类

①胶板式电极：分大、中、小号板极，可对置和并置，适用于平坦的治疗部位，胶板电极的皮肤面须衬毡或棉垫。

②玻璃电容电极：分大、中、小号电极，可对置和并置，适用于急性炎症、伤口、溃疡等的治疗。

（2）电极放置方法

①并置法：将两电极置于治疗部位的同一侧，且两电极间距不小于电极直径。

②对置法：将两电极置于治疗部位的两侧，相对或斜对置，且两电极的间距不应小于一个电极的直径；电极与皮表并行，电极端的距离应大于两侧电极间隙之和。

③单极法：将一电极置于治疗部位上，另一电极接地或置于远离治疗区之外。

（3）电极与体表的距离

①衬垫法：在橡胶板电极与皮肤之间放由毛毡或厚毛巾做成的衬垫，根据剂量要求决定放置衬垫的厚度。

②空气间隙法：将玻璃电极置于体表上一定距离的空间，根据剂量要求决定距离的大小。

2. 电缆电极法

（1）盘缆法：根据需要将长2～3m的电缆盘绕成饼形、袢形、栅形、螺旋形等置于治疗部位（图5-1～图5-3）。

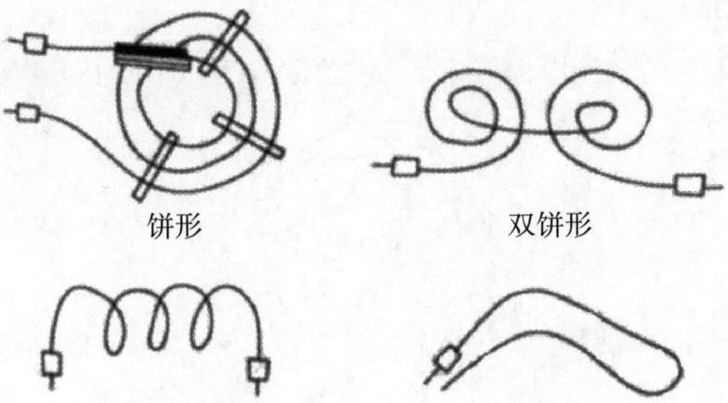

图5-1　电缆电极的各种形状

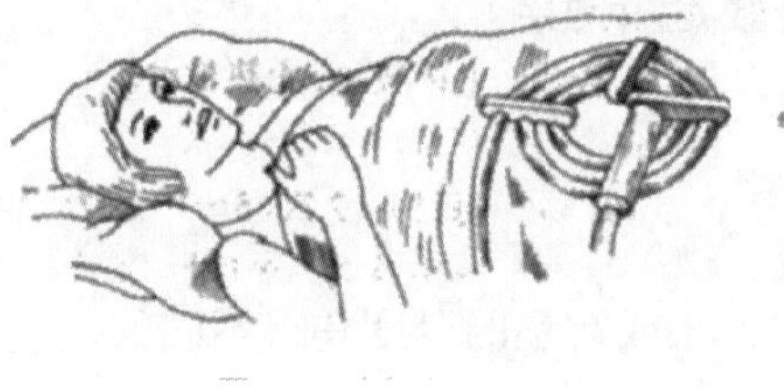

图5-2　腹部盘缆法

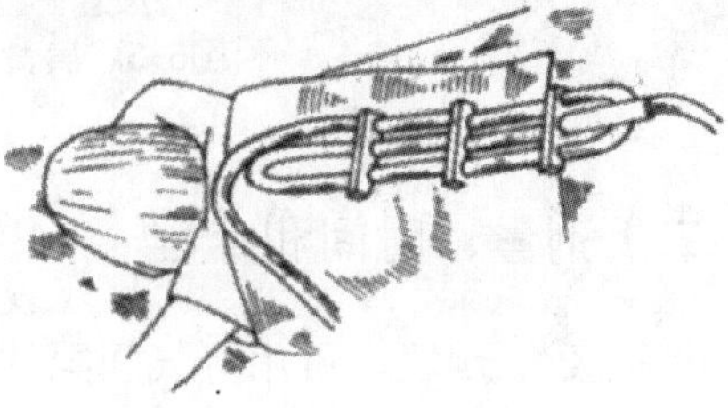

图5-3　脊柱盘缆法

（2）缠缆法：将电缆缠绕于肢体上，盘绕或缠绕电缆时，以2～3圈为宜，缆圈间距为2～3cm，盘、缠后留下的两端电缆以分缆夹固定。电缆与皮肤间距1～3cm，以衬垫间隔。

（3）圆盘电极法：将有绝缘胶木盒的盘状电极置于局部的治疗方法（图5-4）。

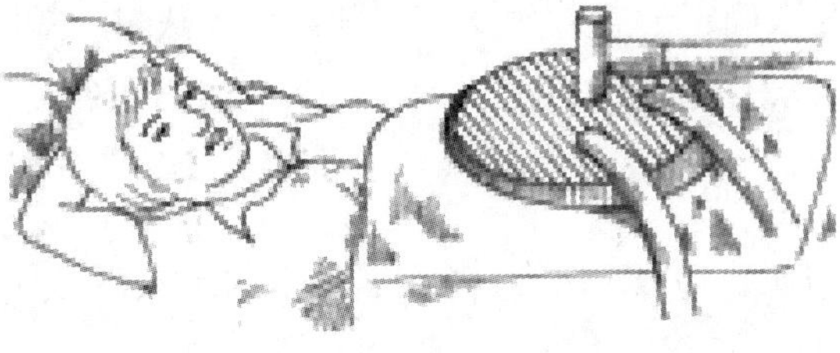

图5-4　腹部盘缆法

3. 涡流电极法

将有绝缘胶木盒的涡流电极置于局部的治疗方法（图5-5）。

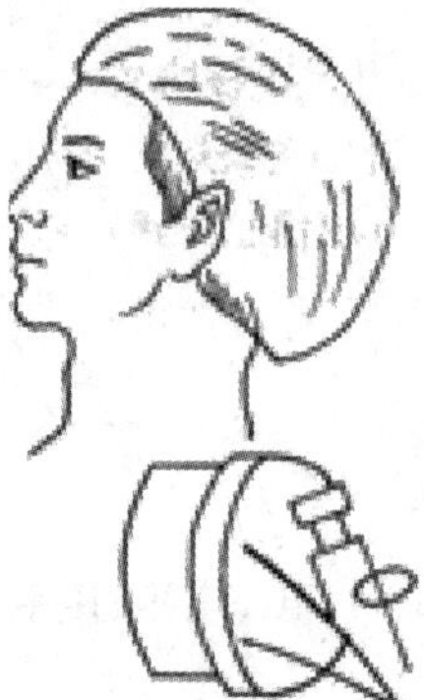

图5-5　肩背部涡流电极法

（二）剂量、时间和疗程

依患者感觉分4级，可用空气间隙的大小或衬垫的厚度获得不同的剂量。

1. 剂量分级

（1）Ⅰ级：无热量，无温热感。
（2）Ⅱ级：微热量，有微弱的温热感。
（3）Ⅲ级：温热量，有明显的温热感。
（4）Ⅳ级：热量，有强烈热感。

2. 治疗时间

根据剂量分级要求确定。急性病变宜用脉冲式无热量，短时间；慢性病变宜用微热到温热量，每次15～20min。

3. 疗　程

通常每日或隔日1次，10～20次为一个疗程，急性病变可每日1～2次。

五、操作程序

1. 取下患者身上一切金属物品，患者取坐或卧舒适体位。

2. 按医嘱选用电极及相应治疗方法，将电缆插头一端插入电极接口，另一端插入仪器输出孔。

3. 检查仪器面板各项仪表为治疗起始位，接通电源，将输出旋钮调至“预热”挡。

4. 选择脉冲或连续输出方式，脉冲法时先选定输出频率挡，调节输出旋钮至治疗挡，调谐至谐振态，使电流表指针升至最高处，计时。

5. 治疗结束，输出钮回“0”位，关闭电源，取下电极。

六、注意事项

1. 治疗室需为木地板，治疗床、椅为木制品，暖气及水管等予以隔离，治疗仪必接地线。

2. 除去患者身上一切金属物，禁止在有金属异物的局部治疗。

3. 治疗局部应干燥，禁穿潮湿衣服及金属织物治疗，治疗前擦去汗液，除去伤口的湿敷料及伤口的分泌物。

4. 使患者保持适宜的治疗姿位，维持治疗局部的平整，对不平的局部宜适当加大治疗间隙；对双膝或踝两侧对置的治疗时宜置衬垫于膝（踝）间，以免电力线集中于突起处，保证电力线的均匀。

5. 电极面积应略大于病灶且与体表平行。

6. 两电极电缆不能接触交叉或打圈，以防短路等；电缆与电极的接头处及电缆与皮肤间需以衬垫隔离，以免烫伤。

7. 治疗中患者不能接触仪器及他物，要询问患者的治疗感觉，尤其对有感觉障碍者，以免烫伤。

七、短波疗法的临床应用

（一）适应证

1. 主要适用于亚急性、慢性炎症及疼痛。

（1）支气管炎、支气管哮喘、肺炎、胃炎、胃十二指肠溃疡、胃肠痉挛、胆囊炎、肾盂肾炎、膀胱炎、盆腔炎、前列腺炎。

（2）脊髓炎、神经根炎、肌炎、周围神经损伤、坐骨神经痛。

（3）肩周炎、滑囊炎、关节炎、风湿性关节炎、退行性骨关节炎、扭挫伤、腰椎间盘突出症。

（4）血栓性静脉炎、急性肾功能衰竭。

2. 无热量短波可用于急性炎症。

3. 短波高热疗法可配合化、放疗治疗肿瘤。

（二）禁忌证

恶性肿瘤（大功率热疗除外）、出血倾向、结核、妊娠、局部有金属物、心脏起搏器植入者。

第四节　超短波疗法

频率30～300MHz、波长10～1m是电流为超短波电流。应用超短波电流作用于人体以治疗疾病的方法，称为超短波治疗法。由于治疗时采用电容电极所产生的是超高频电场作用，故又称超高频电场疗法。超短波电流很容易通过人体，在高频电场的作用下产生热效应和非热效应。超短波疗法的临床应用范围很广，是最常用的物理疗法之一。

一、物理特性

1. 物理特性

超短波电流的波长范围为波长10～1m、频率30～300MHz。常用国产超短波电疗机有波长7.37m和6m两种。超短波电流的许多物理特性与短波电流相似，超短波电流很容易通过绝缘的电介质，治疗时电极不需要接触皮肤。超短波可采用3种方式作用于人体，但由于它的波长较短波更短，临床主要采用电容场法进行治疗。大型超短波电疗机输出功率为200～300W，小型超短波电疗机输出功率为40W。

2. 热效应和非热效应

超短波电场作用于机体主要产生热效应和非热效应，由于超短波电流的频率比短波电流更高，采用电容场法治疗，非热效应显著。与短波电流相比，超短波电流对组织的作用更均匀。热效应产生的原因有两种：一是人体内的自由电子、离子在外加的高频电磁场作用下振荡形成传导电流，与体内其他原子、分子发生碰撞时，由于欧姆损耗而产热；二是由于体内极性分子在外加的高频电磁场作用下产生旋转，形成位移电流与周围分子发生摩擦而构成介质损耗产热。由于超短波电流频率高，电介质的容抗更小，这就使超短波治疗以位移电流为主，热效应以介质损耗产热为主。

目前应用于治疗的超短波电流有连续超短波和脉冲超短波电流两种。

二、治疗原理及作用

1. 对心血管系统

（1）通过迷走神经影响心率，小剂量时心率减慢，心肌张力和收缩力下降，血压下降大剂量时心率加快，血压上升。

（2）小血管、毛细血管继短时收缩后再持续扩张，血管壁通透性增强，血液循环改善，从而促进水肿的吸收，代谢产物与致癌介质等的排出。剂量过大，可引起血管麻痹、瘀血、毛细血管栓塞。

2. 对神经系统

（1）镇痛：降低感觉神经的兴奋性、抑制传导。

（2）中小剂量促进受损周围神经再生，提高神经传导速度；大剂量则抑制传导。

（3）中小剂量作用于头部抑制中枢而嗜睡，大剂量可使脑脊髓通透性增强，使颅内压升高。

（4）作用于自主神经节或神经丛，调节相应脏器、血管的功能。

3. 对单核—巨噬细胞及免疫功能

中小剂量可增强单核—巨噬细胞功能，使巨噬细胞数量增多，吞噬功能增强；增加体内球蛋白、抗体、补体、凝集素、调理素，提高白细胞内碱性磷酸酶活性，升高白细胞干扰素的效价。大剂量则抑制。

4. 对内分泌系统

（1）作用于肾上腺，可增强肾上腺皮质功能，皮质类固醇的合成增加，血中可的松类激素增加。

（2）作用于脑垂体，增加促肾上腺皮质激素，血清11–羟皮质酮增加，血中继短时升高后再下降。

5. 对脏器

（1）作用于胃肠，可缓解平滑肌的痉挛，增强胃肠黏膜的血供和营养，改善胃肠道的吸收和分泌功能。

（2）作用于肝脏，促进胆汁的分泌，增强解毒功能。

（3）作用于肺部，使肺血管扩张，改善呼吸功能。

（4）作用于肾脏，使肾小球血管扩张，血流增加，泌尿增多。

6. 对血液和造血器官

（1）中小剂量血沉短时内加快，凝血时间缩短，周围血液中白细胞总数、嗜酸性细胞和单核细胞数增多；大剂量则减少。

（2）小剂量刺激脊髓造血功能，网织细胞增多。

7. 对生殖系统

小剂量调节失调的卵巢功能。动物实验报告小剂量超短波使精子生成增多，大剂量可引起睾丸退变、坏死，精子减少，活动障碍，母鼠不孕。

8. 对新陈代谢

小剂量增强组织代谢，使酶活性提高，氧化过程加强，促进细胞有丝分裂，肉芽及纤维结缔组织增生，加快损伤组织的修复。大剂量则可抑制、破坏结缔组织的生长。

9. 对炎症

超短波的抗炎作用显著，其机理为：

（1）改善局部的血液循环，增强毛细血管的通透性，加强营养代谢，促进药物向病灶的进入和炎性介质、病理产物、细菌病毒的清除以及水肿的消散。

（2）增强单核—巨噬细胞的功能，使病灶的白细胞和抗体增多，细胞的吞噬功能加强。

（3）病灶内Ca浓度增高，K浓度减少，使组织的兴奋性降低，炎性渗出减少；使病灶的pH向碱性转化，缓解酸中毒，利于炎症的逆转。

（4）电场不利于细菌的生长，即间接抑菌。

（5）降低感觉神经的兴奋性，抑制传导，故能止痛及阻断恶性循环。

（6）促进结缔组织、肉芽组织生长，利于修复、伤口愈合。

三、仪器设备

1. 连续超短波治疗机

又称超短波电疗机，输出的高频电磁波为等幅正弦波。目前常用治疗机的输出功率分为两种：小功率50～80W，用于五官或较小、较表浅部位伤病的治疗；大功率250～300W，用于较大、较深部位伤病的治疗（图5-6）。

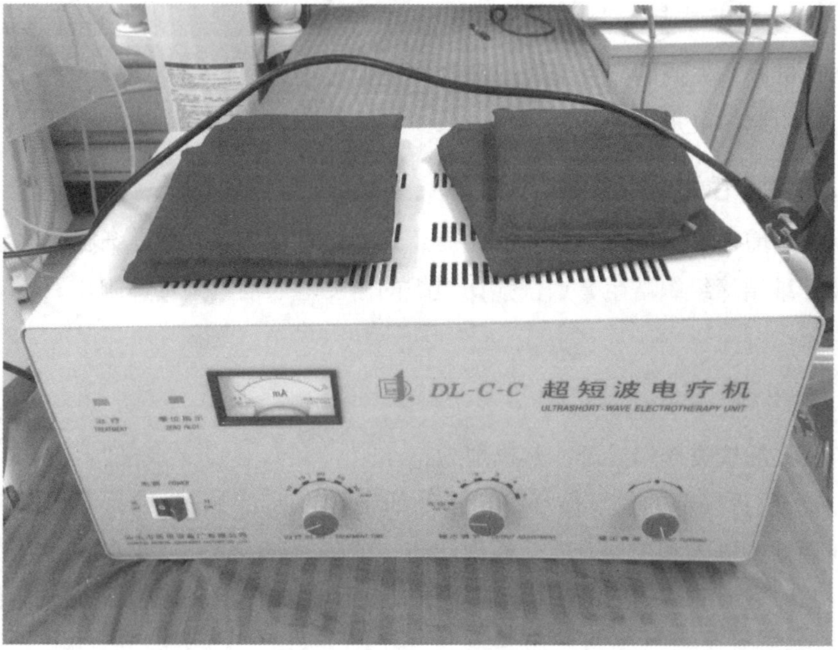

图5-6　超短波电疗机

2．脉冲超短波治疗机

输出的高频电磁波为等幅脉冲正弦波，波形的特点是瞬间脉冲峰值高，脉冲持续时间短，间歇时间长。脉冲超短波治疗机输出的波长为7.7m、6m，脉冲持续时间1～100μs，脉冲周期1～10ms，脉冲重复频率100～1 000Hz，脉冲功率1～20kW。

四、治疗技术

（一）方　法

1. 电　极

超短波疗法主要采用电容场法治疗，电容电极按照其形状可分为板状电极、圆形电极和体腔电极3种。

2. 电极的放置操作方法

电极的放置方法有对置法、并置法、交叉法、单极法，其中以对置法、并置法最常用（图5-7）。

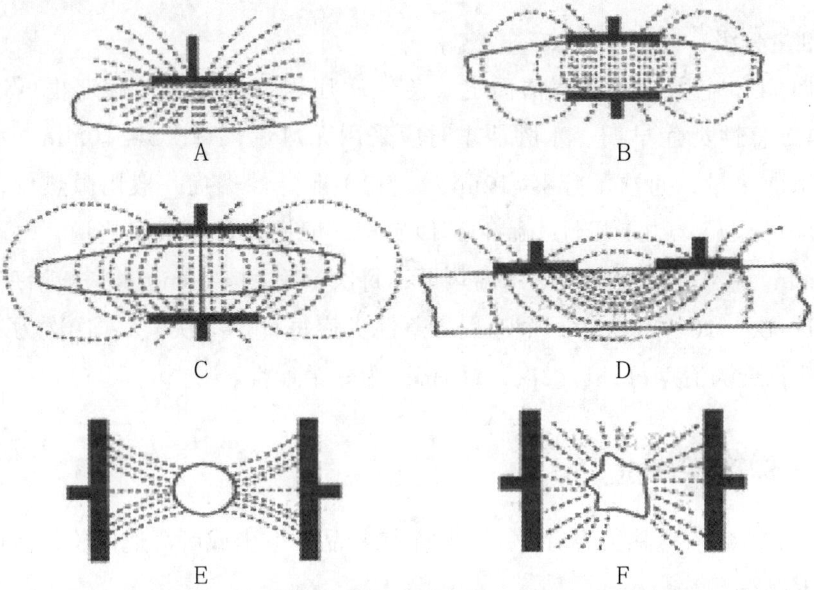

A.单极法　B.无空气间隙对置法　C.有空气间隙对置法
D.并置法　E.小而圆形物体在电场中　F.小而不规则物体在电场中

图5-7　电极放置方法与电场线分布示意图

（1）对置法：两个电极相对放置，电场线集中于两极之间，作用较深。放置两极时应注意两个电极之间的距离小于一个电极的直径。两肢体同时治疗时，应在两肢体骨突接触处垫以衬垫物，以免电场线集中于骨突处造成烫伤或影响作用的均匀度。

（2）并置法：两个电极并列放置，电场线分散多用于表浅组织的病变。放置电极时还应注意两点：①电极与皮肤之间的间隙不宜过大。②两极之间的距离不应大于电极的直径，并且不应小于3cm。如果电极间距离过大，则电场线分散；距离过小则电场线过于集中，容易引起皮肤烫伤，两者均影响疗效。

（3）单极法：治疗时只使用一个电极，一般只用于小功率治疗仪，而另一个不使用的电极应远离相背而置，否则会使电场线大量散发至四周空间，易造成电磁污染。

（二）剂量、时间与疗程

1. 剂量分级：同短波疗法。

2. 时间和疗程：根据病情而定。急性病疗程宜短，慢性病疗程可适当延长。（1）急性炎症早期、水肿严重时应采用无热量，每次5～10min，水肿减轻后改用微热量，每次治疗8～12min。（2）亚急性炎症一般用微热量，每次治疗10～15min。（3）慢性炎症和其他疾病一般用微热量或温热量，每次治疗15～20min。（4）急性肾衰竭用温热量，每次治疗30～60min。一般治疗每日1次或隔日1次，10～20次为一个疗程。急性炎症每日1～2次，5～10次为一个疗程。急性肾衰竭治疗每日1～2次，5～10次为一个疗程。

五、操作程序

（一）治疗前应除去患者身上一切金属物品，取坐或卧舒适体位，治疗部位皮肤可不裸露。

（二）根据病情选用电极，按医嘱放置电极于治疗部位，调节好电极与治疗部位体表的距离。

（三）检查机器各旋钮是否处于“0”位。接通电源，待灯丝预热3～5min后，调节调谐旋钮，使机器处于谐振状态。

（四）根据医嘱及患者感觉选择剂量大小，如需增减剂量时，可调节高压控制旋钮或灯丝电压控制旋钮。

（五）治疗中要经常询问、观察患者的反应，如发现患者有过热、心慌等不适症状出现，应立即停止治疗并给予及时处理。

（六）治疗结束后，切断电源，取下电极。

六、注意事项

（一）治疗室需为木地板，治疗床、椅为木制品，暖气及水管等予以隔离罩，治疗仪应接地线。

（二）患者治疗期间不可触及其他导体，电缆、电极下方垫棉垫或橡胶布。

（三）治疗时两电缆不能接触交叉或打圈，以防引起短路。

（四）治疗前应检查治疗部位有无皮肤破损或感觉障碍，过热可能引起损伤，故无特殊需要时不宜采用大剂量治疗。

（五）局部应干燥，治疗部位有汗液、尿液时应擦干，以免引起皮肤烫伤。

（六）小儿骨骺、眼、睾丸、心脏、神经节、神经丛对超短波敏感，不宜采用大剂量。妇女月经期应避免进行下腹部治疗。

（七）大功率超短波治疗不宜采用单极法。头部及小儿和老年人的心区不宜进行大功率超短波治疗。

（八）慢性炎症、慢性伤口及粘连患者不宜进行过长疗程的超短波治疗，以免引起结缔组织增生过度而使局部组织变硬、粘连加重。

七、超短波疗法的临床应用

（一）适应证

1. 炎症性疾病：包括软组织、五官和内脏器官的急性、亚急性炎症和慢性炎症急性发作等。

2. 疼痛性疾病：外周神经损伤、神经炎、神经痛、肌痛、幻痛、坐骨神经痛、偏头痛等。

3. 血管和自主神经功能紊乱　闭塞性脉管炎、雷诺综合征、痔疮、血栓性脉管炎等。

4. 消化系统疾病：胃肠功能低下、消化性溃疡、胃肠痉挛、胆囊炎、慢性溃疡性结肠炎、过敏性结肠炎等。

5. 软组织、骨关节疾病：软组织扭挫伤、肌肉劳损、肩关节周围炎、颈椎病、腰椎间盘突出症、骨性关节炎、骨折延期愈合、关节积血、关节积液等。

6. 其他：烧伤、冻伤、胃及十二指肠溃疡、急性肾衰竭、痛经等。

（二）禁忌证

恶性肿瘤、出血倾向、活动性结核、妊娠、局部有金属物、心脏起搏器植入者、颅内压增高、青光眼等。

第五节　微波疗法

应用波长为1m ~ 1mm、频率300 ~ 300 000MHz的特高频电流为微波。应用微波电流作用于人体以治疗疾病的方法，称为微波疗法。根据波长不同可将微波分为：分米波(波长1m~10cm，频率300~3 000MHz)，厘米波(10~1cm，频率3 000~30 000MHz)，毫米波(10~1mm，频率30 000~300 000MHz)3个波段。

理疗中应用的微波一般指波长为10~30cm的电磁波，目前治疗上最常用的微波其波长为12.5cm，频率为2 450MHz。除连续式微波外，新近又出现脉冲式微波治疗机，脉冲频率为1Hz。

一、物理特性

微波振荡频率极高，波长介于长波红外线与短波之间。但微波的产生、传输、测量等原理既不同于光波，又不同于超短波。微波的某些物理特性类似光波，如呈波束状传播，具有弥散性能，遇不同介质可引起反射、折射、绕射、散射、吸收以及利用反射器进行聚集的作用，其规律与相应的光学规律接近。微波作用时称辐射（或照射）。因微波的弥散性大，故用特制的传输系统，包括波导管（同轴电缆）和辐射器。微波由辐射器中的无线辐射至空间作用于人体。辐射器有半圆形、矩形、圆柱形、耳道辐射器和鞍形辐射器。

当微波辐射到人体时，一部分能量被吸收，另一部分能量则为皮肤及各层组织所反射。厘米波辐射机体时的反射率为40%~50%。富于水分的组织能较多地吸收微波能量，而脂肪、骨骼等则反射相当部分的微波。所以当微波作用到有多数界面的部位或器官（如眼、盆腔等）时，应注意由此引起的过热现象。

微波对人体组织的穿透能力与其振荡频率有关，振荡频率愈高，穿透能力愈弱。波长为12.5cm的微波，穿透组织的深度一般可达3~5cm。

微波治疗的主要作用因素也为热效应和非热效应。脉冲式微波治疗时，其所产生的热为脉冲间期时的血流所消散，故其热作用小，适合于对热禁忌的疾病，如急性病。且能作用于更深的组织。但由于其物理特性所致，微波的热效应和非热效应与超短波引起的也不一样。

二、治疗原理及作用

（一）治疗原理

人体的组成成分大部分是碳水化合物，碳水化合物的分子都是极性分子，极性分子在微波场作用下，随微波频率改变其极性称作极性振荡，极性振荡的频率与微波频率相同，其振幅与微波强度成正比，通过人体自身发热，可以达到自身免疫功能，微波热疗效果好的主要原因有：

1. 微波热疗是微波照射到病变部位后，病变组织吸收微波能自身产生热量，因此病变组织比其他热敷升温快，并且温度分布均匀。

2. 微波有选择加热的特性。人体的各种组织的介电常数是不相同的，因此各种组织吸收微波的能力也不相同。吸收微波能力强的组织升温就快，吸收能弱的升温就慢。病变组织往往比正常组织吸收微波能力强，升温快，从而达到了选择治疗的目的。

3. 微波热疗可以确诊病变部位，而其他热敷治疗方法则不能。若病变部位是炎症，病变部位的微血管因被发炎组织的压迫而变窄，造成血液循环不畅，当用微波照射病变部位时，难免同时照射到与病变部位相毗邻的健康组织，也就是病变组织与健康组织同时被微波加热。对于健康组织而言，吸收微波产生的热量大部分被循环的血液带走通过皮肤散发到体外：对于病变组织，因血液循环不畅而急剧升温。当局部病变组织温度升到38~39℃时，患部就有疼痛感了。疼痛部位就是病变部位，从而准确确定了病变位置，这一特点对提高疗效，缩短疗程大有裨益。

（二）治疗作用

1. 微波辐射使组织温度升高，血管扩张，局部血流加速，血管壁渗透性增高，增强代谢，改善营养，促使组织再生和渗出液吸收等作用。

2. 有镇痛、解痉、消炎作用，对肌肉、肌腱、韧带、关节等组织及周围神经和某些内脏器官炎症损伤和非化脓性炎症效果显著，并主治亚急性炎症，弱剂量对某些急性炎症（如浸润性乳腺炎等）亦有效。

3. 眼睛及睾丸对微波特别敏感，治疗时应防护，对血循环差和富于水分的组织应避免过量引起病情恶化。

总之，微波有镇痛、抗炎、脱敏和改善组织代谢和营养等作用。

三、仪器设备

（一）治疗仪

国内微波治疗仪频率多为2 450MHz，波长约为12.24cm；频率915MHz，波长22.78cm，最大输出功率为200W（图5-8）。必须用特殊的多腔磁控管才能产生微波辐射，微波电磁能量，经同轴电缆传输辐射器的天线发射出来。微波是通过辐射方式作用于人体的，一般将微波治疗用的电极称为辐射器。

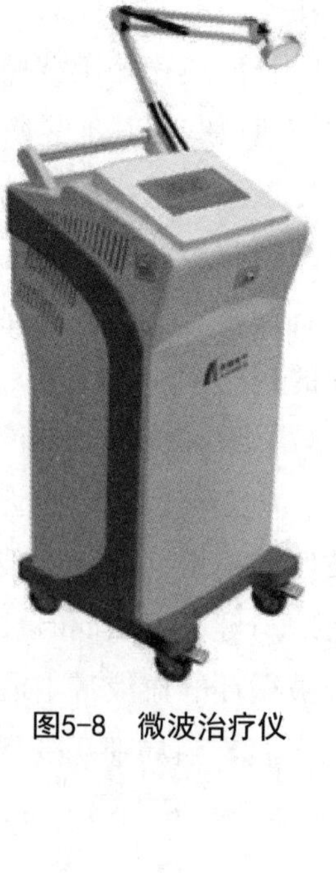

图5-8　微波治疗仪

（二）微波辐射器

1. 非接触式辐射器

治疗时辐射器不接触皮肤，微波在空间反射、散射较大。辐射器有多种形状以适应治疗的需要：

（1）半球形辐射器：直径17cm，适用于体表的治疗（图5-9）。

（2）圆柱形辐射器：圆形截面管状，有大小不同规格，常用的直径为8cm，适于较小部位的治疗（图5-9）。

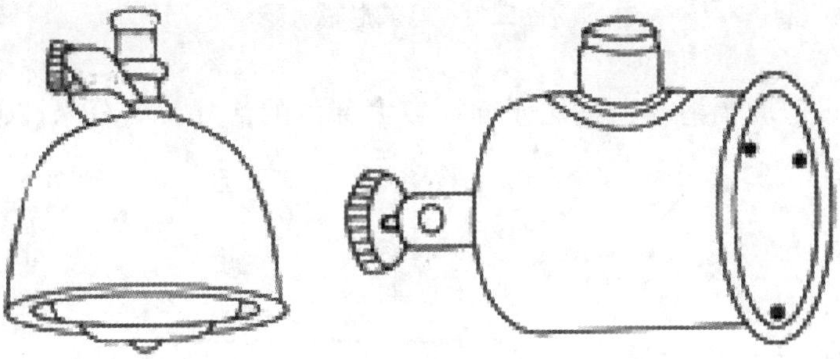

图5-9　半球形和圆形辐射器

（3）长形或矩形辐射器：虽外形稍有不同，但其开口处都呈长方形。这种辐射器适于脊柱、肢体部位的治疗（图5-10）。

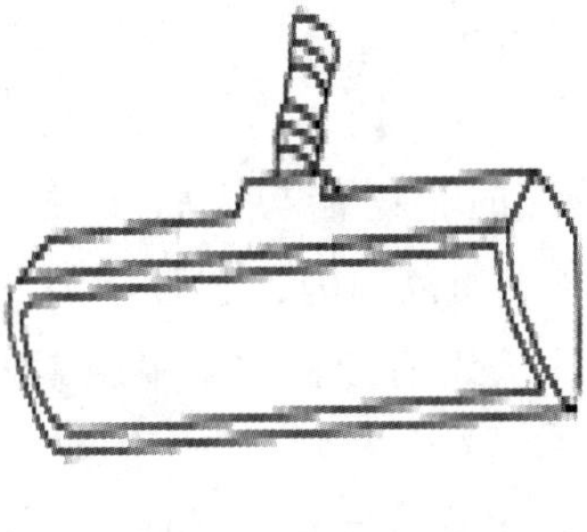

图5-10　矩形辐射器

（4）马鞍形辐射器：适于治疗面积较大、凹凸不平部位，如胸、腰、腹、膝等。还有适用于小部位的聚集辐射器，以及外耳道和其他体腔治疗用的辐射器（图5-11）。

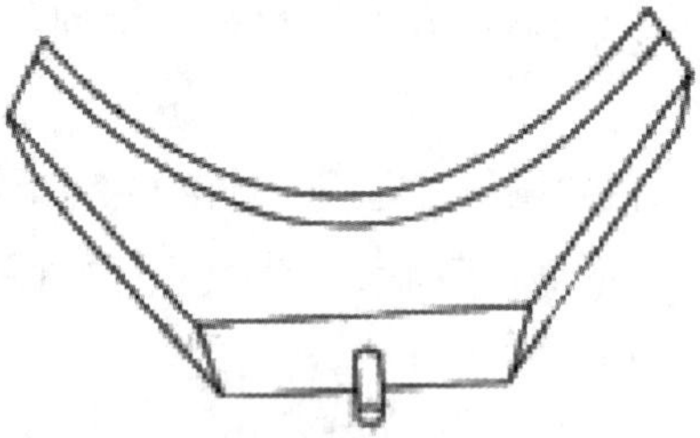

图5-11　马鞍形辐射器

（5）凹槽形辐射器：适用于面积较大部位的治疗，为分米波治疗专用辐射器（图5-12）。

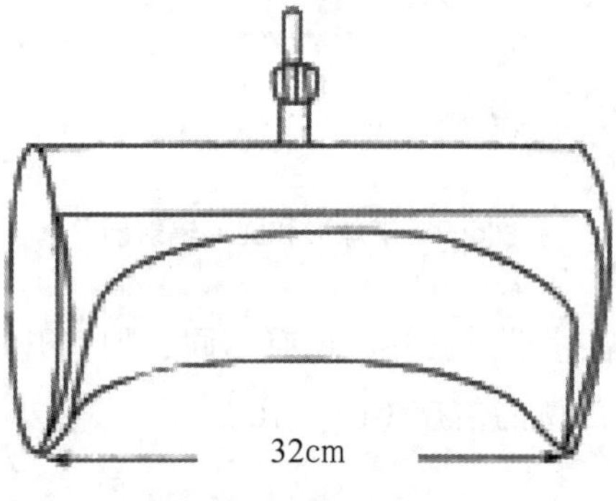

图5-12　凹槽形辐射器

2. 接触式辐射器

（1）聚焦辐射器：即治疗时辐射器与皮肤接触，漏能较小，它的特点是能把微波辐射集中作用于相当小的范围内，这种辐射器的直径有1cm、1.5cm、4cm3种。辐射器内采用陶瓷作为媒质代替非接触辐射器中的空气媒质，减少微波的反射（图5-13）。

（2）体腔辐射器：适用于直肠、前列腺、阴道、宫颈、外耳道等疾病的治疗，体腔辅助器多呈不同直径的长圆柱形，微波呈全径向辐射、半径向辐射或轴向辐射（图5-14）。

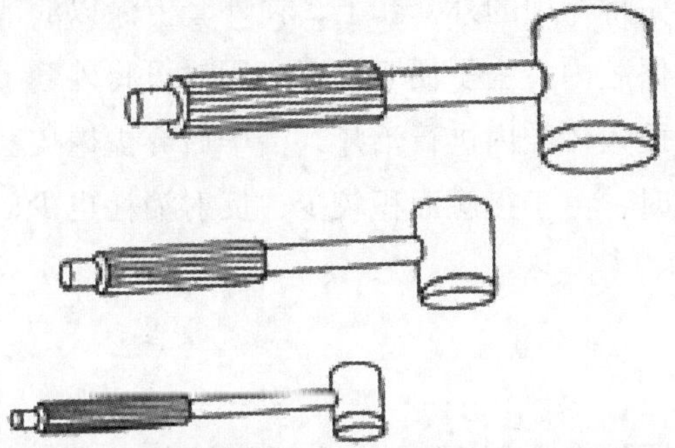

图5-13　聚焦辐射器

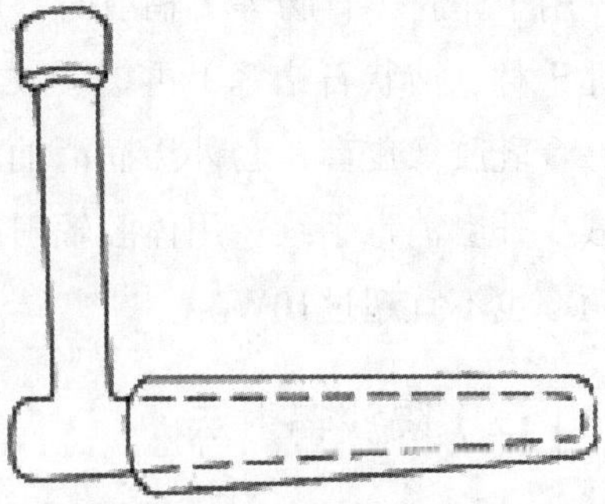

图5-14　体腔辐射器

治疗时，聚焦辐射器或体腔辐射器均可与人体皮肤接触。由于反射消耗少，所以使用这类辐射器只需要圆形或长形辐射器所需要功率的10%~15%。

四、治疗方法

（一）有距离辐射

如采用圆形、圆柱形及长形辐射器，照射时辐射器与人体表面有一定距离，由于机器的设计装置，照射时若距离太近，将引起失谐，影响输出功率，因此，这些辐射器必需设有距离辐射，一般规定为7~10cm。马鞍形辐射器基本上也属这种类型，但辐射器结构中已固定好与体表足够的距离，因此亦可直接与治疗部位接触。

（二）接触辐射

由于特殊的设计，耳、聚集和体辐射器均可做接触辐射。用耳辐射器时，每次使用前应套上橡皮套，扑以少许滑石粉，让病人自已持小电缆插入外耳道，每次治疗完毕后，取下橡皮套，用1/1 000新洁尔灭浸泡30min消毒。

用聚焦辐射器时选取直径与病灶面积相近的辐射器，盖好盖罩，让病人持把柄将辐射器的辐射面紧贴在病区上，使用功率亦不能超过10W。

用于体腔（直肠等）辐射时，应先将专用的外套套上，在外套上涂以润滑油（凡士林、液状石蜡等）再缓缓放入体腔内。为了便于消毒，用时可将外套上再套一个乳胶橡皮套，套外涂润滑油，放入体腔内进行治疗，治毕后弃去橡皮套，以减少外套消毒手续。用体腔辐射器时，由于接触面积较少，反射消耗也少，使用功率也不宜超过10W。

（三）隔沙辐射法

这是在用有距离辐射时，在辐射器与皮肤之间用沙子代替空隙的方法。由于介电常数的特征，微波经沙时，更易于集中成束，散射显著减少，因而到达人体的功率比不用沙子时大1倍，故治疗剂量比通常少一半。可采用冲洗干净和干燥后的河沙、海沙等，沙粒宜较细，大小应较均匀。

治疗手足等不平整部位时，可将手足包埋于沙中，沙层厚7~12cm，再将圆辐射器放于沙面上对着手或足辐射；治疗平整部位时，可用4~7cm的细沙袋放在辐射器与体表间接触照射。

（四）微波体腔内辐射器加温疗法

采用单极同轴微波天线（辐射头），直径0.7cm左右，低位腰麻取膀胱截石位尿道扩张至F26，插入F22膀胱镜冲洗膀胱后经镜鞘入微波辐射极于精阜近端，按前列腺大小，输出功率50~100W，照射60~90s，按后尿道长度照射1~3次，术后插留置导尿7~10天。也可借内窥镜用直径1.5mm单极同轴微波天线，尖端连接一个5mm长的细针电极，插入体腔病变部或肿瘤内，以治疗疾病，适应证：①慢性前列腺增生（50~100W）；②子宫出血；③脑瘤（加温+切除）；④微波刀切除肝癌；⑤腔内及口腔血管瘤；⑥中心性肺癌；⑦食道静脉曲张；⑧食道肿瘤；⑨胃息肉；⑩直肠内肿瘤；⑪内痔；⑫鼻甲肥大，声带息肉等。

五、治疗剂量与时间

（一）治疗剂量

根据病情确定治疗剂量的大大小小。一般规律是急性期剂量宜小，慢性期剂量可较大些，剂量的大小，需参考病人的主观感觉和机器输出功率而定。

1. 与超短波相仿，根据病人主观感觉大小将剂量调为Ⅵ级。

Ⅰ级：无热量，恰在病人感觉阈以下，调节输出时调到病人恰有温感，然后回调至恰无温感为止。

Ⅱ级：微热量，恰有温感。

Ⅲ级：温热量，有舒适的温热感。

Ⅳ级：热量，有明显的热感，但尚可忍受。

Ⅰ、Ⅱ级属于小剂量，Ⅲ、Ⅵ级属于大剂量。

2.根据机器功率计上之读数划分：对于马鞍形、长形、直径17cm 的圆形辐射器，在距离10cm左右情况下：

小剂量　在20~50W

中剂量　在50~90W

大剂量　在90~120W

在应用耳、聚集、体腔等小型辐射器不能采用上述剂量。采用耳、聚集、体腔辐射器时，最大功率不应超过10W。对于8cm直径的圆柱形辐射器，最大功率不应超过25W。

（二）治疗时间和疗程

一般每次照射5~15min，每日或隔日一次，急性病3~6次为一个疗程，慢性病10~20次为一个疗程。

（三）操作程序

1. 患者取下身上一切金属物品。

2. 启动电源开关接通电源使机器预热1min，待指示灯亮或音响提示机器可进入正常工作状态。

3. 患者取舒适体位，暴露治疗部位，检查皮肤感觉，若有感觉障碍者慎用；进行腔内辐射治疗时，须按腔内常规操作。

4. 按医嘱选择辐射器，将辐射器对准治疗部位，调整辐射距离、治疗功率、时间，告知患者治疗的正常感觉，有灼痛时要及时报告。

5. 治疗结束，机器有音响提示，按反顺序关闭机器，移开辐射器，然后再让患者离开。

六、注意事项

（一）治疗区域及附近不应有金属物品。当体内有金属固定钉、片等存留又必须治疗时，需用很小剂量。

（二）治疗时一般不需脱去内衣，但湿的衣服，不吸汗的衬衣、裤(尼龙或其他化纤制品)必须脱换，易燃的衣服（尼龙等）也宜脱除，局部油膏药物或湿敷料也应去除，避免灼伤。

（三）对温觉迟钝或丧失者，以及照射局部有严重血循环障碍者，治疗剂量应稍小。

（四）在眼、睾丸附近治疗时应用防护罩遮盖或戴防护眼镜。

（五）老年和儿童均宜慎用，预防灼伤，对成长中的骨和骨骺、颅脑、心区前后禁用大剂量照射。

（六）仪器启动前，电缆各接头必须紧密连接，否则没有输出、接头处发生高热、甚至损坏磁控管。

（七）严格遵照各辐射器的距离、剂量要求，切勿过量。

七、临床应用

（一）适应证

1. 肌肉、关节和关节周围软组织炎症和损伤：如肌炎、腱鞘炎、肌腱炎、肌腱周围炎、滑囊炎、关节周围炎以及关节和肌肉损伤，脊柱关节炎等，使用微波的效果特别明显。

2. 一些慢性和亚急性炎症：鼻炎、副鼻窦炎、中耳炎、喉炎、神经炎、神经根炎、四肢血栓性脉管炎、胆囊炎、肝炎、膀胱炎、肾炎、肾盂肾炎、前列腺炎、附件炎。

3. 一些急性软组织化脓性炎症：如疖、痈、乳腺炎，但疗效不如超短波优越。

4. 内脏病：胸膜炎、肺炎、哮喘性支气管炎、支气管肺炎、心绞痛等，停经或月经不调，肾、十二指肠溃疡。

（二）禁忌证

活动性肺结核(胸部治疗)，出血及出血倾向，局部严重水肿，严重的心脏病(心区照射)，恶性肿瘤(小功率治疗)，孕妇子宫区禁止辐射，眼及睾丸附近照射时应将其屏蔽。

第六节　高频电热疗法

应用高频电流的热作用治疗恶性肿瘤的电疗法称为高频电热疗法。

一、物理特性

高频电热疗法根据应用频率不同分为射频电热和微波电热两种，射频电热包括中波、短波和超短波；微波电热常用分米波和厘米波。

二、治疗原理及作用

（一）治疗原理

1. 抑制DNA、RNA和蛋白质合成

将癌细胞在43℃加热2h后，细胞核内的DNA、RNA合成及细胞体内蛋白质合成明显受到抑制，而相同温度下，再生的正常肝细胞则无变化。

2. 对细胞膜的作用

高热使细胞膜中的脂质和蛋白质发生变化，使细胞膜的通透性增高，膜内低分子蛋白质外溢，导致细胞破坏。

3. 对细胞溶酶体的作用

高热作用后可使细胞溶酶体的活性升高，从而加速癌细胞的破坏。

4. 对细胞骨架的作用

完整的细胞骨架是细胞存活的前提，高热时癌细胞骨架排列紊乱，失去完整性，细胞功能受损导致细胞死亡。

5. 对免疫系统的作用

肿瘤细胞破坏后释放出抗原，刺激机体的免疫系统，增强对肿瘤的免疫功能。

（二）治疗作用

1. 杀灭肿瘤细胞。
2. 对放疗有协同作用。
3. 对化疗有协同作用。

三、仪器设备

1. 短波、超短波热疗的治疗机频率为8MHz、13.56MHz、40.68MHz；输出功率为1 000～2 000W。

2. 多采用434MHz、915MHz分米波，输出功率500～1 000W；2 450MHz厘米波，输出功率200W。

四、治疗方法

（一）方　法

1. 射频电热疗法

（1）电容场电热法：治疗时使肿瘤置于高频电容场中，适用于部位较深的内脏器官肿瘤，多用于8MHz、13.56MHz短波，40.68MHz超短波。

（2）电感电热法：治疗时使用肿瘤处于有短波通过的线圈或金属环内，适用于治疗较表浅的肿瘤，多用于27.12MHz短波。

（3）组织间电热法：治疗时将金属针插入瘤内，适用于表浅肿瘤，多用于500kHz～10MHz短波。

2. 微波电热疗法

（1）体表辐射法：适用于体表或部位较浅的肿瘤。

（2）体腔内辐射法：适用于食管癌、直肠癌、宫颈癌等，多用915MHz、2 450MHz，功率小于50W的方法。

（3）组织间电热法：适用于治疗肿瘤及内脏肿瘤的术中电热疗法。

（二）剂量、时间和疗程

1. 治疗剂量：目前电热疗法的剂量指标是电热温度和持续时间，应用热量级剂量，使肿瘤温度达到43℃以上。

2. 时间和疗程：每次治疗30～60min，尽可能在电热疗法开始10～15min内达到有效温度，每周1～3次，5～15次为一个疗程。若结合放疗或化疗时可根据放疗或化疗疗程灵活掌握。

五、操作程序

1. 根据病变部位选用恰当的辐射器，体外辐射器的直径大于病变部位2～3cm，患者取合适体位，取下身上所有的金属物品，裸露治疗部位，将辐射器置于治疗部位。

2. 接通电源后主机自动预热3min，根据需要预置输出功率、治疗温度和治疗时间等工作参数。

3. 输入完毕，程序延时2min后自动接通高压进行治疗。

4. 治疗完毕，计算机发出信号，功率自动调至“0”位之后，取下辐射器。操作者可按计算机屏显指示，输入被治疗者的病情资料，存入计算机。

六、注意事项

1. 严格执行治疗仪的操作规程并注意保护，不准无负载开机，切勿向四周空间、机器主机、电子装置、金属材料照射。

2. 在治疗区域内不得有金属物品；置入心脏起搏器或心脏电极的患者和孕妇应禁止使用并远离机器；切勿对眼及睾丸照射。

3. 热疗时必须使肿瘤局部温度在数分钟内达到43℃以上。治疗过程中要严密观察，防止皮肤烫伤。

七、临床应用

（一）适应证

1. 表浅肿瘤：皮肤癌、颈淋巴结转移癌、乳腺癌、恶性黑色素癌、恶性肿瘤术后皮下种植转移癌等。

2. 深部肿瘤：食管癌、胃癌、直肠癌、膀胱癌、前列腺癌、宫颈癌等。

（二）禁忌证

高热、昏迷并严重肝、肾功能不全、身体局部有金属异物、置入心脏起搏器者等。

第七节　高频电疗的安全与防护

一、高频电疗设备的安全技术措施

（一）治疗室的地面应是木地板或铺橡胶垫，并保持干燥，避免潮湿。

（二）治疗桌、治疗椅、治疗床及其附件应是木制品或非金属制品。

（三）暖气管和上下水管应远离高频电治疗机、治疗床、治疗椅，暖气片外应以木板遮挡，使操作者在操作时以及患者在治疗时接触不到这些金属管道。

（四）治疗室的各种电源开关、插座、电源线、地线必须按安全用电的要求进行设计、安装，并应设有总闸。

（五）使用新的治疗机前，应先进行安全检查；使用后也要定期做安全检查，不使用不合格、不安全的设备。

（六）治疗机外壳应接地线，使治疗机的漏电流向大地。但漏电的治疗机不得用于治疗。

（七）每次使用治疗机前应检查治疗功能是否正常工作，电极、电缆、辐射器有否破损，开关、调节器有否故障，接头是否牢固，不得将有故障、破损、接触不良、输出不正常的治疗机或其附件用于治疗。

（八）不得任意换用不符合安全要求的电极、电缆和附件。高频电疗机的输出电缆长度应与其波长相匹配，不得任意延长或缩短。

（九）高频电疗机不得与中频电疗机放在同一治疗室内，至少不得使用同一条电路，或两者不同时工作。

（十）治疗机或电源的故障应由经专业训练的维修人员负责检查、修理、安装、改装，未经专业训练的人员不得进行这方面的操作。

二、技术操作要求

（一）患者和操作者的衣服和皮肤应保持干燥，穿不含金属并且吸汗的衣服。操作者手湿时不得进行治疗操作。患者的治疗部位有汗水时应予以擦干，有湿敷料时应予以撤换。昏迷或有感觉障碍的患者治疗时应防止尿液流到治疗部位，以免发生烫伤。

（二）患者治疗部位及其附近的金属物品（如手表、发夹、首饰、别针、钥匙）等应予以去除，患者体内有金属物（如骨科固定钢针、气管金属插管、金属节育环、金属碎片等）的部位不宜进行高频电疗，以免烫伤。

（三）植入心脏起搏器者不得进入高频电疗室或接近高频电疗机，更不得接受高频电疗，以免高频电磁波干扰起搏器的工作而发生意外。

（四）手表、助听器、收录机、移动电话均应远离高频电疗机。

（五）治疗时患者和操作者身体的任何部分不得接触任何接地的金属物或潮湿地面。

（六）患者必须在金属床上进行治疗时，患者身体、电缆与金属床或金属物品之间必须隔以棉被、毡垫或橡皮布。

（七）治疗时不要使电缆直接搭在患者身上，电缆与患者身体接近的部位隔以棉垫或毡垫。

（八）治疗时两条输出电缆应互相平行、远离，不得交叉相搭，以免形成短路而减弱输出、烧坏电缆。

（九）治疗时输出电缆不得打圈，以免由于电磁感应在线圈内产生反向感生电流而抵消电缆内原有的输出电流而减弱治疗剂量。

（十）两下肢同时治疗时，膝、踝骨突部位相互接触处应以棉垫或毡垫予以分离，以免电力线集中该处而造成烫伤。

（十一）头部一般不宜进行大功率（200W以上）温热量和热量治疗，以免高频热作用引起颅内血管扩张、充血或刺激半规管而发生头晕等不适反应或损伤视网膜、晶体。

（十二）治疗过程中患者不得入睡、闲聊、阅读书报或任意挪动体位。

（十三）在患者治疗过程中，操作者应注意询问患者的感觉，检查治疗机的输出。如治疗剂量不符合需求，则应随时予以调整，必要时检查患者的皮肤反应。

（十四）患者治疗部位有感觉障碍或血液循环障碍时，不宜以患者的感觉作为调节治疗剂量的依据，并应细心操作和观察。

（十五）婴幼儿治疗时应有专人看护，防止其乱抓电缆、插孔、接头，防止其泪水、汗水、尿液流至治疗部位。哭闹不合作的婴儿应在入睡、安静后治疗。

（十六）患者治疗中发生烫伤时，应及时按一般烫伤予以处理。

（十七）操作者应进行安全用电基本知识与触电、电伤处理方法的学习。

三、高频辐射的防护

为防高频辐射对环境的电磁波污染，对周围电子仪器的干扰，对人体健康的影响，应采取屏蔽防护设施，高频电疗应独居一室。

（一）木地板或铺橡皮垫，使地面绝缘。

（二）设木围墙。

（三）少设暖气管、上下水管、帘杆等金属物或治疗仪远离以上金属物以减少反射。

（四）高频电疗仪应与工作人员办公桌保持一定距离，超短波、短波、分米波、厘米波等200~300W仪器，距离3m以上；50W仪器，距离1m以上。

（五）室内各治疗仪间要有一定距离。

（六）尽量采用接触式辐射治疗，以减少对周围环境电磁污染。

（七）选购治疗机时注意漏能情况，要求泄露强度在国家标准以下，不购买未经国家检测部门检测的仪器。

（八）高频电疗机的输出电缆应为屏蔽电缆。如果治疗室的高频电磁辐射超过国家标准时，可以屏蔽：

1. 防护屏风要求：2~40目铜网制成，高2m或制成四面包围式屏蔽间，或六面全封闭式屏蔽室。屏蔽框架交叉处要有铜网交搭，不留空隙。屏蔽室要接地，电阻4Ω左右。高频电热治疗机的输出功率大，应用全封闭式屏蔽室。

2. 屏蔽帘：用防护专用的化纤镀金属纤维布制成的屏蔽帘代替布帘。

3. 适时检测工作的高频电疗室的高频辐射强度，重点是治疗机的泄漏和工作人员办公桌处的辐射强度。

（九）正确操作，减少电磁波向空间辐射：

1. 短波、超短波治疗时，治疗机的输出必置谐振状态；电极与人体皮肤的空气间隙不得大于6cm；板式电极下垫毡垫，不用单极法。

2. 微波治疗时必须先将辐射器朝下对准治疗部位，然后开机调节输出，禁止空载输出。尽量使用接触式辐射器或用经介质辐射法。

（十）操作人员的防护

1. 掌握高频电安全技术与防护知识。

2. 勿直视正在辐射的微波辐射器输出头，必要时戴微波防护眼镜。

3. 完成高频治疗操作后立即离开治疗机，不在机旁做不必要的逗留。

4. 有强的微波辐射时，可穿微波防护服或围裙。

5. 治疗器的防护措施不足时，操作人员应定期轮转，必要时定期查身体。

第六章　传导热疗法

传导热疗法是利用各种热源作为介体，接触体表将热直接传导至机体以治疗疾病的方法。

传导热疗法为古代流传下的各种疗法中应用较为广泛的一种。传导热疗法的热源即用以传导热的物体，一般是热容量大、导热性小的物体，要求保温时间长，又不致烫伤皮肤。传导热疗的热源有热的水、泥、石蜡、地蜡、砂、蒸汽、坎离砂、酒以及化学热袋等。其中某些介体如海泥、石蜡、地蜡等除温热作用外，还有机械和化学刺激等综合作用。温热疗法的特点是设备简单、操作容易、应用方便、疗效较高，可在各种医疗机构或家庭中使用。

适应证如风湿性关节炎，各种肌肉、肌腱和韧带的扭伤和挫伤，外伤性关节疾病，手术后粘连瘢痕和瘢痕挛缩，新鲜创面，慢性炎症和溃疡、冻伤、神经炎、神经痛、慢性盆腔炎等。但有高热、化脓性炎症、结核性疾病，心肾功能不全和出血倾向者则禁用。

第一节　概　述

一、基本概念

（一）热与内能

1. 热：是分子、原子、电子等物质微粒的一种无规则的运动状态。

2. 内能：物体内部所有分子做无规则运动的动能和分子势能的总和，叫作物体的内能。

热与内能有着不可分割的联系，物体变热表示其内能在增加，变冷表示其内能在减少；对物体加热，表示用热传递的方式使其内能增加。

（二）热传递的方式

1. 热传导：由组成系统的分子或原子的热运动及其相互作用引起的热量从高温向低温迁移的宏观现象。

2. 热辐射：借助电磁波传递能量的方式称为热辐射。

3. 热对流：流体（包括液体和气体）流动过程中从温度较高处向温度较低处放热的现象。在实际过程中，传热介体的热传递可同时兼有这3种方式。

（三）热量与比热容

1. 热量：是指在热力系统与外界之间依靠温差传递的能量。热量是一种过程量，所以热量只能说“吸收”“放出”。不可以说“含有”“具有”。而该传递过程称为热交换或热传递。热量的单位为焦耳（J）。

2. 比热容(Specific heat Capacity)：又称比热容量，简称比热(specific heat)，是单位质量的某种物质温度升高（降低）1℃时吸收（放出）的热量。

（四）热平衡

热平衡，指一个处于任意平衡状态的系统，在没有宏观功的条件下，靠系统与外界直接相互作用以改变系统状态的方式称热接触（或热交换）。

（五）熔解与凝固

1. 熔解：物质由固体转变为液体的过程。在一定的压强下，固体(晶体)要加热到一定温度才能熔解。

2. 熔解热：单位质量固体熔解成液体所吸收的热量。

3. 熔点：固体熔解时对应的温度。

4. 凝固：物质由液体转变为固体的过程。在一定的压强下，固体(晶体)要达到一定温度才能凝固。

5. 凝固热：单位质量液体凝固成固体所放出的热量。

6. 凝固点：液体凝固时对应的温度。同一物体的凝固点与其熔点相同。

（六）汽化与液化

1. 汽化（vaporization）：物质从液态变为气态的转变过程。蒸发和沸腾是物质汽化的两种形式。

2. 液化（liquidation）:物质由气态转变为液态的过程，会对外界放热。实现液化有两种手段，一是降低温度，二是压缩体积。

3. 汽化热：在标准大气压(101.325 Pa)下，1mol物质在一定温度下蒸发所需要的热量。

二、生物学效应和治疗作用

传热介体对皮肤的温热感受器、压力感受器和化学感受器具有综合性的作用，此治疗作用的大小取决于热刺激的强弱、介体温度的高低、治疗面积的大小和持续时间的长短。

传导热疗对机体的生物学效应及治疗作用主要有以下几方面。

（一）对神经系统的作用

1. 降低肌张力

当皮肤局部感受到热刺激时，可影响局部自主神经纤维和躯体神经纤维的传导速度，还能影响脊髓上、下段的自主神经中枢甚至脑皮质的功能，引起复杂的脊髓相应节段反应和全身反应，从而降低肌张力。

2. 镇 痛

在热刺激作用下，周围神经的疼痛阈值增高，并可减轻因肌肉紧张而致的疼痛，从而起到较好的镇痛作用。

（二）对血液循环的影响

1. 改善组织营养

在热刺激作用下，通过局部皮肤温热感受器中的神经轴突反射、释放的组胺和前列腺素、血管舒缓素，使毛细血管扩张、血流加快，促进局部血液及淋巴循环，改善组织营养，加强组织再生过程。

2. 促进水肿吸收

一些具有压缩作用的传热介体，能防止组织内淋巴液和血液的渗出，减轻表层组织肿胀，防止出血和促进渗出液的吸收，有助于水肿消散，因而可治疗扭伤初期的局部软组织肿胀。

3. 心功能加强

当身体大范围皮肤受到温热作用时，外周血管扩张，除心、肾血管以外的内脏血管收缩，使心率增快、心功能加强、全身血液循环加速，且对血压无明显影响。

（三）对皮肤及软组织的影响

1. 软化瘢痕

一些油质的传热介体经温热后冷却凝固时，可对皮肤产生压力作用、润滑作用，使皮肤保持柔软及弹性，防止皮肤过度松弛而形成褶皱；并可软化松解瘢痕组织、痉挛的肌腱，缓解因瘢痕挛缩所致的疼痛。

2. 促进创面修复

热刺激可影响上皮组织的再生过程，改善皮肤营养，刺激上皮生长；热作用于体表创口时，大量浆液性渗出物增多能协助清除病理产物及清洗创口，并可防止细菌繁殖，促进创面的愈合。

3. 松解挛缩关节

热刺激配合牵拉可使结缔组织弹性、塑性增加。如使局部组织温度升高到

40~45℃时，进行按摩和适当的牵拉，可改善挛缩关节的活动度，促进关节功能的恢复。

（四）对组织代谢和炎症的影响

1. 促进组织代谢

热刺激可加强组织代谢过程，使皮肤、体温及深部组织温度升高，从而增加组织摄氧量，改善组织营养，促进组织代谢和愈合。

2. 影响炎症反应

热刺激可加剧急性炎症反应，对慢性炎症则有明显的治疗作用。这是因为热刺激能增强组胺、缓激肽、前列腺素、白细胞趋化因子等化学介质对炎症反应的作用，并使周围血液中的白细胞总数增加和核左移，促进单核-巨噬细胞系统的吞噬功能；此外，由于热刺激是血管扩张、血管通透性增强，有利于组织代谢产物的排出和对营养物质的吸收，从而起到抑制炎症发展、促进组织愈合的作用。

第二节　石蜡疗法

石蜡疗法是利用加热熔解的石蜡作为传导热的介质，将热能传至机体，达到治疗作用的方法。

一、石蜡的物理化学性质

（一）石蜡的物理性质

石蜡（图6-1）又称晶形蜡，通常是白色淡黄色半透明的无水、无臭、无味的固体。在47~64℃溶化，密度约0.9g/cm³。它不溶于水，微溶于酒精，易溶于乙醚、汽油、苯、煤油、氯仿等。纯石蜡是很好的绝缘体，其电阻率为1 013~1 017Ω·m，比除某些塑料（尤其是特富龙）外的大多数材料都要高。石蜡也是很好的储热材料，比热为0.5～0.78cal/（g·℃）。热容量大，导热性小（导热系数0.000 59）。熔点为30～70℃，沸点为350～560℃ 。医用高纯度石蜡的熔点为50～56℃，沸点为110～120℃。

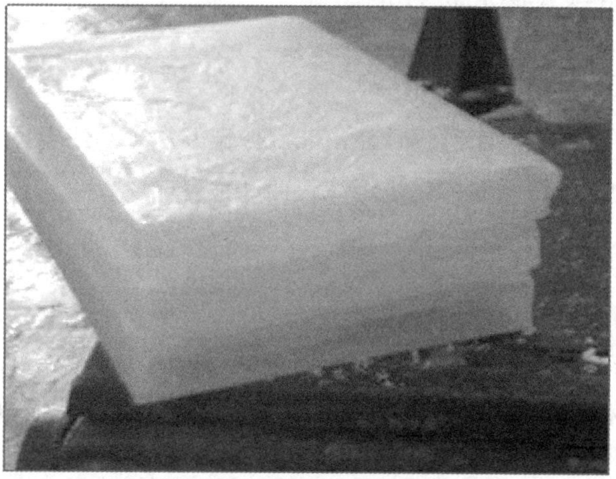

图6-1 石蜡

（二）石蜡的化学性质

化学中，石蜡是固态高级烷烃混合物的俗名，分子式为C_nH_{2n+2}，其中n=20-40。碳原子数为18～30的烃类混合物，主要组分为直链烷烃（为80%～95%），还有少量带个别支链的烷烃和带长侧链的单环环烷烃（两者合计含量20%以下）。石蜡不与常见的化学试剂反应，但可以燃烧。每千克石蜡熔解或凝固时，吸收或放出的热平均为39cal。石蜡具有良好的可塑性、黏滞性和延展性。

二、治疗作用

（一）温热作用

由于石蜡的热容量和蓄热能大，导热性小，且其中不含水分和其他液体，不呈对流现象，治疗时（例如刷蜡法或浸蜡法）涂在皮肤上的第一层蜡与皮肤并不绝对接触，中间留有一空气层，故能使皮肤耐受较高温度（60~70℃）。此外，由于空气和汗液水分不能通过石蜡使热量向四周扩散，故石蜡的保温能力较强。石蜡的这些特性使其能对机体产生较强的温热作用，通过温热的局部和远隔效应，可达到促进血液循环、消炎、镇痛的作用。

（二）机械作用

石蜡的可塑性和黏滞性使之能与皮肤紧密接触，且在冷却凝固过程中体积缩小，对治疗部位产生机械压迫作用，可加速水肿吸收，还有助于热向深层组织传递。此外，机械压迫作用还可以增加胶原纤维组织的可延伸性，软化瘢痕和粘连的结缔组织，有利于对挛缩关节进行功能锻炼，增加关节活动范围，还能使皮肤增加弹性和柔韧性，防止皮肤松弛和形成皱纹。

（三）促进创面愈合作用

石蜡中的化学成分能刺激上皮组织生长，利于皮肤表浅的创口和溃疡的愈合。

三、治疗技术

恒温蜡疗机将传统的蜡疗方法和现代技术融为一体，利用石蜡保温性能好，从固态到液态熔化点低的特点，通过蜡直接接触皮肤的传导面而引起温热、机械固化挤压及滑润等特性来达到治疗目的，同时，该仪器配有自动控温装置，使蜡熔的温度始终保持在58~60℃之间，从而达到良好的治疗及美容效果。蜡疗机如图6-2所示。

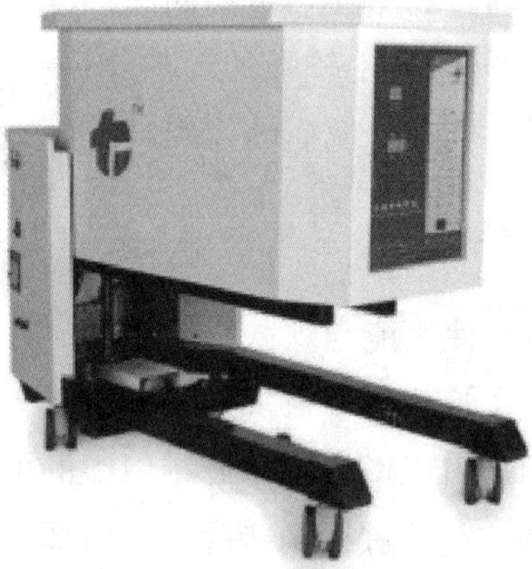

图6-2　蜡疗机

（一）准　备

1. 熔点为50～55℃的白色医用石蜡。

2. 电热熔蜡槽，上层为蜡液，底层为水，在槽底以电热法加热熔蜡。也可以采用双层套锅（槽）隔水加热熔蜡。

3. 其他用品包括耐高温塑料布、木盘或搪瓷盘、铝盘，搪瓷筒、搪瓷盆、铝勺、排笔、保温棉垫、0～100℃温度计、刮蜡小铲刀、毛巾等。

4. 要向患者说明治疗目的、方法和注意事项，以充分取得患者的合作。

（二）石蜡的制备

1. 选　蜡

医用高纯度石蜡，外观洁白、无杂质、pH为中性，不含有水溶性酸碱，含油量不大于0.9%，黏稠性良好。蜡饼治疗的熔点在54～56℃；蜡浴用的蜡熔点要稍低。可以7：1的比例加入凡士林制成混合物，以免烫伤。

2. 加　温

为避免蜡质破坏和发生火灾，必须控制好加热温度，为此需采用特殊的加温设备。

（1）间接加温法（双重锅加温法）：采用双重套锅，外层装水，内层装蜡，通过对水的加热，间接达到使石蜡熔化的目的。将石蜡加热到60～65℃。应注意避免水浴锅中的水或锅内蒸汽所凝结的水流滴入蜡中，由于水的导热性比蜡大，当同样温度的水和石蜡同时作用于皮肤时，就会因水滴而引起烫伤。

（2）密闭式加温法：密闭的金属槽内装入石蜡，与槽外一指示管连通，以显示蜡的熔化情况。密封的底部用电或热蒸汽加热，可采用恒温装置调控温度。一般达60℃左右石蜡即可完全熔化。使用时打开槽下方的出口形状，使液态蜡流入所用容器。

3. 石蜡的清洁法

①石蜡用于治疗后，每一次都应先擦去蜡块表面所沾的汗水和毛发、皮屑等杂物，方可放回蜡槽内加热、反复使用。②石蜡使用一段时间后因混入杂质而变黄，并因蜡屑脱落，蜡量减少，需酌情定时加入10%～20%新蜡，以保持石蜡清洁、质纯。③石蜡使用一段时间后要定时清除杂质，可采用水洗沉淀法，将石蜡熔化后加入相当于石蜡量1/3～1/2的热水，搅拌混合后静置，石蜡上浮，水与杂质下沉，取出石蜡即可清除底部杂质或从蜡槽底部将水与杂质排出。

（三）治疗方法

治疗前先清洁皮肤，并仔细擦干，多毛处需先剃毛或涂上凡士林。根据患病部位和病情选择适当的治疗方法。

1. 蜡饼法（图6-3）

（1）单熔蜡箱制蜡饼

①将熔化的约65℃石蜡倒入不锈钢盘中（蜡盘大小自选），蜡液厚度为2~3cm。

②待自然冷却至表面温度为 45~50℃时外层凝固，内部仍呈半液态时，用不锈钢铲刀沿边缘将石蜡与蜡盘壁分离开（或在水池边用自来水轻轻冲洗后扣出）。

③将盘翻过来扣在较大于蜡盘的塑料布上，轻叩盘底蜡饼即可脱出。

④将蜡饼套于食品袋中（卫生考虑），再敷于暴露的患部，为让石蜡直接接

触到皮肤，也可先在患处刷上一层石蜡。

⑤轻压“蜡饼”的外面以塑好形并使其与皮肤紧贴，用绑带或大毛巾和蜡饼包于患处定位。

⑥用自制的棉毯覆盖保温，治疗时间为20~30min。

注意：开始治疗时不要用手挤压蜡饼，以免内部蜡液溢出发生烫痛，治疗时应根据病人对温度耐受的个体差异而调节蜡温。

（2）带有蜡饼制作箱的熔蜡系统制蜡饼

①使用时打开蜡饼制作箱门，取出一蜡盘后关上箱门。

②用蜡饼分割盖对准蜡盘，轻压蜡盖的四个角后再压平蜡盘盖；即可分割成2、3或4块蜡饼。

③用不锈钢铲刀沿切割线轻轻地挑起，将蜡饼与蜡盘底部分离开来，或倒扣蜡盘在较大于蜡盘的塑料布上，轻叩盘底蜡饼即可脱出。

④将蜡饼套于食品袋中（卫生考虑），再敷于暴露的患部，为让石蜡直接接触到皮肤，也可先在患处刷上一层石蜡。

⑤轻压“蜡饼”的外面以塑好形并使其与皮肤紧贴，用绑带或大毛巾和蜡饼包于患处定位。

⑥然后用自制的棉毯覆盖保温，治疗时间为20~30min。

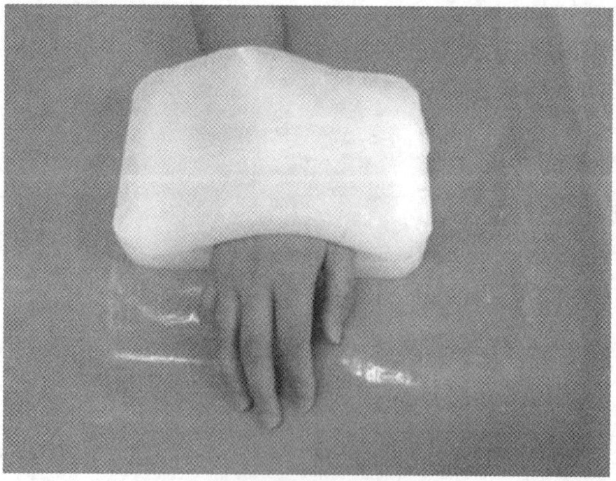

图6-3　蜡饼法

2. 浸蜡法（又称蜡浴疗法，适用于手、肘、膝、足部位，见图6-4）

（1）方法一

①从蜡疗箱内的石蜡取出置于不锈钢蜡槽中，待蜡槽中石蜡的温度为55℃左右时，将治疗部位浸入蜡液，再迅速提起，手部治疗时应将手指分开。

②待蜡膜形成后再反复浸入，经数余次的浸入，直到蜡膜套厚度达0.5cm左右；此后将治疗部位浸入到浴槽不再提出，每次可进行30~60min的治疗。

③待蜡槽内的石蜡凝固时治疗结束，再从浴槽中提出治疗部位即可。

注意：治疗时应根据病人对温度耐受的个体差异而调节蜡温。首次浸入时应浸入尽量大的范围，以后各次浸蜡高度都应低于首次水平，以防烫伤无保护层的皮肤。首次浸入时可能有轻微灼痛感，待第二次时蜡膜已经形成，除感觉温热外疼痛感已经消失。

（2）方法二

①用排笔或毛刷醮少量50~60℃的蜡液，迅速刷于患部，直至形成厚度约为0.5cm的蜡膜。

②用食品袋包裹好刷蜡的部位，再浸入到蜡槽中，每次可进行30~60min的治疗。

③待治疗结束后，从浴槽中提出治疗部位，将食品袋里用过的石蜡丢弃或集中起来进行消毒即可，对于创面溃疡和体腔用的石蜡不再重复使用；也可将用食品袋包裹的部位，直接浸入到蜡疗箱内，就不会影响蜡疗箱的卫生要求。

以上两种方法主要是温热的时间较长，能获得更好的治疗效果，通常采用第二种方法，第二种方法比较符合卫生要求。

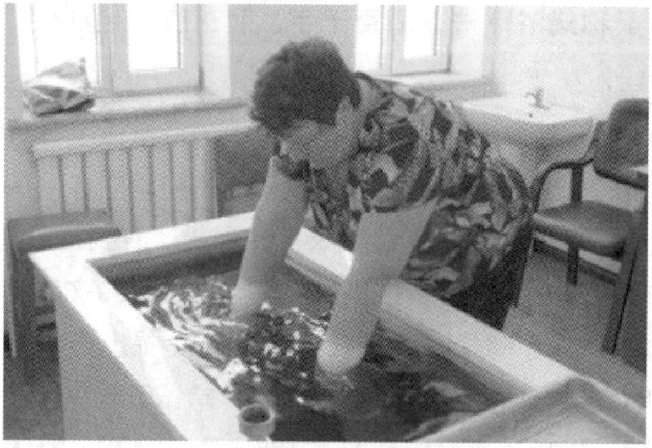

图6-4　浸蜡法

3. 刷蜡法（图6-5）

用排笔或毛刷醮少量50~60℃的蜡液，迅速刷于患部，待蜡冷却凝成薄膜后再继续刷蜡，直至蜡膜厚度达0.5cm，再将蜡饼放在其上。固定与保温方法与蜡饼法相同，治疗时间30~60min。此方法适用于腰、背、腿部，能使患部同时受到温热和机械压迫作用。

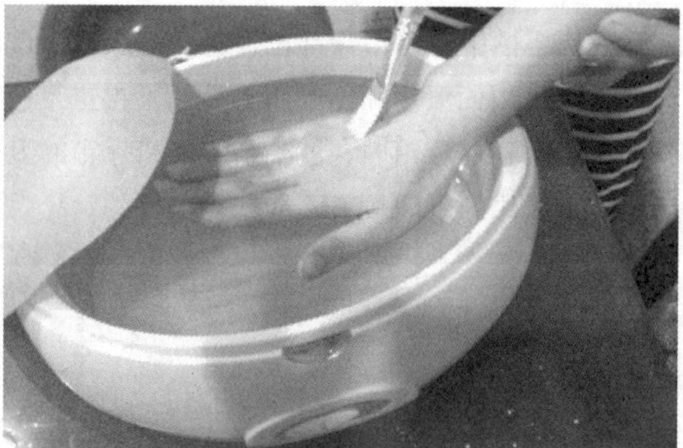

图6-5　刷蜡法

4. 蜡布法

将纱布垫浸于50~60℃的蜡液中，取出冷却到皮肤能耐受的温度后放在治疗部位上，再用较小的浸有60~65℃高温石蜡的纱布垫放在第一层纱布垫上，用油布或塑料布覆盖，再用棉毯进行保温30~60min后取下。每天或隔天治疗1次，每个疗程20~25次。

5. 浇蜡法

将石蜡加热到95℃左右进行消毒约30min（最好用干净的石蜡），待消毒后的石蜡冷却至60~65℃，再将石蜡液滴在已清除脓汁、痂皮或分泌物的创面上，厚1.5~2cm，创面周围用棉花围好，最后覆盖保温，治疗30~60min，也可持续2~3天。

6. 喷雾法

用上述方法消毒石蜡，冷却到70~80℃，然后倒入经过消毒的喷管直径为2~3mm的喷雾器中，将蜡喷在已清除痂皮、脓汁或分泌物的创面上，包括周围2~3cm的正常皮肤，然后用石蜡纱布或蜡饼敷盖其上，再依次用塑料布、床单、毛毯等物裹好保温，治疗30~60min，也可持续2~3天。为防止石蜡冷却是凝固堵塞喷管，需有持续加热装置。

7. 石蜡绷带法

用经过消毒的石蜡加入适量的维生素或20%~30%鱼肝油，配制成石蜡混合物浸透绷带，可用于溃疡、创伤、修复过程缓慢的组织缺损以及保护新生的肉芽组织，促进伤口愈合，并防止瘢痕过度增生。

8. 栓塞法

将经过消毒的液态石蜡灌入阴道内或浸透纱条，填入瘘管中，可治疗阴道、宫颈炎症，促进瘘管、窦道愈合。

9. 浸蜡法加光疗

浸蜡法治疗的同时可将治疗部位放在光浴箱中或用红外灯距50cm照射，以加强热作用。

10. 蜡袋法

将蜡液装入较厚的塑料袋中，凝固后密封备用。治疗时用热水加热至蜡全部熔化，置于患处，治疗时蜡袋与皮肤之间垫毛巾数层，以防烫伤。随着温度的下降，逐层撤出毛巾。此方法虽操作简便、清洁，不浪费石蜡，但蜡袋与身体不能完全接触，不能利用蜡的机械作用，塑料袋如有破损，蜡液外溢，容易发生烫伤，故已很少使用。

四、临床应用

（一）适应证

1. 颈肩腰腿痛、肌痉挛、软组织扭挫伤、风湿性或类风湿性关节炎、骨关节炎、外伤性关节炎、关节功能障碍施行运动疗法之前等。

2. 各种慢性炎症：如慢性附件炎、慢性结肠炎。

3. 关节强直、瘢痕挛缩等；外伤或手术后遗症。

4. 各种神经痛及周围性神经麻痹。

5. 冻伤。

（二）禁忌证

1. 皮肤对蜡疗过敏者。

2. 高热、急性化脓性炎症、厌氧菌感染。

3. 妊娠、肿瘤、结核病、出血倾向、心功能衰竭、肾衰竭。

4. 温热感觉障碍者、1岁以下的婴儿。

（三）注意事项

1. 所用石蜡中不应含有水分，如果有水分应除去。一般方法除不干净时，可以加热至100℃，使水分蒸发。治疗时，应准确掌握蜡温。刷蜡时要动作迅速，均匀。

2. 使用蜡饼时不能用力挤以免未凝固的蜡液流出烫伤皮肤。

3. 用蜡袋时，应先擦干蜡袋上的水分再进行治疗。

4. 若皮肤上有破损，可在上面盖一层凡士林纱布再行蜡疗。

5. 幼儿皮肤细嫩，容易发生烫伤，而且幼儿多不合作，所以蜡温应低于成人。一旦发生烫伤，应及时进行处理。

第三节　泥疗法

泥疗法是采用加热的矿泉泥、海泥、淤泥、人工泥等作为介质，涂敷在人体一定部位上，将热传至体内，以达到治疗作用的方法。近年来在拥有大量优质泥源的疗养地，泥疗主要用于保健和一些慢性疾病的治疗。

一、医疗泥的分类

根据泥土结构条件及其成分的不同，医疗泥分为如下几种。

（一）黏土泥

黏土泥出自海岸、江河入海口、矿泉、盐湖、沼泽地等处。这种泥经过多年淤积，内含动植物的残骸、水藻、水草、甲壳类物质等黏土泥里一般不包含植物残余，在缺氧情况下，由于各种微生物的活动发生了复杂的物理化学变化，由胶质物、有机物及其他分解产生的物质混合而成。黏土泥呈深黑褐色或黑青色，有硫化氢的气味，味似苦碱，由于弹性及黏性大，所以粘在皮肤上不易洗净。黏土泥里无机物含量大，因此也叫无机黏土泥。黏土泥的晶体成分占全泥重量的20%~50%，胶质成分及有机物占2%~9%，黏性成分占50%~60%。淡水泥黏性成分的盐类浓度仅数毫克每升，而盐湖泥黏性成分的盐类浓度则可达250~300g/L；渗透压 0.2~1.0Pa，比重1.2～1.6。

中国盛产黏土泥，尤其在沿海岸地带为多，仅大连海岸有七八处出产医疗泥土。天津塘沽的海泥也属此类医疗泥。此外，汤岗子、克什克腾温泉泥，由于泉水渗进泥土内，所以泥土本身之温度即达60~70℃，可以直接取来用于医疗。

（二）沃土泥

淡水湖畔沼泽地内含黏土、胶质物、动植物残余等物质，在无氧情况下，由于各种微生物的作用而分解形成沃土。沃土中含有很多有机物，表面呈各种褐色和咖啡色，好似冰冻的胶。由于沃土含有丰富的有机物，所以亦称有机泥。湿沃土中晶体只占1%～2%，胶质成分及有机物约 5%，水占90%~97%。干沃土的晶体约占30%，胶质成分及有机物约占70%或80%。因湿沃土的含水量大，所以交叉强度达1 400~1 900dyn/cm²，最低750～850dyn/cm²，黏度1 400~1 900cp，热度1.0，传热系数比黏土低，热能容量较黏土大。

（三）碳　泥

碳泥存在于沼泽地，内含各种植物的有机物残余，在无氧条件下，经各种微生物的长期作用而形成的物质与矿泉水相互作用而构成。碳泥大都呈深褐色，不光滑，形状如揉好的面，干燥则极脆。由于碳泥的无机物及胶质物含量较无机黏土泥更大，所以，碳泥的泥疗为有机泥及无机泥的混合式泥疗。

（四）人工泥

没有天然泥的地方，可以在黏土中加入各种微生物、有机物及矿物盐类的溶解物，制成与黏土泥同样的具有物理、化学及生物特点的医疗泥。

二、治疗作用

泥疗的效果主要赖于温度及物理、化学成分之总的作用而得以实现。

（一）温度作用

泥疗中温度处主要地位，医疗泥的热容量小，有相当的弹性与黏性，由于影响分子运动，所以传热力低，而保温性则相当高。如加热后使用则温度作用更为突出。加热的医疗泥不出现互相传热现象，散热过程慢，与皮肤接触时向人体传热过程也较慢。因而，在接受泥疗时人体能耐受比水里更高的温度，同时泥的冷却时间长，人能得到长时间的温热作用。

（二）机械作用

在医疗泥中，包含各种小粒沙砾、黏土颗粒及大量的胶质物，因而具有相当程度的交叉强度、黏度和比重。与皮肤接触时给人体相当的压力，同时泥中的分子运动与皮肤发生摩擦从而给以刺激。以上刺激综合起来就是机械作用。泥中的分子运动与皮肤发生摩擦的同时局部产生电流，这种电流改变周围神经的兴奋，增加泥中某些化学物质对皮肤的渗透力，随而增强医疗泥对人体所起的化学作用。

（三）化学作用

泥中的各种盐类、有机物、胶质物、溶解性物、气体、维生素及某些激素等，被皮肤、黏膜吸收进入人体或被皮肤黏膜吸住，对器官发生化学刺激作用。

（四）生理作用

在施行泥疗的部位，在其作用下，由于交感神经兴奋性降低，毛细血管扩张，皮肤充血，局部血液及淋巴循环得到改善。泥中的磷酸类具有促进组织的渗水，增加盐、汗腺及皮脂腺分泌的作用。经泥疗后皮肤表层细胞蛋白分解，产生组织之类氨基物质，这些物质随血液、淋巴循环作用于全身，使之引起反应。泥疗施疗过程中，身体吸收相当大的热量，钙、 镁、钠、硫化氢等化学物质附着于皮肤表层影响散热。因而改变体温调节，影响体温之平衡，使之增高2℃左右。在进行40～46℃温度的腹部泥疗时，局部温度可升高1.5～3℃，并能持续40～50min；胃温升高0.3~0.8℃，持续45～90min。身体反应正常时，使胃温升高与提高泥疗温度，相互是有关系的。如身体反应性降低时，胃温在热泥影响下却较正常温下降；身体反应性亢进的人，施以46℃的泥疗时，其胃温下降，而施以40～42℃的泥疗时，其胃温却增高。以此也可以检查人体的反应性。也可以作为检查泥疗效果的标准。如身体所起的反应与上述情况符合则为病情好转的表现，否则提示病情加重。泥疗对神经系统、循环系统、新陈代谢、内分泌以及消化系统，均有良好的医疗作用。

（五）其他作用

有些医疗泥中含有放射性物质和抗菌物质，发挥放射作用与抗菌作用。

三、治疗方法

（一）泥疗室准备

泥疗室包括更衣室、浴疗室、妇科治疗室、洗澡间、热泥间。治疗室的大小根据床位数来决定，每张床位应准备被子、毛毯、枕头、床罩、塑料布或胶布等。对上肢的施疗需要小桌一张。治疗室温度应保持在22～24℃之间，通风良好。夏季可在湖畔等场所施疗。为了便于女性患者，应设有妇科治疗室，需配备妇科椅、妇科冲洗器、床位等器械设备。泥疗后需要洗澡，所以应设洗澡间。热泥室应配备泥架、洗涤盆、容泥器、干燥器、揉泥板、温度计等。

（二）医疗泥加温法

泥土加温可通过水热箱、中间有水的双层锅、旋转加热器、电热箱以及借日光加热等。加热前将泥中的大颗粒、蛤壳、小砾石等杂质去掉放于加热箱内加热。加热至50～60℃时加进冷泥搅拌使泥温降至适合于施疗的温度。加热不得超过 50℃，不能采取直接加热的方法，泥土烧焦则失去作用，温度过高则影响其胶性而减弱医疗效果，同时杀灭泥中微生物之后再用。测泥温时将温度计深插泥中，并测几处，以其平均温度作为标准。利用碳泥时，加热前用筛子筛好，取出杂质、大块植物等之残存物，然后加热水或热盐水搅拌至稠糊状，其湿度达70%~85%时放进加热箱加温。利用黏土时，加热前使之干燥，研细，用筛子筛去砾石、沙粒等。然后以6~7kg黏土加1L水的比例加热水后加以搅拌混匀。如果用黏土泥施以涂敷疗法时将泥搅拌成浸膏样，然后作泥饼备用。如若施以全身泥疗则泥宜稀释。

（三）施疗法

根据发病部位、病情及患者体质等，采取全身泥疗或局部泥疗等疗法。

1. 全身泥疗

将医疗泥放进澡盆内，加盐水或泉水至需要稀度，患者犹如洗澡躺在其中，水深达乳部即可。头部及心区敷以冷毛巾。泥温34～37℃，泥浴时间15～20min，隔日或隔两天施疗一次，10~15次为一个疗程。

全身包缠法：即利用日光加热埋身疗法。令患者卧于日光加热到适度的泥中，只把胸部露于泥外，泥的厚度一般为4～8cm，胸、腹部的泥稍薄，患者的头和心区敷以冷毛巾。全身包缠之泥的温度37～42℃，时间15~20min，隔1~2天施疗次，10～15次为一个疗程。泥浴，包缠结束后，用35～37℃热水洗身，然后静卧30～60min休息。因全身泥疗增加神经和循环系统的负担，引起消极作用，所以，只有在特殊情况下，才用此疗法。

2. 局部泥疗

局部泥疗可对四肢、背、腹部、关节、颜面、颈项、胸部及神经等部位施疗。局部泥疗可分局部包缠法、局部泥浴法、泥罨法、间接泥疗等。

（1）局部包缠法：在床上铺棉被或毛毯，上面再铺布、塑料布和粗布，再把搅拌好的泥按所疗部位的需要铺开其上，厚度为3～7cm。碳泥和黏土泥的厚度有5～10cm即可。令患者卧于泥上，然后将布、毯等按顺序卷起包缠其身以保温，并在其头部和心区敷以冷毛巾。因泥疗部位的不同，局部包缠法分如下几种：①耳部泥疗。②肩部泥疗。③背、腹部泥疗（图6–6）。④泥裤疗法：即把腰、腹、大腿上1/3用泥缠如短裤形。⑤背、下肢的泥疗：即把背部和患病的下肢进行包缠。⑥脊柱的泥疗。⑦关节泥疗，即在肩关节、肘关节、腕关节、髋关节、膝关节、踝关节施以包缠泥疗。⑧手部泥疗：即把患手插入桌上铺开的泥中。

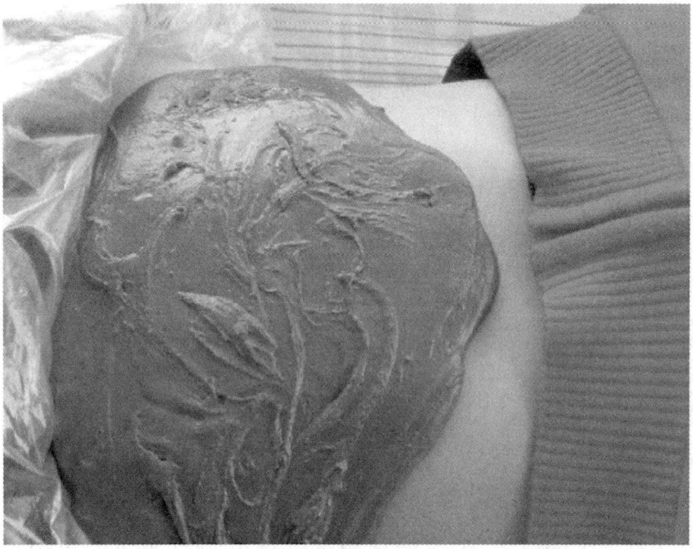

图6-6 腹部泥疗

（2）局部泥浴法：把手、肘部、足部浸渍于木器中。

（3）泥罨法：把加热的医疗泥装于布袋内敷于患部施疗。此疗法可降低化学及机械作用。

（4）间接泥疗法：不把医疗泥直接放在患病部位上，而放于其侧旁。用于局部的医疗泥的温度根据病情、患者体质来决定。体质强、无心血管病、无内分泌及神经系统障碍则可用42～48℃的泥；有轻度心血管病和神经障碍，体弱者用37~42℃的泥；低温泥疗则用32~33℃的泥。泥疗时间每次20～30min，开始时隔日施疗，以后则施疗3天，休息1天，以15~20次为一疗程。局部泥疗结束后用35～37℃的热水将局部洗净，不得用肥皂，静卧30~40min休息。

四、临床应用

（一）适应证

慢性多发性关节炎（除结核病）、风湿性关节炎（急性期过后6个月以上才能进行泥疗）、慢性脊椎关节炎、脊髓及脊髓膜外伤后遗症、骨折迟迟不愈合、骨髓炎（除结核病）、慢性肌炎、腱鞘炎、神经炎、多发性脊髓神经根炎、神经痛、周围神经系病、周围神经外伤后遗症、营养性溃疡、静脉曲张、周围静脉炎、血栓闭塞性静脉炎（急性则用冷泥、慢性用热泥）、外伤瘢痕、抽搐、粘连或萎缩、腹腔内脏慢性炎症、腹腔器官粘连、慢性前列腺炎、慢性副睾丸炎（除结核病）、妇女盆腔炎、卵巢功能减弱、慢性副鼻窦炎、慢性中耳炎等病症宜用泥疗施治。

（二）禁忌证

肺结核及结核病、心血管系统病、代偿功能障碍、大血管瘤、脑动脉硬化、肾性高血压病、重症哮喘、全身无力衰弱、肿瘤、出血性疾病、甲状腺功能亢进、糖尿病、皮肤病、白血病、恶性贫血，在泥疗部位有急性炎症、湿疹等病则禁忌进行泥疗。

（三）注意事项

当泥疗作用于炎症性病灶时，有大量炎性渗出物进入血液。患者反应性低下时，这些物质不能很好地氧化而滞留于血中，因而血沉加速，病灶部疼痛加剧，出现红、肿、热及运动障碍症状。妇女则出现腹股沟痛，下腹部不适，白带增多，尿频等症状。表现为全身不适、倦怠、无力、头晕、头痛、脉搏加速、呼吸急促、体温增高、大汗淋漓及失眠，泥疗又减弱脾功能，引起食欲不振，消化不良。以上反应的程度与医疗泥的物理、化学特点、泥疗部位、泥浴泥量、包缠泥量、泥温度、泥疗时间、间隔时间、医疗次数、泥疗目的以及配合其他医疗等有关。同时还与病情、并发症、患者身体反应性等有关。

泥疗过程中可能出现失水和电解质平衡失调现象，因此应准备盐水或热茶。

泥疗过程中如果出现头晕、心悸、恶心、呕吐、大汗或局部剧痛、浮肿等征象时，应立即停止泥疗。泥疗结束后应静卧休息30min，患者体弱、泥疗面积大则应延长休息时间，要避免着凉。接受泥疗的当天禁止进行大量活动，也不能进行日光浴疗、游泳及郊游等。由于泥疗能增强蛋白质、碳水化合物的代谢，所以令患者进食富含蛋白质、糖、维生素B_1等的饮食。泥疗之疗效，疗后1个月才能出现，并可持续2~3个月。因而下一疗程的开始，必须在3个月以后，最好间隔4~6个月。

第四节　湿热袋敷疗法

湿热袋敷疗法是利用热袋中的硅胶加热后散发出的热和水蒸气作用于机体局部的一种物理疗法，也称热袋法。该治疗具有较好的保温和深层热疗的作用，治疗方法简单易行，已广泛应用于临床。

一、物理特性

布袋中的可塑性硅胶、皂黏土和亲水硅酸盐等填充物都具有吸水性；其中，硅胶颗粒中含有许多微孔，因此，在水箱中加热时，会吸收大量的热和水分，并且释放缓慢。在治疗时，将布袋置于患部，缓慢释放出热和水蒸气，起到温热敷作用。

二、治疗作用

（一）使局部血管扩张，血液循环加强，促进代谢，改善组织营养。

（二）使毛细血管通透性增高，促进渗出液的吸收，消除局部组织水肿。

（三）降低末梢神经的兴奋性，减低肌张力，缓解疼痛。

（四）软化、松解瘢痕组织和肌腱挛缩。

三、治疗方法

（一）治疗前准备

制成不同大小的方形、矩形、长带形的亚麻布袋，内装有硅胶颗粒。袋上有多条缝线将袋分隔成若干条块，类似于子弹袋，袋角缝有加热时悬吊用的布吊环。应有能容纳若干上述热袋的专用恒温水箱，能保持于80℃的恒温，并有若干吊钩可以悬挂热袋（图6-7）。

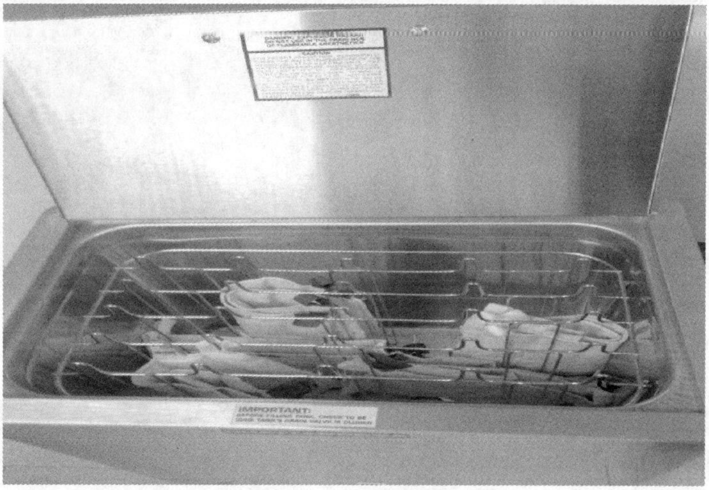

图6-7　温热疗法机

（二）治疗时操作

1. 向恒温水箱放水至水箱的3/4容量，加热至80℃，保持恒温。

2. 将若干热袋放入恒温水箱，悬挂于挂钩上，浸入水中加热20~30min，加盖保温。

3. 患者取卧位，暴露治疗部位，铺数层毛巾。毛巾的面积应大于热袋的面积。

4. 从恒温水箱中取出需用的热袋，拧出多余的水分，将热袋置于患者身上的毛巾上，再盖以毛毯保温（图6-8）。

（三）治疗结束

从患者身上取下毛毯、热袋、毛巾，擦干汗水并检查皮肤。每次治疗20~30min。治疗1~2天1次，也可以1天2次，10~15次为一个疗程。

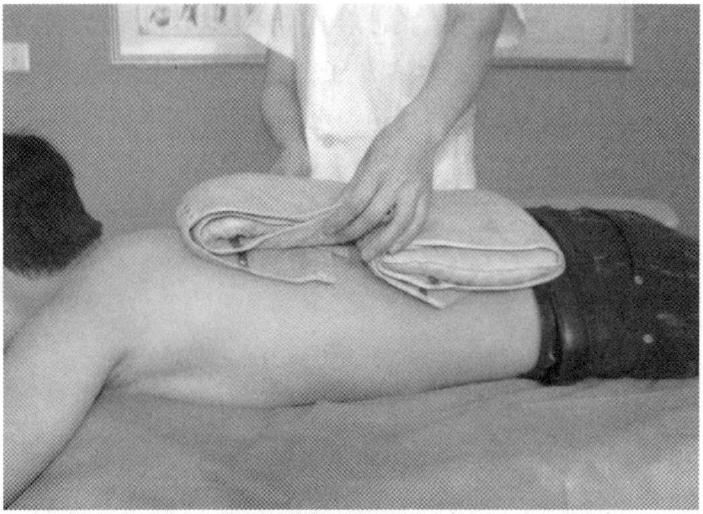

图6-8 湿热袋敷疗法

四、临床应用

（一）适应证

湿热袋敷疗法适用于软组织损伤、骨关节损伤与术后粘连、关节僵直、肌腱和韧带的扭挫伤恢复期、肌筋膜炎、慢性骨关节炎、腱鞘炎、冻伤、神经炎、肌痉挛、坐骨神经痛等。

（二）禁忌证

急性炎症、出血倾向、高热、昏迷、皮肤破溃、皮肤感染、恶性肿瘤、心肺功能不全、急性创伤早期、开放性伤口、感染性皮肤病、活动性结核、外周血管疾病、年老体弱、幼儿、恶性肿瘤等。

（三）注意事项

1. 热袋加热前先检查布袋有否裂口，不要挤压热敷袋，以免加热后硅胶颗粒漏出引起烫伤。

2. 加热前先检查恒温水箱内的水量是否足够，避免干烧，注意观察加温的温度读数。

3. 热袋加热后使用前必须拧出多余水分，以热袋不滴水为度，避免烫伤。

4. 治疗时勿使热袋被压在患者身体下方，以免体重挤压出热袋内水分而引起烫伤。

5. 治疗中，皮肤与热敷袋之间的干毛巾至少 6 层，面积要大于热敷袋。

6. 患者治疗过程中，注意观察患者的反应，询问患者的感觉。过热时在热袋与患者体表间多垫毛巾。随着热袋温度逐渐下降，可逐步抽出热袋下的毛巾。

7. 控制治疗时间，挪开热敷袋时检查皮肤。

8. 热敷袋应慎用于老年人、意识障碍、感觉障碍或血液循环障碍的患者。

9. 热袋可反复多次加热使用，直至硅胶失效不能加热为止。

10. 经常检查恒温水箱的恒温器是否正常工作，不能使用失灵的水箱。

第五节　沙浴疗法

沙浴疗法简称“沙疗”，是维吾尔医学治疗方法中的一种特殊疗法，它集磁疗、热疗、光疗和按摩于一体，在吐鲁番市十分流行，后扩展到全国。沙浴疗法通常是在沙滩或海滩中进行，也有将沙挑回家中，放在炕上烘热进行的。因此，行沙浴疗法要根据具体条件而定。不论是在沙滩或海滩上进行，都要选择“太阳天”，所埋的沙必须有温、微热的感觉，在家中行沙浴疗法，可先将沙子置于大铁锅内炒热后才治疗。

一、分　类

沙浴疗法按环境分，可分为自然沙浴疗法和人工沙浴疗法。

（一）自然沙浴疗法

是指在室外的自然的环境中，利用各种天然的沙滩进行浴疗的方法。

1. 沙滩的选择：主要是海滨沙滩和绿化较好的沙漠沙地。我国适宜沙浴的海滨沙滩资源非常丰富，几乎所有的沿海旅游胜地均可进行沙浴治疗，比较著名的有北戴河、黄金海岸、青岛、北海等。此外，大江大河的岸边、温泉地带的沙滩也可开展沙浴疗法。无论哪种沙地均应要求沙质纯净、不含泥土、颗粒均匀、自然环境优美怡人。

2. 浴前准备：行浴前先做几分钟空气浴或日光浴，戴好墨镜及草帽，以防太阳辐射对眼睛与头部造成损害。行浴时，每个人占有的沙滩面积不应小于24m^2。

3. 行浴时间：选择光照时间较长、阳光充足的时节行浴，以夏季最为理想。每日行浴时间应安排在上午10时至下午4时之间。

（二）人工沙浴疗法

是指对沙子进行人工筛选与处理，并在室内特定的容器中或治疗床上所进行的沙浴疗法。此疗法的特点是不受环境、气候条件限制，在任何季节均可进行。

1. 选沙：用筛子对自然沙进行筛选，去除尘土、石块等杂质，将选好的沙子洗净、晾干备用。

2. 加热：将选好的沙子放入大铁锅中搅拌加热，加热后的沙子即可让其自然冷却到所需温度，也可加入凉沙拌匀到所需温度。

二、沙疗的成分

沙疗的沙是由6种不同矿物质含量的养身原矿组成，它们是新疆漠沙、电气石、负离子、麦饭石、硫黄矿、天然矿物盐。

（一）新疆漠沙：当地日照时间长，漠沙享受日光照射充分，富含磁。磁疗的作用是以磁场作用于人体的治疗疾病的方法。磁场影响人体电流的分布，荷电微粒的运动，膜系统的通透性和生物分子的磁矩取向等。临床主要常用于治疗软组织损伤，表浅血管瘤，乳腺增生，神经痛，胃肠功能紊乱等。

（二）电气石：电气石具有特殊的热电性和压电性，在受热受压或者受到其他能量激发时都会产生电荷，释放出大量的负离子。电气石还具有特别的电磁波防护功能。

（三）负离子：人每天都需要约130亿个负离子，而我们现在的城市环境，只能提供约1亿~20亿个负离子。这种供求之间的巨大差距。往往容易导致肺炎，气管炎等呼吸系统方面的疾病。据考证，负离子对人体7个系统、近30多种疾病具有抑制，缓解和辅助治疗作用，尤其对血液疾病作用更为明显。

（四）麦饭石：经检测麦饭石含有58种对人体机能有益的常量元素和微量元素，可以补充食物中矿物质的不足，提高酶的催化作用，从而改善人体的代谢机能，促进营养物质的消化与吸收。

（五）硫黄：自然硫黄热到270℃则燃烧，火焰蓝色，并释放出刺鼻的臭味。在医疗方面能治疗各种皮肤病以及阳痿、遗精、尿频、便秘等。保健方面用于增加人体阳气，抵抗寒冷，对体寒、怕冷、四肢冰凉等疗效显著。

（六）天然矿物盐：对青春痘、生疮、过敏性皮炎、香港脚、金属过敏等多种皮肤病有一定疗效。天然矿物盐可促进细胞再生，消除疲劳，帮助睡眠，促进血液循环等。

三、治疗作用

研究表明，在阳光强烈照射的干热天气里，沙粒的温度升高，通过沙的机械压力使热向深部组织传导，从而起到扩张末梢血管，改善患处的血液循环，增强新陈代谢，活跃网状内皮系统功能，增强机体免疫力等功效。身体受到阳光中较强红外线的照射，神经系统功能会得到激活和恢复，并能引起机体复杂的全身反应。

另外，沙子中含有钙、镁、钾、钠、硒、锌、锶等微量元素及丰富的磁铁矿物质。磁铁矿物质经过烈日照射，产生磁场作用于人体，与微量元素协同作用，成为集磁疗、热疗、光疗和按摩于一体的综合疗法，因此能治疗疲劳、肢体酸困、慢性腰腿痛、坐骨神经痛、脉管炎、慢性消化道疾病、肩周炎、软组织损伤、高血压等。尤其是沙子中的微量元素对治疗风湿性疾病起到了关键的作用。

四、治疗方法

（一）治疗前准备

沙疗法通常在沙滩中进行，若条件具备，也可以在家中进行。不论选择哪种方式治疗，所埋的沙必须有温、微热的感觉。

（二）操作方法

1. 全身沙疗

在沙地上挖一个与患者体型相当的坑，深度约30cm，患者裸体卧于其中，医者把表面热沙覆盖，仅露出头面、颈部和上胸部，并同时在头部用冷水毛巾冷敷。盖沙的厚度四肢为15～20cm，胸部为6～8cm。治疗时间开始为20min，以后逐次增加，渐达60min。每天1次，20次为一个疗程（图6-9）。

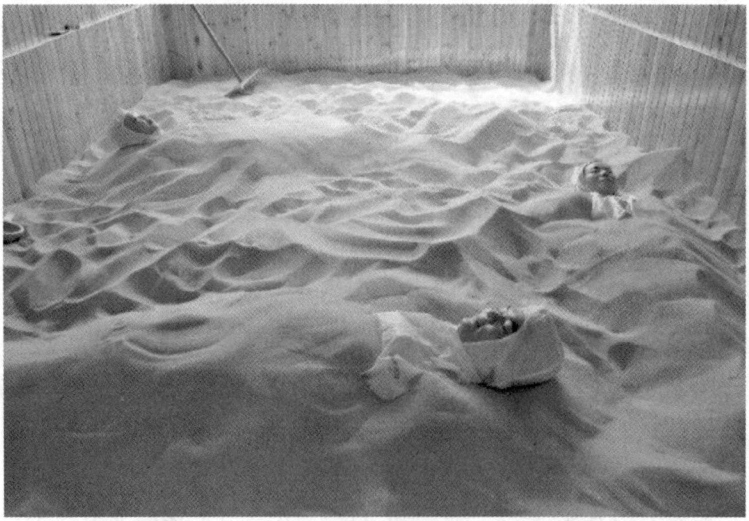

图6-9　全身沙疗

2. 局部沙疗

一般为坐浴，患者端坐，头顶用太阳伞遮荫。由医者将热沙覆盖与患者腰部以，厚度为20cm。时间为60 ~ 90min，每天1次，20次为一个疗程。

五、临床应用

（一）适应证

关节损伤、关节炎、软组织扭伤及撕裂伤、神经炎、神经痛、骨折、慢性盆腔炎、慢性肾炎、肥胖症等。

（二）禁忌证

急性炎症、高热、肿瘤、心力衰竭、活动性结核及出血倾向等患者禁用，体质虚弱者慎用。

（三）注意事项

1. 沙子温度不宜，太高会烫伤皮肤，也不宜太低，太低会使人体受凉。
2. 化脓性皮肤病、皮肤有伤口不宜用沙浴疗法。
3. 埋疗时，边埋疗，边饮些饮料，吃些水果。
4. 沙疗后要用温水沐浴，不能用冷水沐浴。

第六节　其他疗法

一、蒸汽疗法

蒸汽疗法是利用蒸汽作用于身体来防治疾病和促进康复的一种物理疗法。常用的方法主要有局部熏疗法、全身蒸汽浴。

（一）蒸汽疗法的历史

熏蒸疗法历史久远。马王堆汉墓出土的《五十二病方》已载有熏洗方八首。

《黄帝内经》记载了用椒、姜、桂和酒煮熏治疗关节肿胀、疼痛、伸展不利等痹证。汉代张仲景在《伤寒论》中将熏治作为一个治疗方法。在《金匮要略》中还记载有硫黄熏治肛门，苦参熏洗咽喉等治法。熏蒸疗法的最早病例记载见于《史记·扁鹊仓公列传》，书中记述了他治疗济北王的侍者韩女腰背痛的病历。晋代葛洪的《肘后备急方》记有6味熏衣香方，以香身辟恶。唐代孙思邈在《千金要方》中记载有许多熏蒸疗法，涉及内、外、妇、儿、眼、骨伤诸科。如“治虫齿方”介绍熏法治疗龋齿牙痛。

据《新唐书》载：唐代名医许胤宗在医治一例中风不能言语、口噤不能服药者，采用蒸汽疗法即以“黄芪、防风煮数十斛，置床下，气如雾，熏蒸之，是夕语。”当夜便恢复了说话功能，这是医学史上最早记载蒸汽疗法治愈中风失语者，唐代医籍中还有用熏蒸疗法治愈产后血晕闷绝症的记载。书中介绍：“烧秤锤红石令赤，置器中，向产母床前帐里，投醋淬之，得醋气，可除血晕之法也。”宋代《太平圣惠方》载有熏洗方剂163首。《宋史王克明传》载：“泸州守王安道风禁（噤）不语句日，他医莫知所为。克明令炽炭烧地，洒药，置安道于上，须臾而苏。”可见熏蒸疗法对中风失语治疗确有疗效。金元四大名医之一的张子和，则把熏、蒸列为汗法之一，指出“亦有熏渍而为汗者”。明代李时珍在《本草纲目》中多处记载有用熏蒸法治疗诸疾。张景岳则用“嗽烟筒”吸药烟治疗寒嗽。其他如《外科正宗》《证治准绳》等都载有熏蒸疗法。迄至清代，熏蒸疗法日臻完善。特别是吴尚先的《理论骈文》与赵学敏的《串雅》尤为突出，前者记载熏法达50多处，后者立有“熏法门”“蒸法门”专篇，并称“治外以针刺蒸灸胜”，对熏蒸熨法做了诸多介绍，切合临床实际。由于中药熏蒸疗法简便有效，用途广泛，故时至今日仍被大量应用于临床。

（二）治疗作用

1. 热传导作用

（1）使局部毛细血管扩张、血液循环加速、细胞的通透性加强，从而有利于血肿的吸收，加速水肿的消散。

（2）促进新陈代谢，加强巨噬细胞的吞噬能力，具有消炎作用。

（3）气流颗粒运动的作用。

（4）气流中微小的固体颗粒对患处起到按摩、刺激、摩擦等机械治疗作用。

（5）可软化、松解瘢痕组织和肌腱挛缩。

（6）可降低末梢神经的兴奋性，减低肌张力，具有解痉、镇痛作用。

2. 独特的药物治疗作用

可根据病情选择不同的药物配方进行治疗，以达到消炎、消肿、镇痛等治疗作用。

（二）治疗方法

蒸汽疗法主要的治疗方法是药物熏蒸，药物熏蒸被人们用来治疗疾病有着悠久的历史，同时也是中医外治法的重要组成部分，是指用中药煮沸之后产生的蒸汽熏蒸患者全身或局部，利用药性、水和蒸汽等刺激作用来达到防病治病的一种方法。

1. 蒸熏法

将配好的药物放入熏蒸仪的药槽中，加水煮沸30min后，将需治疗部位直接在蒸汽上熏。腰腿痛或肢体活动不便的患者可采取卧位治疗，每次治疗时间为20~40min，每日一次。急性炎症及扭伤等患者治疗3~7次为一个疗程，慢性炎症及腰腿痛等患者治疗15~20次为一个疗程。

2. 喷熏法

先将药物煎取滤液，放在蒸汽发生器内，将喷出的药物蒸汽直接对准患部体表喷熏20min，治疗疗程同蒸熏法。

3. 药物配方与适应证

用于急性风湿性关节炎、急性扭挫伤等新伤的药物配方

川　芎10g　川木瓜10g　牛　膝10g

乌　药15g　五加皮10g　三椏苦30g

豹皮樟30g　鸡血藤 20g　过江龙30g

半枫荷30g　山大颜 30g　络石藤30g

用于慢性肌肉劳损、慢性关节炎、关节功能障碍等陈伤的药物配方

艾　叶15g　川　柳15g　细　辛15g

炙川草乌15g　桂　枝30g　仲翁草15g

选骨草15g　威灵仙15g　茜　草15g

4. 全身药蒸汽浴疗法

蒸疗室包括全身熏蒸仪、洗浴室、休息室。操作方法是将配好的药物放入熏蒸仪的药槽中，加水煮沸30min后，嘱患者仅着内衣躺入熏蒸仪内，头部需暴露。蒸汽温度在40℃左右，一般每次治疗时间为20~40min，治疗后立即进入洗浴室，用温水淋浴后，入休息室休息10~20min。治疗每日或隔一日1次，10~15次为第一疗程，休息2周后可进行第二疗程。

药物配方：

鸡血藤210g　防　风120g　桑寄生120g

射　干120g　菖　蒲120g　青木香230g

荆　芥120g　桂　枝120g　淫羊藿120g

艾　叶12g　香　樟12g

（四）临床应用

1. 适应证

中风偏瘫、小儿脑瘫等全身性疾病，高脂血症、肥胖、神经衰弱、关节炎、颈肩腰腿痛、高血压病、慢性泌尿系感染，脱肛、痔瘘等。

2. 禁忌证

重症高血压、结核病、重症贫血、大失血、急腹症、孕妇、心脏病、重症精神病患者，禁用本法。

3. 注意事项

（1）使用全身蒸疗时，要注意蒸汽温度应由低向高逐渐加热，使患者得以

适应。蒸疗时可根据个人的耐受程度调节温度。集体蒸疗时，温度一般应调节到37~40℃。对老年人及体质虚弱者，应密切加强监护，以免发生虚脱、晕厥。

（2）局部蒸疗或使用蒸汽发生器进行穴位喷蒸时，注意调好蒸汽与患处的距离，防止烫伤皮肤。对于急性眼炎、痔、直肠及子宫脱垂等黏膜外露病变的蒸疗，其蒸汽温度不宜过热，蒸疗时间不宜过长，注意防止黏膜水肿、出血。

二、坎离砂疗法

坎离砂疗法是利用氧化铁与醋酸作用生成醋酸铁时所放出的热能作为热源达到治疗作用的方法。是由铁末烧红后倒入中药煎液及少量醋中而成。它热作用特点是最高产热温度在87 ~ 92℃之间，热作用持续时间长（达98 ~ 145min）且温度逐渐升高、缓慢下降，机体易适应（图6–10）。

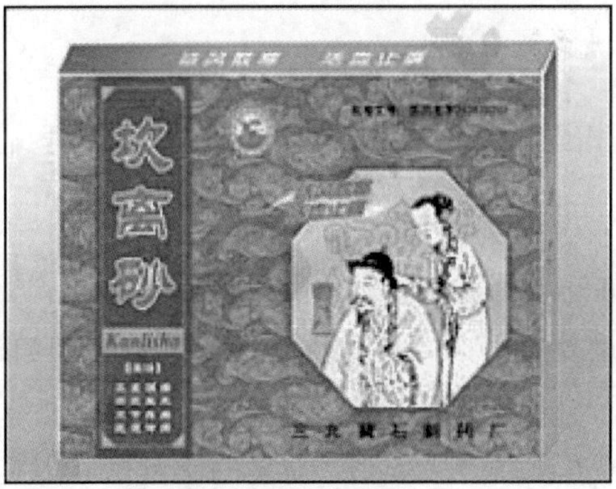

图6–10　坎离砂

（一）治疗作用——热作用加药物作用

1. 改善局部血液循环及营养。

2. 消炎和镇痛作用。

3. 可引起皮肤色素沉着。

（二）治疗方法

1. 将坎离砂加醋拌匀，装入布袋中，用浴巾或毛毯包好。
2. 在治疗部位上先放置棉垫或纱布垫。
3. 坎离砂升至60℃以上时，放于治疗部位，用毛巾或毛毯包好。
4. 每日或隔日1次，每次40～60min，每疗程15次。

（三）临床应用

1. 适应证

主要治疗关节、肌肉及韧带扭伤、挫伤、慢性风湿性关节炎、腰椎间盘突出症、腰肌劳损、肌纤维组织炎、关节手术后功能障碍、肩关节周围炎、慢性肠炎，肥大性脊柱炎等。

2. 禁忌证

与沙浴的禁忌证相同。

3. 注意事项

（1）最高温度如达不到70℃，就不宜应用。

（2）坎离砂可重复应用10～15次，随使用次数的增加，产生热效应的时间延长，可合理安排病人，提高利用率。

（3）治疗前须检查皮肤有无破损、感觉有无异常，以免灼伤。

（4）治疗时患者和工作人员须戴口罩，防止吸入金属灰尘。

三、地蜡疗法

地蜡疗法是利用加热溶化的地蜡作为温热介体，接触体表，将热能传至机体以治疗疾病的方法。地蜡呈棕色或黑色，经日照和空气作用后可氧化使黑色加深。为石油矿藏或石油、石蜡沉淀物中的矿物蜡。具有良好的可塑性，冷却凝固后体积可缩小15%，可产生机械压迫作用。地蜡中含乙酰胆碱样物质，能降低血压、减慢心率，又含雌激素样物质，可用于治疗月经失调和卵巢功能障碍。其用途同石蜡疗法，尤常用于治疗皮肤病。

（一）理化特性

形态：蜡状固态或液态的混合物。

构成：纯地蜡、石蜡、矿物油碳氢化合物、树脂。

特点：导热性较小，可塑性良好。

（二）治疗作用

与石蜡相同，地蜡以其温热作用，冷却时体积缩小的机械作用和其所含有的化学物质共同作用于人体，从而起到综合的治疗作用，如改善局部血液循环、促进水肿炎症消散、解痉止痛，促进上皮组织生长，创面愈合，软化松解瘢痕组织及肌腱挛缩等。

（三）治疗方法

除了地蜡需加热至70~80℃外，地蜡与石蜡疗法基本相同。医用地蜡不应有水分，如熔化时出现噼啪声和泡沫形成，表明蜡中有水分，需进行脱水处理，即将地蜡加热至100℃以上时进行搅拌至泡沫消失。治疗方法与石蜡疗法相同。

（四）临床应用

治疗皮肤疾病，痉挛性结肠炎、血管痉挛以及其他痉挛性疾病。其他适应证、禁忌证及注意事项与石蜡疗法相同。

第七章　磁疗法

磁疗是以磁场作用于人体治疗疾病的方法。磁场作用于人体时可以改变人体生物电流的方向和大小，并可感应产生微弱的涡电流影响体内电子运动的方向和细胞内外离子的分布、浓度和运动速度，以及影响神经的兴奋性，改变细胞膜的通透性、细胞内外的物质交换和生物化学过程。磁场的方向还可以影响体内类脂质、肌浆球蛋白、线粒体等大分子的取向而影响酶的活性和生物化学反应。磁疗在近年来得到迅速地发展是由于其适应证广泛，保健效果显著，无创伤、无疼痛、副作用很小、安全、可靠，易学易懂、经济实惠，是一种值得推广的新型方法。

第一节　概　述

磁疗的发展历程，经历了一个漫长的阶段。国内外磁疗的发展均有悠久的历史。

一、我国的磁疗发展概况

我国是发现磁现象与应用磁最早的国家，也是应用磁治疗疾病最早的国家。汉代司马迁在《史记·扁鹊仓公列传》中记述“齐王侍医遂病，自练五石服之治疗疾病”，磁石是五石之一，这说明在2 000多年前已开始用磁石等矿石药物治疗疾病。《神农本草经》中记述，作为药物的磁石，其性能是“味辛酸寒”，主要治疗的疾病有“周痹（麻痹）、风湿、肢节肿痛、除大热烦满耳聋”。公元4世纪，南北朝医学家陶弘景在《名医别录》中写到磁石治疗的疾病有“养肾藏（脏）、强骨气、益精除烦通关节，消痈肿、鼠瘘（颈部淋巴结核）、颈核、小儿惊痫（抽风）”，治疗疾病的范围比以前扩大；还说到饮用磁石“练水”治疗疾病，这可能是应用磁处理水治疗疾病的最早记述。唐代著名医学家孙思邈在《千金方》中记述：用磁石朱砂六曲制成的蜜丸，治疗眼病时“常顺益眼力，众方不及”，“主明目，百岁可读论书”，说明磁朱丸对治疗眼部疾病有效。到了北宋以后，关于磁石在医疗上应用的记载更多。北宋时代的何希影在《圣惠方》中说，磁石“治小儿误吞针，用磁石如枣核大，磨令光，钻作窍，丝穿令含，针自出”。这是将磁石作为一种器械，利用磁石的磁场将误吞的针吸出，也可能是利用磁石的磁场治疗疾病的最早记述。公元10世纪，沈括在《忘怀录》中用磁石投置水中做成药井，“在道院中，择好土地，凿一井。……令人采掇可一二石，揭如豆粒，杂投水中，磁石亦好”。明代著名药物学家李时珍总结了明以前的药物经验，并在《本草纲目》中详细记载了磁石的性状、主治疾病等，例如说磁石能“明目聪耳，止金疮血等病”。清代的汪昂在《医方集解》中记述用磁石、甘草治肾热的“肾热汤”处方。公元17世纪的《格致镜源》中讲道“益眼者，无如磁石；以为益枕，可老而不昏”，这是在保健上的应用。磁不仅用于治疗疾病，而且还扩展到提高健康的保健上。近代由于科学技术的进步，应用磁石治病，也得到了迅速发展。

20世纪50年代末期上海生产出用于治疗高血压的磁性降压带。1962年，湖南长沙陈植、刘甫白用永磁铁氧化磁片贴敷于穴位，对于治疗高血压、支气管炎、风湿性关节炎等疾病，收到一定的效果。1970年，包头矿务局职工医院试制出小型铁氧体磁珠，对高血压、三叉神经痛等采用穴位敷磁法，收到了较好的结果。1973年，湖南省首先应用钐钴合金磁片、铈钴铜合金磁片，贴敷在穴位或病变局部治疗疾病，效果有较明显的提高。治疗的范围扩大，从治疗数种疾病扩大到数十种。1974年，北京林真首先研制成旋磁机，将静磁场变为动磁场，提高了临床治疗效果。1975年，广东中医学院附属医院新医科用磁片贴敷与低频脉冲电流相结合的磁电疗法治疗高血压与躯体性疼痛。徐州、上海试用磁处理水疗法治疗尿路结石，收到了一定的效果。1983年，上海卫生局受国家计量局委托，在江苏省常熟市召开“磁化水应用于医疗的学术交流会”，此次学术会议，促进了磁处理水疗法在医疗上的应用。1975年，江苏淮北研制出直流电磁疗机，1976年研制出脉冲电磁疗机。同时，北京、湖南用铁芯线圈制成简易磁疗机，后又经过改进，制成可以调节磁场强度的电磁疗机。除磁场作用外，磁还有温热及轻度按摩的作用。北京有单位用稀土永磁体制成了永磁吸取器，吸取眼球中的铁性异物。20世纪70年代末，上海首次将磁场镇痛用于手术，作为磁场麻醉，将磁片贴于相关穴位，后又与低频脉冲电流联合应用，以加强“麻醉”作用，之后长沙、郑州等地也相继开展了磁场麻醉，用于拔牙及某些小手术，也取得了较好效果。1975年，湖南省将磁片植入服饰内，制成磁衣、磁帽、磁背心、磁乳罩等。1980年又有人制成了磁疗保健鞋，用于治疗失眠、高血压病等。目前国内许多医院理疗科、康复科将磁疗作为一种常用的理疗方法。

磁医学的应用与研究，近年来受到重视，是一门新兴的学科；磁医学是把磁学原理与磁技术应用于基础医学的研究，以及对疾病的诊断、治疗、预防的一门学科。利用磁技术诊断的有现今常用的磁共振成像技术、磁共振血统计，以及脑磁图、心磁图、胃磁图、肺磁图、眼磁图，还有磁性液体、X线造影等。磁疗属于磁医学的范畴，磁疗仅是磁医学的一部分，但其发展较快。在物理治疗领域中，具有极其重要的地位。

二、国外磁疗的发展

国外在磁石应用于医疗方面也有悠久的历史。古代医学上关于应用磁石有很多记载，古希腊医生曾经将磁石作为药物治疗腹泻。古罗马医生在公元5世纪用磁石治病，认为“人手或足痛风或痉挛、惊厥时，手握磁石，即可解除病痛”。公元11世纪，阿拉伯医学家利用磁石治疗脾脏病、肝脏病、水肿病和秃头病。公元17世纪初，奥地利医生研究了催眠术、疾病与磁性之间的关系；同时，法国有人采用磁按摩治疗疾病。1798年，英国医生取得了“金属牵引器的磁疗器械”的专利，此种“金属牵引器”与现代低频磁疗机类似，用于治疗疼痛性疾病。到了20世纪，国外用磁治疗疾病技术得到迅速发展，苏联在卫国战争时期，用磁场治疗战伤疼痛。20世纪50年代日本出现了金银磁气粒疗法，磁石外包金箔或银箔贴敷穴位治疗疾病。60年代，美国、罗马、日本、法国、德国、荷兰、苏联等，先后生产了不同的磁疗器械，并应用于临床。如磁性眼睑矫正器、磁性尿道控制器、铁磁异物吸取器、磁性骨折固定器、磁性假牙牙托或磁性正牙器等。

三、有关磁的基本知识

（一）磁　性

磁铁能吸引其附近的铁、钴、镍等物质的性质（吸铁性），就叫磁性。

（二）磁　体

具有磁性的物质就叫磁体。

（三）磁　极

磁体上磁性最强的部分叫磁极（磁体的磁性两端最强，中间最弱）。在水平面自由转动的磁体，在指南的磁极叫南极（S），指北的磁极叫北极（N）。其作用规律是同名磁极互相排斥，异名磁极相互吸引。

（四）磁　化

就是使原来没有磁性的物体获得磁性的过程。磁铁之所以吸引铁钉是因为铁钉被磁化后，铁钉与磁铁接触时形成异名磁极，异名磁极相互吸引的结果。

（五）磁　场

磁体周围存在着物质，它是一种看不见摸不着的特殊物质，简单的实验就能说明磁场的存在：在长条形磁铁上面放一块玻璃，再在玻璃上均匀地撒一些细铁屑，铁屑被磁化，它们就会彼此连接起来，形成许多的线条，就显示出磁铁在玻璃平面上的磁场结构图像，这些铁屑连接成的这些线条，就叫磁力线或磁通。这种磁力线的疏密程度，表示磁场的强弱，这些磁力线都是从磁体的北极出来，回到磁体的南极。这些磁力线是一条封闭的曲线，立体地分布在磁体周围，而不是平面的；磁力线是互不交叉的。

（六）磁场强度与磁感应强度

磁场强度用以表示磁场的强弱，它是一个矢量，在数值上等于磁场作用在单位磁极上的力。

磁感应强度。通过电源的螺线管中放进磁介质后被磁化，此时在原磁场强度上又增加了因介质被磁化而产生的另一个磁场强度，因此在磁介质内部的磁场等于两者之和，称为磁感应强度（B），单位是特斯拉（T），又称高斯（Gs）。

1T=10 000Gs，1mT=10Gs。

（七）磁场的类型

1. 直流磁场：作用于人体磁场型为直线形状，这种磁场的大小和方向不随时间而变化，故又称恒定磁场。

2. 交变磁场：磁场作用于人体，随不同频率产生振幅，在治疗过程中，这种磁场的大小和方向都随作周期性变化。

3. 脉动磁场：作用于人体内，只有交变的半波振幅，其磁场的大小随时间而变化，但磁场方向不变。

缺磁的原因：工作环境在两层楼以上；家居生活在两层楼以上；睡床采用“席梦思”床垫；每天在地表活动少于5h；每天乘车超过2h。有研究资料表明，这5项中您占有3项以上，久而久之，人体便会出现磁饥饿症，一些人的临床表现为顽固性头痛、失眠、乏力、腹泻、皮炎及关节疼痛等症状，是一种罕见的文明病。医学上称之为“乏磁综合征”。临床磁疗显示，人体长期缺磁会引发各种疾病，细胞缺磁，活力低下，就会加速机体的衰老，血液缺磁就会增加黏稠度，血黏度增加从而会导致血液循环不畅，各组织器官发生缺血、缺氧，引发循环系统、神经、泌尿及消化系统发生病变；人体缺磁还会促发神经失调、新陈代谢紊乱、细胞死亡加速，继而出现腰酸背痛、心悸、失眠、全身不适等症状。医学研究证实，新生细胞的含磁量比老细胞高几倍到几十倍，青年人血液中的含磁量也明显高于老年人。这也是老年人血液活力差、黏稠、易患心血管疾病的主要原因之一。

第二节　磁疗作用原理

一、磁场的作用机制

磁场作用于人体后，引起一系列的生物学效应与治疗作用。这些治疗作用的是通过什么途径和什么方式产生，对此国内学者进行了较广泛的实验研究与临床实践观察，进行了探讨与阐述，并积累了较丰富的资料。关于磁场的作用机制可以从以下方面论述。

（一）磁场通过经络穴位作用

关于磁场与经络穴位的关系，国内学者进行了较深入的研究与探讨。动物实验研究表明，磁场作用于穴位，可产生明显的镇痛效果，痛阈升高。有学者报告，应用恒定磁场及直流电磁场均有镇痛效应，实验说明磁场通过穴位产生镇痛效果。还有学者报告磁场经络敏感于人的感传效应，说明磁场刺激经络敏感于人的有关穴位，也似针刺穴位后产生的经络感传效应。临床实践说明，磁场产生治疗作用与经络穴位有关，不少疾病的磁疗是应用磁场作用于经络穴位而产生治疗效果的。例如，徐炳磊等报告称应用磁场强度100mT的磁片贴敷百会穴及三阴交穴，治疗失眠症患者146例，收到较好效果，有效率86.98%。李永光等报告称经穴敷磁治疗疾病4 939例的临床效果观察中，有效率为86.93%，认为经穴敷磁的临床效果是肯定的。磁场研究与临床实践说明，通过经络穴位是磁疗法取得效果的途径之一。

（二）磁场通过神经反射作用

磁场作为一种物理治疗因素，属于外界刺激，当其作用于机体时，便会引起感受器的兴奋，这些兴奋通过神经纤维传入神经系统，包括传入相应的脊髓节段与大脑皮层，再由中枢神经系统发生离心冲动，传达到内脏、躯体、腺体等组织，发生相应的反应，局部反射是常见的反射，当磁场作用于某个部位或穴位时，会反射性地引起血管扩张、血流加快，改善血液循环，或引起某些腺体的分泌。实验研究表明，一定的磁场强度作用于生物体时，出现类似睡眠或麻痹时的脑电波，说明大脑皮层的抑制过程加强，而产生镇痛作用，这种作用的产生，可能是通过无条件反射达到的。还有实验研究表明，磁场可用条件刺激引起条件反射，在形成条件反射后，磁场也可以作为一种抑制条件反射的刺激，使已经形成的条件反射中止。有报告显示长期在磁场下工作的人，有的人容易产生欲睡感。以上实验研究和临床表现说明，磁场产生治疗作用与神经反射作用有密切关系。

（三）磁场对体液的影响

体液是人体中的重要物质，包括血液、淋巴液及存在各种组织细胞中的液体。水在人体组织中的分量，按体重百分比计算，在人体内的含量占56%~76%。人体内许多物质悬游或溶解在水中，很多生物化学反应是在水中进行的，存在于体液中的物质繁多，如各种微量元素、酶、内分泌素等，体液中的血液、淋巴液在不断地循环，完成输送氧气和营养物的工作，对某些有害物质起到稀释与排出作用。磁场作用到体液后，将对上述方面产生影响。

疼痛的发生与化学介质有重要关系，如蛋白质分解时产生的缓解肽、钾离子、组胺、5-羟色胺、酸性代谢产物等。当上述介质达到一定浓度后，都会产生疼痛，在磁场作用下，由于使血管扩张，血液流动加速，改善血液循环，致痛物质通过增强的血液循环排出或稀释，进而使疼痛缓解或消除。

某些内分泌器官分泌出的内分泌素，通过体液的循环而产生治疗作用，在这方面有多位学者进行了研究与观察。有学者报告，大鼠在磁场作用后，血液中的β-内啡肽与精氨酸加压素含量增多，由于β-内啡肽与精氨酸加压素参与了体内的镇痛过程，使基础痛阈升高，因而产生镇痛效应。还有学者报告，旋磁场作用于兔头顶部15min，发现血液中皮质醇含量明显增加；磁场作用后，血中环磷腺苷、环磷酸鸟苷含量亦有升高与含量降低。国外有学者用磁场作用于大鼠，结果发现在血液中和肾上腺组织中H-氧皮质酮增多。上述内分泌素在磁场作用下，通过体液系统而产生相应的作用。

某些酶类的作用也与体液有密切的关系，有的促酶反应也在体液中进行，通过对血液中某些酶活性的测定，说明了与体液的关系。

体液中除含大量水外，还含有多种物质与离子，如钾离子、钙离子、钠离子、氯离子等。还有微量元素（该元素只占人体重量的1/1 000以下），如铁、锰、铜、锌、铬、钴等，这些微量元素也有一定的磁性，只是其磁性不同，有的是顺磁性物质，有的则属于铁磁性物质，如铁。这些元素虽然含量很少，但和人体的生理功能有关，这些物质在磁场的作用下，也可能会发生某些变化，这些变化可能与磁场的治疗作用有关。例如，微量元素锌，是DNA、RNA聚合酶、胸腺嘧啶核苷激酶等多种酶的成分与激活剂，在磁场作用下，其功能可能进一步加强。

磁场作用于普通水，引起水的理化性能及生物学效应发生改变，而产生治疗作用。体液中主要是水，许多物质溶解于水中或悬浮于水中，在磁场作用下，也可能引起类似的生物学方面的变化。因此，在磁场作用于机体后产生治疗作用，与对体液的影响有密切关系。

（四）磁场调节体内生物磁场

电动生磁的原理已经成为一条重要的规律，在体内即有生物电流存在。根据上述原理就有生物磁场存在，生物磁场的存在已被仪器所测出。1975年，Saarinen等提出了记录心磁地形图的网络方法，1978年在第二次国际生物磁学会议上被推荐为国际标准的测量心磁图方法；关于心肌损伤电流与心磁图ST段的位移关系，心电图不能记录直流电信号，只能记录交流电信号，但SQUID磁强计可以记录到直流磁信号，故可以测到心脏肌肉损伤时电流造成的ST段的基线位移。曾有报道用仪器（KREIKON多导系统)记录12例早期心室并发症的心磁图，从磁场的分布能对心律不齐的起源部位做出定位。实验研究表明，正常心磁图与病态时心磁图是有差异的，有些心脏疾病如心肌梗死、心绞痛、心室壁瘤等常伴发直流心磁图。

外加磁场通过调节发生障碍的生物磁场，可能是磁场治疗某些疾病的途径之一。外加磁场作用于人体后，调整人体生物磁场，而产生治疗作用。

（五）磁场产生感应微电流

根据法拉第发现的电磁感应现象，导体在磁场中，如果与磁场的磁力线成直角运动，在导体中便会产生电流，当磁场的磁力线作切割导体的运动，同样也会产生电流，这种电流叫感生电流，或称感应电流。液态电导体也如此，当液状电导体作切割磁场的磁力线活动时，在导体上会产生电位差。人体血管受到磁场作用，血液在血管中流动，在血管的周围也发生电位差。人体的磁导率近似1，如果磁场强度不变，则电位差的大小与血液流动的速度成正比，血液速度越快，电位差也越大，如果血管较粗，产生的电位差也较大。

由于人的心脏始终是在有规律地进行扩张和收缩活动，血液在血管中不断流动，当磁片或其他永磁体贴近身体某一部位时，在此片或其他永磁体下面的组织中有大小不等的血管，血管在组织中的位置有深有浅，虽然是磁场，由于血管不停地舒缩运动，对磁场的磁力线进行，也就是磁场磁力线垂直作用血管。根据上述原理，而产生电动势，形成感生电流，由于这种电流的强度微弱，所以称为微电流。

由于电磁流体力学现象，在体内形成了感生微电流，在微电流的作用下，有可能引起体内离子的分布与移动速度的变化而产生相应的生物学效应；微电流可能刺激神经末梢，调节体能神经机能。另外，对体内的生物电流也可能有调整作用。

（六）其　他

磁场作用机制还可与生物膜有关，因为细胞膜具有生理功能，如细胞内外的物质交换、细胞膜内外的离子正常流动等。膜的组成有蛋白质，其中一部分是酶，在磁场作用下，有促酶的活性，还可能影响细胞内外物质交换。有学者认为，在磁场作用下，能增强细胞膜的通透性，有利于产生治疗作用。

磁场作用于人体后，发生治疗作用的途径，有时可能是以一种途径为主，但在不少情况下，可能是多种方式同时作用，如在通过经络作用的同时，也可能有神经作用或体液作用的参与。

我国开展磁生物学及磁疗机制作用的研究，虽然时间不长，但已取得明显成绩，初步探讨与阐明了磁场作用机制，如磁场与经络作用的关系，磁场对多种酶的影响。有些研究从细胞学水平研究磁场的生物学效应等。有的通过微观方法研究磁场对组织细胞的影响，基本上明确了磁场的治疗作用，并且研究了与产生治疗作用有关的初步机制，现已取得的研究结果，为今后进一步深入研究打下了基础。

目前，对磁场作用机制的研究发展不够平衡，有些方面研究较深入，如磁场抗渗出效应，磁场对免疫功能的影响，磁场的消肿、止泻效应，磁场与经络穴位的关系等；但磁场对神经作用、外加磁场对生物体的生物电磁的影响等方面的研究不多，还需要从多方面进行研究。由于研究方法、实验条件、实验对象的不同，对同一问题的研究结果并不一致，如磁场对细菌生长繁殖的影响、磁场对某些酶类（如磁场对胆碱酯酶）的影响、磁场对组织细胞生长的影响，则需要科研设计、研究方法、条件更加严密。不少实验研究属于宏观观察，微观观察尚需加强，因为有些深层问题需要通过微观观察方能揭示。近年来已有利用组织细胞培养、放射性同位素标记、电子显微镜、细胞电生理方法等细胞生物学技术，把实验研究深入到细胞与分子水平，但涉及领域不多，开展单位较少。有条件的单位或几个单位协作，把磁场作用机制的研究提高一步，采用高科技手段，利用现代先进的技术方法，把磁场作用机制的研究更多的引入到细胞学及分子水平方面，进行更多的微观研究。

关于磁场作用的机制，是一个复杂的问题，因为人体的组织结构及其生理功能和病理过程也是复杂的，完全阐明磁场的作用机制，尚需进行更多的工作。尽管如此，但从目前已经了解到的磁场作用机制，对于磁疗的临床应用及进一步研究磁场作用机制提供了一定的基础与依据。

二、磁疗的治疗原理

其作用机理的基本点是通过磁场对机体内生物电流的分布、电荷的运行状态和生物高分子的磁矩取向等方面的影响而产生生物效应和治疗作用。宋代《济生方》有用真磁石棉裹塞耳治耳聋之记载。明代李时珍《本草纲目》亦有用吸铁石加一些药物制成药膏敷贴治疗诸疮肿毒之论述。

磁性是物质的属性之一。人体也具有一定的磁性，现已发现人脑磁疗。心脏、皮肤和其他器官的电流活动都产生有磁场，甚至连头发上的毛囊也产生有磁场。近年来由于现代磁学和生物学的发展，出现了生物磁学这门边缘科学，现已获知磁性物质和磁场对生物学的生理机能都有一定的作用和影响，这种作用和影响叫生物的磁效应。这种磁效应是由于物体内部微观结构的电子运动和构成生物组织的物质磁性决定的。科学实验已证实，磁性物质和磁场对生物的分子、细胞、神经、器官及整体(指活体)的各个层次均显示出不同的影响。磁疗就是利用人体内部的这种生物磁效应来调整和恢复人体内各种不平衡或不正常的机能状态来达到保健的目的。根据生物的磁效应，磁疗治病机理可以概括为以下几个方面：

（一）生命过程中的氧化还原反应、神经的传导、心肺的搏动等都与人体内部的电子传递有关，磁场可以影响电子的运动

（二）生物膜的渗透性有极强的选择性，它对人体内部的脑电位及物质的交换和代谢有主要的作用。磁场能影响一些带电离子，如钾、钠、氧的渗透能力。

（三）人体中的各种酶和蛋白质都含有许多微量过渡金属，如铁、钴、锰、铜等。这些微量元素大多是各种酶和蛋白质的组成部分，同时又是酶和蛋白质的活动中心。磁场通过对过渡金属元素（磁性离子）的作用而改变这些酶和蛋白质的活动功能，加速酶系统的生化反应。

第三节　磁疗的治疗技术

一、治疗方法

磁疗在我国可谓历史悠久。早在秦汉时期，人们就开始用天然的磁石治病。在《神农本草经》中就有记载:“磁石味辛酸寒，主治周痹风湿、肢节肿痛，不可持物。”近年来，随着医学科学的发展，创造出不少磁疗器械，如磁针法、磁电法、直流电磁疗、旋转磁疗法、交变磁疗法等。因磁疗使用方法简单，安全可靠，无损伤，无痛苦，已被广泛地应用于临床，深受广大病人欢迎。

（一）静磁场法

静磁场法使用恒定磁场或静磁场，故称为静磁场法。多采用磁片或磁珠敷贴，可直接敷贴于体表病变部位或穴位，或将磁片安装于背心、内衣、裤子、腰带、护膝、鞋、帽、枕头、表带、项链等生活用品上间接敷贴，但均需持续敷贴。亦可将磁块安装在床上、椅子上进行治疗。有时采用直流电恒定磁疗机治疗。静磁场法具有调整人体生物磁场的作用，能够调节、改善微循环，镇痛、消炎等。本理疗器内置6块永磁铁，其最高表面磁场强度大于80mT，分别排在颈部的重要穴位上，可以覆盖颈2~7椎骨，同时又能针对天柱穴、大椎穴、定喘穴进行治疗，即使在不通电的情况下，亦能对颈椎病发挥良好的镇痛消炎作用和对神经衰弱、失眠等有辅助和保健护理作用。

1. 静磁场疗法适用症

（1）软组织损伤、肌纤维组织炎、肱骨外上髁炎、关节炎、肩关节周围炎、颈椎病、搔组织炎症感染。

（2）支气管炎、支气管哮喘、高血压、胃肠功能紊乱、溃疡病、胆石症、遗尿症、神经痛、神经症。

（3）乳腺小叶增生、子宫功能性出血、痛经。

（4）面肌抽搐、颞颌关节炎、耳郭软骨膜炎、毛细血管瘤等。

2. 静磁场疗法的禁忌证

金属异物局部、心脏起搏器局部及其邻近、对磁疗有明显不良反应或过敏者。

3. 治疗前的准备

（1）治疗前要向患者说明治疗目的、方法和注意事项，以充分取得患者的合作。

（2）仪器设备准备

磁片：多为圆形，直径0.5~2cm，表面磁感应强度0.05~0.2T，多用于体表。

磁珠：圆形，直径0.2~4mm，表面磁感应强度约1mT，多用于耳郭穴位。

4. 治疗方法

（1）直接敷磁法

直接敷磁法包括磁石敷磁法、磁针法、耳磁法、磁吸法、磁锃针法等。

①选取有足够磁感应强度的1片至数片磁片。

②暴露治疗部位，选好痛点、穴位等贴磁部位。

③将磁片分别置于需敷磁部位，用胶布固定之。有不同的贴磁方法：

Ⅰ单磁片法：应用1片磁片，将磁片的任一极在病患部位或穴位上。此法多用于病患范围较小、较浅时。

Ⅱ双磁片法：应用2片磁片。病患范围较大、较浅时，将两磁片的异名极并置敷贴。病患范围较大、较深时，将两磁片的同名极并置。病患范围较小、较深时，将两磁片的异名极相对敷贴于病患部位的上下、左右或前后。

Ⅲ多磁片法：应用多片磁片，一般不超过6片，参考双磁片法贴于病患部位，贴的范围应稍大于病患部位。

④磁片贴后每5～7天取下磁片，检查贴磁片局部的皮肤反应。如无不良反应，而又需要继续治疗者，可以休息1～2天后继续在原位贴磁。

⑤异名极对置贴于组织较薄处时，容易发生血管受压、局部缺血的情况，应多检查，出现局部缺血时应立即取下磁片。

⑥贴磁片处皮肤发生刺激、疼痛、出现水疱时应立即取下磁片，更换贴磁部位。皮肤过敏、破损处可先用消毒纱布覆盖破损皮肤处，再贴磁片。

⑦疗程无严格限制，一般1周到1个月为一疗程。

（2）磁石敷磁法

磁石敷磁法，是直接敷磁法应用最广的磁疗方法，是将磁石用胶布、创可贴或伤湿止痛膏固定在选定的部位或穴位上。如在病变部位贴敷时，将磁石贴敷在疼痛或肿胀最明显的部位；部位不明确时，操作者用手指在局部寻找并结合患者的表述来确定最明显的压痛点，确定后则在该处贴敷磁石。如果是采取穴位贴敷时，穴位的选取一般在患者局部或其邻近穴位，也有同时配合选取远隔部位的穴位，如消化方面的疾病。

一般采用持续贴敷，但有些情况，也可以采用间断贴敷，如患者体质衰弱，难以坚持持续贴敷；颜面部位贴敷磁石影响美容者，可以采用晚上贴敷磁石，白天不贴敷磁石；手或足底部贴敷给工作、劳动带来不便时，也可以暂时取下，方便时再贴敷。

病变范围小及表浅时，贴敷单个磁石，其磁力线主要分布在磁石下面的组织。接触皮肤组织的极性，一般没有特殊要求，可以任意安排，但在个别情况下，发现个别患者的疗效与极性有一定关系，可以根据磁石极性与疗效的相关性，安排磁石接触皮肤的极性。对于此种个别情况，还需要进一步探索和观察。

对于病变范围较大或者部位较深时，则贴敷双磁石，双磁石贴敷时有两种贴敷形式：一是并置贴敷；二是对置贴敷。

①并置贴敷：在病变部位的平面上，在相邻的两个痛点或穴位上，并排贴敷两个磁石，其磁力线的分布与两个磁石的极性安排有关，同名极是两个磁石相同极性（如均为N极或均为S极）在同一个平面上。同名极并置法一般用于病变比较深的部位。异名极并置法：是两个磁石的不同极性接触皮肤，一个磁石的南极与另一个磁石的北极，或一个磁石的北极与另一个磁石的南极，并排在治疗部位的皮肤上。上述两种极性安排的并置法，均有疗效，而且在疗效上未见到差异，可以任意安排。

②对置贴敷：在患区相应的两侧穴位上或部位上敷贴两个磁石。在一定的范围内，根据磁性异名极相吸的原理，使两个磁石的贯通磁场之中，如腕部的内关与外关穴，肘关节处的曲池与少海穴，手掌与手背相对应的部位；但在组织厚的部位，如胸背之间、腹腰之间、大腿中部的前后或内外侧对应部位，对置贴敷磁石，则不会形成两磁石的磁力线相连而形成贯通磁场，因为磁力线通过厚组织时，不断衰减，最后衰减为零，所以，两磁石的磁力线不会相交连接。实际上只能发挥两个磁石的各自作用，也就是发挥两个单磁石的作用。

磁石贴敷有时不仅效果明显，而且产生疗效的时间快。例如，有的软组织损伤，在局部疼痛肿胀明显处贴敷磁石，局部疼痛很快减轻。磁石贴敷法治疗的疾病种类较多。

夏季炎热贴敷磁石时，应定期检查，因为有时汗液浸渍，容易生锈，及时擦拭磁石汗液，擦去锈点。洗澡前取下磁石，洗完澡更换胶布，重新贴敷。

（3）磁针法

磁针刺法：此种方法是将针刺法与磁场相结合的磁疗法，首先在针刺部位用碘酒、酒精常规消毒后，将消毒过的针灸用针刺入穴位，有针刺后的酸麻胀感，再加上一块磁石，磁石被吸在针体上，磁石的表面强度100~180mT，有的还通以脉冲电流，以增强其作用。此种方法是针、磁、电的综合作用，每次治疗时间为15~30min，每天治疗一次，对神经痛有较好的治疗作用。

哈慈五行针法：包括针体及针尖端的永磁体，针体主要是气囊，永磁体的表面磁场强度高达250mT。选好治疗部位或穴位，针尖对准部位或穴位，手捏气囊排出空气，形成负压，针尖便会自动吸附在治疗部位或穴位，每次治疗时间为10~15min，15~20次为一个疗程。五行针治疗法既有磁场的作用，又有机械的针刺作用。五行磁吸针治疗法是一种非损伤性的治疗方法，不像针刺疗法，需要刺破皮肤针尖针体进入人体组织，因此，患者没有任何痛苦。治疗结束取下五行磁吸针时，首先用力压瘪针囊，轻轻取下，不要直接硬拔，以免损伤皮肤，每次五行针治疗后，用75%的医用酒精将五行磁吸针擦拭消毒后，放入盒内保存待用。五行磁吸针治疗疾病的种类与真磁疗法相似。可用于治疗疼痛性疾病、软组织挫伤、脑血管疾病后遗症、神经衰弱、失眠、慢性胃炎、肠炎、风湿性关节炎、骨关节病等。

（4）耳磁法

耳磁法是在耳郭的穴位上贴敷小磁石，一般磁场强度10~30mT，磁珠的直径2~4mm，也可用米粒大的磁珠，磁珠的磁场强度1mT，用胶布将小磁石或磁珠固定在耳穴上，每次取穴2~4个。取穴根据疾病情况选择，与耳针疗法相同。耳磁法不仅具有耳针疗法的作用，而且还具有磁场刺激刺耳穴的作用。免除了针刺耳穴时引起的疼痛反应。也优于王不留行籽贴压耳穴，因为后者只有王不留行籽机械刺激耳穴作用。耳磁法可用于治疗失眠、神经衰弱、高血压、荨麻疹、湿疹、痤疮、胆石症等。耳部穴位图见表7–1。

操作步骤：①选取若干磁珠或小磁片。

②选好耳郭穴位，将磁珠（片）贴在耳穴上，用胶布固定之。

③异名极在耳廓对置贴时容易发生对耳郭组织的压迫，一般贴2h

后松开5min再贴，以免长时间压迫引起耳郭组织坏死。

④疗程无严格限制，可长期贴用。

注意事项：①磁片不可相互撞击，以免破坏磁场，减弱其磁感应强度。

②磁片可用75%的医用酒精消毒，不得火烤或水煮，以免退磁。

③注意勿使手表、收录机、各种电信、信用磁卡、移动电话等靠近磁片。

④治疗前应去除治疗区内的金属物品，以免被磁化。

⑤永磁片可反复使用多年，疗程结束后妥善保管备用。磁感应强度过弱时应丢弃不用或充磁后再用。

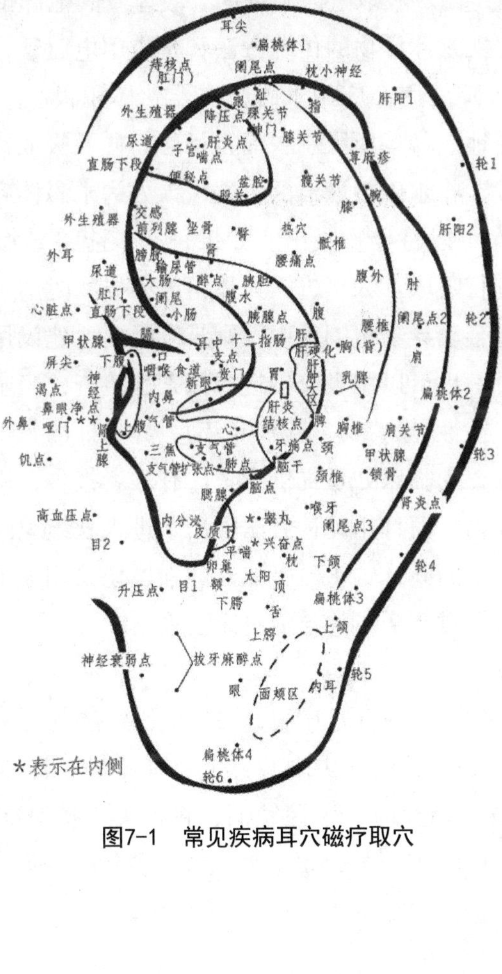

图7-1　常见疾病耳穴磁疗取穴

常见疾病耳穴磁疗取穴

神经衰弱：取穴神门、皮质下、枕、内分泌、心、肝、肾等。

失眠：取穴脑、神门、内分泌、枕等。

胃炎：取穴胃、交感、神门等。

胃、十二指肠溃疡：取穴胃、十二指肠、交感、皮质下等。

呃逆：取穴肝、胃、膈、皮质下、神门等。

肠炎：取穴大肠、小肠、脾等。

腹泻：取穴脾、大肠、小肠、胃等。

（5）磁吸法

磁吸法是利用恒定磁场吸取进入眼球内、肢体及其他部位的铁性异物。

吸取进入眼球内铁磁性异物的传统方法，是应用电磁铁，但电磁铁体积大，携带不便，只能在医院应用。应用永磁吸取器，体积很小，重量很轻，不需电源，不受电源，不受地点、场所限制，而且操作简便。吸取铁磁性异物时，首先对准异物所处的位置，将永磁吸取器的尖端（该处为永磁体磁场最强处）对准异物的方向，一般一次可以将异物吸出。如果一次未能将异物吸出，可以改变方向，从另一个角度进行吸取。如果进入人体组织中异物时间较久，异物周围可能有纤维组织增生，把金属异物包围其中，则难以吸出，建议用其他方法取出。当异物的位置不明确时，也可以用吸取器进行探索性检查，当永磁吸取器的强磁场接触到铁性异物时，铁性异物将会被磁场吸动，异物处的软组织也会随之颤动，提示异物所在的位置，为临床处理提供参考。有学者报告，用永磁吸取器吸出了进入眼球内的铁质异物，而且用此种方法吸出了进入软组织的弹片，还有用此种方法吸出了进入组织中的断针。永磁吸取器的强磁场只能吸出铁质异物，而对其他金属异物无法吸出，对非金属的异物更无法吸出。

（6）磁锓针法

磁锓针法是应用磁锓针进行磁疗的方法。磁锓针法既有磁场的作用，又有针刺穴位的作用。由于磁锓针法的尖端圆针上有强磁场，针体内部有聚磁装置，所以其尖端有强磁场。治疗时，手握针柄，将针尖直接对准病变部位或穴位处皮肤，并在操作过程中稍加压力，每个痛点或穴位治疗时间2~10min，每次取穴

2~4个，每日治疗一次。

（7）间接敷磁法

间接敷磁法是磁石不直接接触治疗部位或穴位的皮肤，而是在磁石与皮肤之间有隔垫物。隔垫物采用棉布或化纤织物，将磁石包裹其中，从表面看不到磁石，也有将磁石直接缝在某些用品中，如磁性内衣、磁性护膝等。操作如下：

①将数片磁片缝制于可用于病患部位的衣物上（如腰带、腹带、内衣、护膝等）。

②将带有磁片的衣物穿戴于病患部位，磁片与皮肤之间只隔薄层织物，必须使磁片紧贴病患部位、痛点或穴位。

③体位变动或穿脱动作使磁片移位时需及时纠正。

④磁疗用品一般穿戴1～2周后，休息1～2天再用。

间接敷磁法分为全身性与局部性。局部敷磁法主要是作用于局部，也有通过局部作用引起远隔部位反应，甚至引起全身性效应。例如，磁性项链虽然是在颈部，但可以帮助降压或改善睡眠，这种作用是属于全身性的。

属于全身性的间接敷磁法有磁性被子法、磁性床垫法等。

磁性床垫中有单用多个圆形磁石，有单用多条软质磁棒，也有两者兼而有之，既有软质磁棒，也有一定数量的圆形磁石，目前国内应用的磁性床垫，其中的磁石数与软质棒状磁条的数量也有差异。磁性床垫有薄垫型与厚垫型两类，但其主要作用相似，为了加强作用，包裹磁石或磁条的织物面有产生负离子、远红外线的材料，因此，不仅有磁场的作用，还有远红外线、负离子的作用，其对人体的影响，要比单用永磁材料明显。

有学者应用磁疗褥及磁疗枕等保健寝具，对神经衰弱、颈椎病进行了临床观察。对33例神经衰弱进行磁疗褥垫与磁疗枕的临床观察，并与31例不应用磁疗褥垫和磁疗枕的神经衰弱患者进行了对照，结果33例均有效，其中效果明显者19例，占57.5%；对照组31例，有效28例，其中效果明显者8例，占25.81%，疗效低于磁疗褥垫与磁疗枕组。另外，该学者还观察了磁疗褥垫及磁疗枕对原发性高血压、高脂血症、脑梗死、腰椎间盘突出症等疗效，均有不同程度的效果。其他尚未见有这方面的报告。

磁性被子中有多个磁石，其作用范围也较大，主要作用于胸腹部及四肢伸侧面；而磁性床垫主要作用于人体背、腰、臀部及下肢的屈侧面，同时使用磁性床垫及磁性被子，使整个人体处于磁场作用中。

磁性寝具主要用于神经衰弱、失眠、高血压、肌肉酸痛、风湿性关节炎、骨性关节炎等。

局部性间接敷磁法，主要指磁性产品在局部应用。用于局部间接敷磁的磁性用品种类繁多，如磁帽、磁枕、磁性项链、磁性内衣、磁性背心、磁性手链、磁性手表、磁性腹带、磁性腰带、磁性内裤、磁性护膝、磁鞋、磁性鞋垫等。上述局部性磁性产品的使用方法，可以参照该磁性产品的使用说明书。

（二）动磁法

使用动磁场治疗的方法，称为动磁法。

1. 旋磁法

旋磁法是利用旋转磁场（简称旋磁场）治疗的方法。

旋磁机的种类较多，有便携式旋磁机、台式旋磁机、立地式旋磁机、远红外旋磁机、旋磁排石仪等。虽然旋磁机的类型较多，但其操作均较为简便。

（1）便携式旋磁法

便携式旋磁法是使用便携式旋磁机，便携式旋磁机使用的电源有干电池、市用电源。操作时，患者采用舒适体位（坐位或卧位），裸露治疗部位，操作者站位或坐位于患者旁，如为干电池电源，将旋磁机的磁头置于患病部位或穴位处，拧开旋磁机开关，即进行治疗。每次治疗20~30min，如为多个部位，则每个部位每次10min，每次可治疗2~3个部位，每天治疗1次，15~20次为一个疗程。如用市用电源，则在接触电源后，拧开旋磁开关，其他操作同上。

（2）台式旋磁机的操作方法与便携式旋磁机的操作方法相似，具体可以参看旋磁机的说明书（图7–2）。

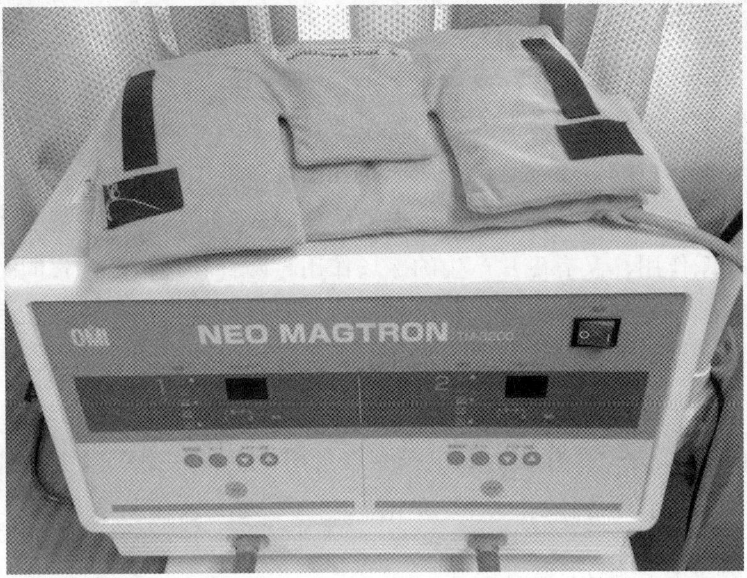

图7-2　磁疗仪

（3）旋磁椅法

旋磁椅（旋转磁场磁倚）法是应用旋转磁场治疗的方法。旋转磁场是由旋磁机产生的。旋磁椅操作时，如使用单个磁头，则与一般旋磁法的应用范围相同，如启用多个旋磁头，多用于病变范围较大的背、腰、肩部软组织挫伤、肌肉劳损、肩关节病变。在实施治疗时，磁头应准确调至对准病变部位。

（4）旋磁床治疗法

旋磁床法或称为床式旋磁机法。目前国内有多家公司生产床式旋磁机。由于床式旋磁机上方的旋磁头可以来回移动及上下距离的调节，所以根据治疗需要，进行水平方向移动，与下磁头形成对置。由于床式旋磁机的磁头面积大，所以其作用范围也相应较大，对多种疾病有较好的治疗效果，如腰腿肌肉劳损、软组织损伤、神经衰弱、失眠、骨关节病、股骨头坏死等。

进行旋磁床法治疗时，患者平卧于床面上，磁头对准治疗部位，调节磁头与治疗部位的距离，每次治疗时间一般30min，每天治疗1次，10~15次为一个疗程。

2. 磁电按摩法

按摩法是我国传统的治疗方法，也是一种常用的治疗方法。它是通过操作者的双手，在治疗部位进行按摩，需要按摩者付出劳力。另一种按摩法是通过器械的帮助减轻操作者的劳力。磁电按摩法是在磁按摩器上安装小电动机，通点后小电动机转动或振动，磁片随之转动或振动后，磁片产生的恒定磁场变为动磁场，此时既有按摩作用，又有磁片产生的磁场作用，两种物理治疗因素同时作用于按摩部位，有利于增强按摩效果。磁电按摩法并没有电流作用于人体，电流只是作为磁电按摩的动力。

磁电按摩法可以直接作用于穴位或病变部位，每次治疗时间15~30min，每天1次，15~20次为一个疗程。磁电按摩法可用于治疗软组织损伤、肌纤维组织炎、关节炎、关节痛等。

3. 低频交变电磁法

低频交变电磁法是应用低频交变电磁场治疗的方法。低频交变电磁疗机的类型不同，结构也不完全相同，磁场强度也有差异，但其操作方法类似。只有个别低频交变电磁疗机的操作较复杂外，一般治疗参看说明书（图7–3）。

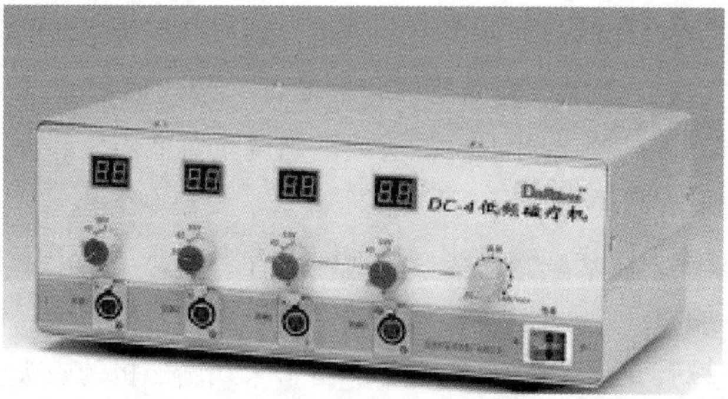

图7–3　低频磁疗机

二、磁疗的治疗作用

（一）镇痛作用

利用恒定磁场、脉动磁场、交变磁场及衰减磁场等不同类型的磁场，采用热板法、热烫法、乙酸刺激法与电刺激法等方法对磁疗的镇痛作用进行实验研究。结果表明，磁场可提高实验动物的痛阈，且镇痛作用明显，起效较迅速。研究还提示磁场镇痛作用的大小与磁场强度相关，磁场强度越强，镇痛作用越明显。大量的临床病例证实，磁疗对神经性疼痛、损伤性疼痛、痉挛性疼痛等均有良好的镇痛作用，可提高痛阈和耐痛阈。磁疗止痛的起效时间因病种、病程等而不同，旋磁法起效时间最短，静磁法效果持续时间较长。其作用机制尚不清楚，可能是由于磁场作用于经络穴位，通过经络增强人体的生物电磁能，促进气血流通，以达通经止痛目的；或通过作用于感觉神经降低其兴奋性，抑制某些致痛物质的活性，促进镇痛物质浓度升高，产生镇痛效果。

（二）镇静作用

磁疗具有改善睡眠质量、增加睡眠时间、缓解肌肉痉挛、降低肌张力等作用，可用于治疗神经衰弱和失眠。上述作用可能与磁场对神经中枢的抑制作用有关，实验证实，在一定量的磁场作用下，大脑皮质的抑制过程增强，肌张力降低。

（三）消炎作用

磁疗对物理化学性因素、生物性因素所致的急性炎症均有效，可用于治疗浅层炎症和内脏某些炎症，如睑腺炎、脉管炎、创伤感染、支气管炎、急性乳腺炎、肛门脓肿等。磁疗抗炎的机制不详，可能因为磁疗可提高细胞免疫功能，增强白细胞吞噬功能；通过改变局部血液循环，促进炎性渗出物吸收与消散、加速炎性化学介质的清除；降低毛细血管通透性，促进致炎性物质渗出减少，最终达到消炎作用。

（四）消肿作用

消肿作用是磁疗的重要作用之一，已得到公认。磁疗可明显减轻局部或肢体肿胀，对急性扭挫伤、外伤性血肿和静脉炎引起的肢体水肿以及神经血管性水肿等均有较好的疗效。部分实验证明磁场的消肿作用随时间增加而增强，故适当增加治疗时间，可获得较好的治疗效果。磁疗的消肿作用既可促进渗出物的吸收消散，又可减少并阻止其继续渗出，具有促进吸收和抗渗出的双重作用，其机制可能与改善微循环、降低毛细血管通透性、加速局部蛋白转移、降低胶体渗透压等效应有关。

（五）降压、降脂作用

磁疗不仅能缓解高血压患者的症状，还可以使血压下降。磁场作用于机体一定的穴位，产生调节中枢神经和自主神经的效应，降低其兴奋性，增强抑制功能，改善血管舒缩功能，使外周微血管扩张，末梢血管阻力降低，血压降低，尤其对早期高血压疗效明显。

对血脂增加的高血压患者施行磁疗，其血脂出现不同程度的降低。动物实验表明磁场有降低血脂的作用。磁场作用于机体，引起胆固醇结构的改变，使胆固醇不易沉淀在血管壁上，也可通过神经系统的调整作用及某些酶的作用，影响血脂代谢，使患者血脂降低。

（六）止泻作用

大量的临床实践证明，各种不同类型的磁场不仅对一般单纯性消化不良及肠炎等引起的腹泻有明显的止泻作用，而且对中毒性消化不良性腹泻亦有良好效果。这与磁疗降低肠蠕动，促进肠黏膜对水分、电解质、葡萄糖等物质的吸收与抗渗出等作用相关。

此外，磁疗具有双向调整作用，既可利用磁场提高面神经的兴奋性，治疗面神经麻痹，又可降低面神经的兴奋性用于治疗面神经痉挛。这种双向调整作用已被临床证实。

（七）促进骨折愈合作用

通过实验研究发现，磁场促进骨折部位骨痂的生长，加速骨折的愈合，还对因骨折引起的局部疼痛有缓解作用，对因骨折引起的局部软组织肿胀有消肿作用。

磁场有促进骨折愈合的作用。王万春等进行了动物实验研究，将50只家兔随机分成两组，A组30只，B组20只，在家兔的胫腓骨连接处截骨，造成人工截骨。A组实验则用磁性梯形自动加压接骨板固定，磁性采用钕铁硼磁片，磁片后2mm，直径4mm磁感应强度90mT；B组单以梯形自动加压接骨板固定，没有磁场作用。经过4~6周，A组磁梯和B组无磁作用的骨密度及生物力学测试，有显著性差异在有磁场作用下，有大量钙盐沉着，软骨内骨化过程加快，并通过X线检查，组织切片生物力学测试和骨密度测试，说明磁场有明显促进作用，与梯形自动加压接骨板对骨折愈合有协同作用。由此认为，磁场除治疗骨折不连外，对开放复位内固定的骨折，采用具有磁疗和固定双重作用的磁性接骨板进行固定，可加速骨折愈合和减少并发症。

脉冲电磁场对骨折也有较好的治疗作用。屈承端等报告，采用脉冲电磁场治疗下肢新鲜骨折32例，脉冲电磁场频率2~20Hz磁感应强度0~10mT，骨折复位后，即开始脉冲电磁场治疗，每日1次，每次40~60min，对照组32例，在手术复位后，采用药物牵引等骨科常规方法治疗，结果电磁场2周内出现骨痂10例，占31%，3周内21例，占66%，而对照组2周内无骨痂出现，3周内出现骨痂7例占22%，表明脉冲电磁场显著促使骨痂早日出现。

三、磁疗的特点

（一）使用轻便。如常用的磁片贴敷，小型旋磁机均可随身携带，使用方便，见效快，省时，省力。

（二）用途广泛。对人体各组织、脏器，各个部位均有不同的治疗效果，临床在内科、外科、妇科、儿科、神经科、五官科、皮肤科均可使用。

（三）双向性治疗作用。磁疗具有双向性，血压高可以降血压、血压偏低又可以升高血压。如消化道疾病既可治腹泻，又可治便秘。

（四）无创伤和无痛苦。这种治疗属于无创伤性的物理疗法，仅有少数患者有头晕、乏力、心跳加快等不良反应，但仅几小时到几天症状即会消失，所以是安全可靠的，治疗后不留任何后遗症。

（五）可与其他疗法协同。如与药物配合治疗，可以提高疗效，缩短疗程。

（六）有累积效应。多次治疗后磁场的生物效应可以加强，一般磁场作用时间越长，其生物效应越旺盛。

（七）迟发反应。磁疗后，其生物效应是逐渐起作用的。过一段时间更为明显，去掉磁场以后，磁场产生的生物效应也不会立刻消失，而是逐渐消退的。

（八）经济实惠，疗效好。用磁疗治病，可以大大节省治疗费，经久耐用，减少药物的副作用，可以反复使用。除治疗疾病种类多以外，对多种疾病有良好效果，效果产生快，有的甚至出现即时效果。

（九）多病兼治。如治疗神经衰弱，可同时治疗颈椎病。

四、磁疗剂量、磁疗疗程与磁疗法的不良反应

（一）磁疗剂量

磁疗剂量主要是指磁疗时磁场的强度。磁场强度合适是指既能产生治疗作用，又不出现不适反应。如果磁场强度太低，难以达到产生治疗作用的阈值；如果磁场强度太强，虽然产生了治疗作用，但有时同时又出现一些不适反应，如不适反应明显难以继续坚持治疗，而不得不停止，这样会影响磁疗的继续进行。磁疗时应考虑剂量问题，磁场属于物理治疗因素。在使用其他物理因素治疗时，有较明确的剂量划分，如超短波的剂量分为小量、中量、大量；紫外线照射时分为亚红斑量、红斑量、超红斑量；水疗时根据水温分为冷水浴、温水浴、热水浴等。磁场虽然不如有些物理治疗方法对剂量的要求严格，但应用不恰当时，有时也会出现患者难以耐受的反应。

目前应用的磁场种类较多，有恒定磁场、旋转磁场、低频交变电磁场、脉冲电磁场等，后3种磁场在进行磁疗时，应用的磁场强度差异较大，缺乏一致的标

准，如脉冲电磁场进行治疗时，有的只有数十高斯，也有应用数千高斯甚至上万高斯，相差数百倍；交变电磁场与旋转磁场至今尚无一致的应用磁场强度标准。

恒定磁场由于应用较多，而且受到较普遍的关注，经过40多年来的临床应用，在临床应用中不断探索与总结，已有一个基本上受到公认的标准，虽然还有待进一步完善，但在磁疗实践中所形成的恒定磁场剂量标准，具有其实用价值。

恒定磁场的磁场强度分为3个等级。

1. 小剂量或低磁场：磁石的表面磁场强度为20~100mT或0.02~0.1T（200~1 000Gs）。

2. 中剂量或中磁场：磁石表面的磁场强度100~200mT或0.1~0.2T（即1 000~2 000Gs）。

3. 大剂量或强磁场：磁石的表面磁场强度超过200mT,或超过0.2T（即2 000Gs）。也有将磁疗时的剂量分为：弱磁场：0.000 1~0.01T；低磁场：0.01~0.05T；中磁场：0.06~0.2T；强磁场：0.21~0.3T；高磁场：0.31T以上。关于磁疗剂量分级，不易分得太细，等级过多。现在一般应用第一种“磁疗剂量分级”者较多。

（二）磁疗疗程

理疗包括多种物理治疗方法，如光、电、声、热、水等。每一大类物理治疗方法，又细分为多种具体的方法，如光疗法又分为紫外线疗法、红外线疗法、可见光线疗法等；电疗法又分为低频电疗法、中频电疗法、高频电疗法、超高频电疗法等。虽然每种物理治疗方法各有其一定特点和差异，但相同的一点是都有疗程，所谓疗程，即是该种治疗方法，经过一定治疗时间或一定治疗次数后，需要暂时停息一个时期，根据需要，再进行下一个疗程的理疗，基本上成为物理治疗方法的常规。由于每种物理治疗方法又各有一定特点，疗程的长短也有差异。例如，有的作用较强烈的物理治疗方法，如紫外线疗法的疗程较短，否则会对皮肤产生不良影响；而作用比较温和的物理治疗方法，其疗程可以长一些，如温泉浴、淡水浴、海水浴等，其疗程可以长一些。疗程的长短，应根据物理治疗因素的性质及治疗的需要，有的疾病经过2~3次或5~6次治疗后病愈，不需要继续治疗了，那它的疗程就短。有的慢性疾病则需要治疗的次数较多，那么它的疗程就较长。

磁疗法是物理治疗方法的一种。因此，也和其他物理治疗方法一样，也需要有疗程。根据具体的磁疗方法不同，其疗程的长短要求比较严格，类似物理治疗方法中的电疗法，一般10~15次或20次为一个疗程。如需再继续磁疗时，其间需停息5~7天。

（三）磁疗法的不良反应

1. 定　义

磁疗的不良反应，是指在磁疗过程中，出现与磁场作用无关的不适反应。关于磁场的不适反应，早年间就有学者对磁疗法的不适反应进行了观察、研究和总结，对磁疗法不适反应的发生率、发生时间、不适反应的表现、如何处理、发生机制、如何减少或避免不适反应的发生等做了介绍，以引起注意，达到减少或避免不适反应的发生。在磁疗过程中出现的某些反应，是否属于磁疗法的不适反应，应根据以下两方面确定。

（1）不适反应与病情无关，与磁疗法有关。

（2）当减少磁疗法剂量或暂停磁疗法后，不适反应随之减轻或消失；或者当不适反应消失后，再次进行磁疗时，不适反应又发生者。

2. 磁疗法不适反应的表现

磁疗法不适反应的表现，有全身性与局部性两种。

（1）全身性表现

头晕、眩晕、头胀、头痛、疲乏无力、恶心、腹胀气短、气促、发憋、心慌心悸、多汗、发冷、失眠、嗜睡、口渴、口干、口苦、血压下降、血压升高等，极个别患者白细胞暂时减少。

（2）局部性不适反应表现

发痒、烧灼感、疼痛、瘀斑、皮疹等。

上述磁疗不适反应，一般有其中1项或2项，超过2项者为特殊者。

3. 磁疗不适反应的处理

磁疗法不适反应，一般较轻，此种情况不需处理。但要注意观察其变化情况，磁疗者逐渐适应后，不适反应在磁疗过程中逐渐减轻与消失。

如不适反应较明显时，而且不减轻，可以减低磁场强度，减少磁场作用范围，或者缩短磁场作用时间，或者改换其他磁疗方法，一般不适反应也会随之减弱或消失，如果通过采取上述措施，仍不减轻或消失者，则停止磁疗。

对磁场过敏者，当接触磁场时，即出现明显的不适反应。当出现此种情况时，应让反应者离开磁场，并让其躺下休息，不适反应消失后离开。必要时采取临床对症处理。磁场不适反应和磁场类型有一定关系，恒定磁场的发生率略多于其他类型的磁场。关于磁疗不适反应，有的称为磁疗法副反应，也有的称为磁疗法副作用。在磁疗过程中，不适反应并不只发生在磁疗法中，其他物理治疗方法，如光疗、电疗、热疗、水疗法，也有个别人在接受理疗时，出现不适反应。

五、磁疗法的临床应用

（一）适应证

磁疗在临床上应用日益广泛，目前治疗疾病已达百余种，涉及内科、外科、妇科、儿科、皮肤科和五官科等。

1. 内科疾病

支气管炎、支气管哮喘、高血压、冠状动脉粥样硬化性心脏病（简称冠状病）、神经性头痛、偏头疼、神经衰弱、三叉神经痛、面神经麻痹、面肌痉挛、肋间神经痛、慢性胃炎、结肠炎、胃肠功能紊乱、腹泻、习惯性便秘、风湿性疾病、类风湿关节炎等。

2. 外科疾病

软组织挫伤、肌肉劳损、腱鞘炎、滑囊炎、腱鞘囊肿、颈椎病、落枕、腰椎间盘突出症、肩关节周围炎、肋软骨炎、前列腺炎、乳腺增生、肾结石、胆结石等。

3. 妇科、儿科疾病

痛经、绝经前后诸症、附件炎、盆腔炎、功能性月经不调、遗尿、小儿腹泻等。

4. 五官科、皮肤科及其他

睑腺炎、眼睑下垂、眼睑痉挛、神经性耳鸣、耳聋、急慢性扁桃体炎、慢性鼻炎、过敏性鼻炎、带状疱疹、慢性湿疹、神经性皮炎、荨麻疹等。

（二）禁忌证

磁疗禁忌证主要包括：白细胞总数在3.5×10^9/L以下；严重器质性疾病、癌症晚期者；出血及有出血倾向者；体质极度衰弱、高热；安装有心脏起搏器、体内有金属异物者；皮肤破溃处；磁疗不良反应显著不能耐受者；孕产妇应尽量不要使用磁性用品，以免影响胎儿或婴儿的发育。

第八章　超声波疗法

超声波是以人的听觉界限为标准的，正如光波的波长决定光色一样，声波的频率决定声音的音调，频率愈高，音调也愈高，但是当声音的音调，或是声波的频率高达一定程度即超过人类的正常听觉范围，此时声波虽客观存在，可是不能为人类听觉器官所感受，这种超出人类听觉阈限的声波叫超声波。正常人的听阈最低是每秒20次，最高频率是每秒20 000次。也就是每秒振动频率在20 000次以上（或称20 000Hz以上）的声波叫超声波。

关于超声波最早的认识，是1794年意大利科学家伊斯帕尼奥拉（Hispaniola）对蝙蝠飞行时躲避障碍物能力的研究。但超声技术实际上是基于现代电子技术的发展，1880年法国科学家J·居里（J.Curie）和P·居里（P.Curie）发现的压电效应和1906年美国发明家L·德弗斯特（L. Deforest）真空三极管的发明是奠定了现代超声学的基础。1915年法国科学家伊万杰琳（Evangelina）首先在水下发射了超声波，其后两年他又第一个制得“声呐”。以后，超声技术随着飞跃发展的电子技术日益进步，当前的科学技术可以使人类获得频率由20kHz至5×10^{8}Hz，甚至10^{12}Hz以上，功率由小自数毫瓦大到上万声瓦的超声波。

超声治疗设备随着理疗的发展逐渐增多，近年在设备的制造和临床工作上均取得了不少成绩。治疗应用上不仅广泛而且对颅脑、眼、心脏等器官也有所探索，有待进一步研究。

超声波疗法的发展有下列两点应加以解释:

1. 超声波使用范围日广，远超过理疗科一般疗法，如强声手术，眼科乳化，泌尿系碎石以及口腔医学的应用等，因此超声波疗法的概念应有广义的（包括各种特殊超声疗法）及狭义的（指理疗科常用的无损伤剂量疗法）两种。

2. 基于现代科学技术的进展，超声波已广泛用于治疗、诊断、卫生学、基础及实验医学，为了具有更全面的概括性，近已有“超声医学”之称。

第一节　概　述

一、超声波的性质

超声波与声波的本质相同，均为振动物体（声源）引起周围固体、液体或气体物质（介质）的机械振动，并且沿着介质向前传播形成连续的波动。介质的质点成为交替疏密变化的连续运动，这种连续的质点压缩和稀疏的交替在介质中构成弹性波（或称压力波）。波动中质点运动方向与波动的传播方向平行，这种纵振动的传播是纵波。纵波是超声波的基本传播形式，但超声波在固体中及流体介质表面也能产生横的位移波。

超声波同样具有其他波动的共性，也具有速度、波长、周期、频率、振幅等因素（图8-1）。

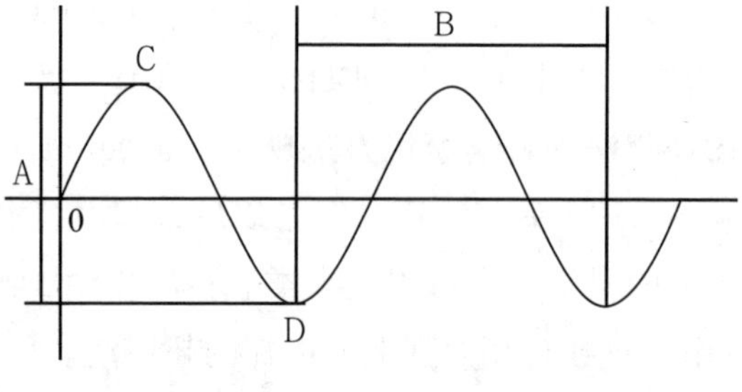

A：振幅；B：波长；C：波峰；D：波谷

图8-1　声波(代超声波)示意图

（一）超声波的速度

指超声波在介质中单位时间内传播的距离，实用单位为米/秒(m/s)。超声波的速度与超声波的频率无关，而取决于介质的弹性与密度，可用下列等式表示：

$$V = \sqrt{\frac{E}{P}}$$

E=弹性系统　　　　P=介质的密度

在不同介质中超声波的声速差异很大（表8-1），例如在电气石中超声波可达7.54km/s，铅中为6.4km/s，而空气中只为331m/s。为了便于记忆，可把淡水中超声波声速为每秒一公里，空气中为其1/3，而钢铁中则为其4~5倍。

超声传播的速度与介质的压力及温度有关，温度增高，速度加快。如在空气中，0℃时超声速为331m/s。而20℃时则为343m/s。约每增加1℃，速度增加0.6m/s。

表8-1　超声波在几种不同介质中的传播速度

介质名称	超声传播速度（m/s）
空气	334
淡水	1 410~1 430
海水	1 510~1 540
肌肉组织	1 400，1 568 (人类)
软组织（人类）	1 500
脑	1 541
肝	1 549
肾	1 561
血	1 570
脂肪	1 580，1 476 (人类24℃)
骨骼	3 360
钢	5 000
铝	6 420
电气石	7 540

（二）超声波的频率

即每单位时间内超声波波动的次数，单位是周/秒（赫兹或赫)，符号为Hz。

常用为千赫(GHz)、兆赫(MHz)。理疗应用的超声波频率一般为800kHz~1MHz (表8–2）。

表8-2　医用超声波的各种频率

超声波诊断	部位	频率
	眼	5~7MHz
	乳房	5 MHz
	腹部内脏	2.5~3MHz
	妇产科	2.5~3MHz
	脑	1.25MHz
超声波治疗		
	一般躯体	800kHz~1MHz
	皮肤	2.5~5MHz
其他超声处理		
	超声外科	0.5~5MHz
	超声碎石	35MHz
	超声牙钻	20~30MHz
	超声雾化	1.4MHz
	超声洗涤	10~20kHz

超声波的频率对于许多性能均有很大影响，如传播形式、穿透能力、吸收作用及理化性能等。

（三）超声波的波长

波长是指两个相邻接的技峰或波谷之间的距离，频率与波长的乘积等于速度。在同一速度的情况下，频率与波长的关系如下式：$V=\lambda f$。即频率愈高，波长愈短，而频率低的超声波其波长也相应地增长。波长与频率的这一关系说明波长对超声波许多性能产生影响。

（四）超声波的周期

波动一周所需的时间，周期与频率互为倒数。

$$\bar{f}$$

$$T=1/f$$（T为周期，f为频率）

（五）超声波的振幅

振幅是超声波波动的幅度，也就是超声波振动时压力变化的幅度。

超声波传播过程中，介质疏密的相位变化并有介质的压力变化及其质点运动的能量变化，为了了解此点我们引出“声压”与“声强”的概念。

1. 声压：为介质中超声波疏密区较正常（无超声波波动时的静止状态）压力强度减小与增大的数值，测量单位为微巴($1\mu b=1.02mg/cm^2$)。声压是由介质质点在波动时往返偏离中间位置而产生的正负压力，介质中每半个波长距离处的正负压力差为最大。振幅压力与质点最大位移的相互关系，为：

$$P=2\pi \cdot f \cdot p \cdot V \cdot A$$

（P：振幅压力；f：振动频率；p：介质密度；V：速度；A：质量最大位移）

在人类组织平均声阻的条件下，超声波中等治疗剂量的强度，将产生±2.6个大气压的压力波动作用人体。

2. 声强：单位时间内垂直通过单位面积的声能叫声强。是一个客观物理量，单位 为1erg/（$cm^2 \cdot s$），即每秒每平方厘米有一尔格能量。声强与超声波的频率的平方、振幅的平方和介质密度乘积成正比。声强与声压的平方成正比。平面超声波可以下式计算：

$$I=\frac{P_2}{2PV}$$

（I为超声波振动强度；P为振幅压力；P为介质密度；V为速度）

对超声换能器即声头，常以每秒辐射总能量表示其总功率，单位为W。而单位面积上通过的总能量即为普通实用单位，为W/cm^2即超声波治疗上的剂量单位。

二、超声波的传播

超声波与声波相同，是一种机械振动引起介质质点运动的波动，是压缩波，所以必须依靠介质传播，不能在真空中传播。此与光波，电磁波不同，超声波的波动频率很高，其传播又改变了普通声波传播性质，而具有类似光传播的方向性的直线传播。

声波振动的频率低，波的传播可视为自一点向四周的球面传播。超声的传播则因声源形状及频率增高而改变。

在一盘状声源（如发射超声的声头换能器）超声传播的发散程度，决定于盘状声源的直径（D）和声波的波长（λ）。即发声体（声源）直径愈大或频率愈高（波长愈短）则发散角愈小。高频超声波的波长很小，发散角也很小，其传播可视为直线进行，类似光的传播。

$$\mathrm{Sin}\,\theta\text{（发散角）}=1.2\,\frac{\lambda}{D}$$

超声波直线传播的性质具有光学特点，如反射、折射等物理现象，也同样适用反射、聚焦等光学技术，在超声治疗工作中对治疗部位与治疗方法的应用也有其实际的临床意义。

三、超声波的反射与折射

高频率超声波的定向传播，具有光波传播的相同性质，如在同介质构成的介面上产生折射和反射等现象，这些现象发生的规律也与光波相同。

（一）反　射

超声波由一介质传播至另一介质时，将在界面处发生反射，反射的程度决定于入射角的角度和介质的特性。

1. 由入射角方面讨论根据光学的反射定律，在两个介质构成的界面上，入射声束与法线的交角，即入射角，应等于法线与反射声束的交角，即反射角（图 8–2）。

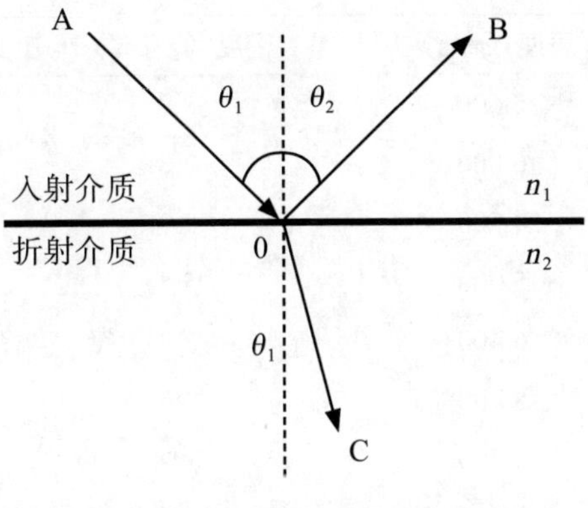

图8-2　超声波的反射和折射规律

上述超声波传播规律也影响到第二介质对超声能量的吸收，即声束折射方向与被投射物体的表面愈近于垂直，亦即入射角度愈小，能量反射愈小，作用效率愈高；与此垂线（法线）偏离度愈大，反射愈多，超声能损失愈大。因此在实际超声治疗应用上应注意：

（1）进行超声治疗时，人体治疗部位（第二介质）吸收超声能愈多，其作用也愈强。为了使更多超声能进入治疗部位，则超声波传播方向应集中并垂直于治疗部位表面，如果偏斜角度（入射角）大于27°，则大量超声能被反射，治疗部位接受能量少，实际的超声波作用小，则效率不满意。7°~27°之偏差尚可允许。而集中于7°以内则超声能大量进入治疗部位被该处组织吸收，治疗作用最理想。

（2）治疗部位的表面如呈球面形状，则距投射中心愈远的周缘部位能量丧失愈多。因此进行超声治疗时，应不断地移动声头的位置与角度，既保证垂直投射的方向，又可照顾各个治疗区域，使所有需要治疗的部位均能得到治疗要求的剂量。

2. 由介质特性方面讨论反射强度取决于二介质的声阻特性。不同物质的声阻特性参见表8-3。

表8-3　几种物质的超声速度、密度和声阻

名称	声速（m/s）	密度（g/cm^3）	声阻（g/cm^3）
镍	5 600	8.9	5.0×10^{6}
钢	6 000	7.8	4.7×10^{6}
铜	4 700	8.9	4.2×10^{6}
钛酸钡	5 000	5.4	2.7×10^{6}
铝	6 400	2.7	1.7×10^{6}
石英	5 700	2.6	1.5×10^{6}
尼龙	2 700	1.14	3.0×10^{6}
机体软组织	1 540	1.06	1.6×10^{5}
水	1 500	1.00	1.5×10^{5}
润滑油	1 400	0.8	1.1×10^{5}
空气	330	0.001 3	0.00043×10^{5}

超声波在介面反射的能量(P_r)与投射的总能量(P_o)之比是反射率(R)。即

$$R=\frac{P_r}{P_o}$$

若于垂直投射的情况下，以二介质的声阻关系代入，则

$$R=\frac{P_r}{P_o}=\left(\frac{D_1V_1-D_2V_2}{D_1V_1+D_2V_2}\right)^2$$

（D_1介质1的密度；V_1介质1中的声速；D_2介质2的密度；V_2介质2中的声速；D_1V_1为第一介质的声阻；D_2V_2为第二介质的声阻）

若$D_1V_1=D_2V_2$，即两个介质声阻相同，$R=0$，此时超声投射能量全部进入第二介质，无反射发生。

若D_1V_1与D_2V_2相差很大，则R值近于1，即100%。

此时投射超声波的绝大部分能量丧失掉，这一点在超声治疗中很重要，因为人体组织的声阻近于水（表8-4），若声头与治疗部位的皮肤间不加声阻相似的物质填充，则毛发周围的空气形成阻隔介质造成超声波的大量反射，将使99.9%的能量丧失。因此，在超声治疗时需在声头与皮肤间加用接触剂填充，而接触剂

（或介质）的声阻应与人体组织相近，以减少声能反射，能量丧失。

表8-4　人体各部组织的声阻值（与纯水比）

手	1.1
上臂	1.1
骨髓	1.1
颈	1.1
胸	1.1
前臂	1.0
腓肠肌	0.97
额窦	0.93~0.9
肌肉	0.93

实验证明，由治疗声头进入组织的能量为40%，由声头进入空气的能量只为0.01%，由空气进入组织的能量为0.1%。其他界面反射率参见表8–5。

表8-5　几种界面反射率

界面	反射率
石英，水	68%
钢，水	85%
石英，空气	近于100%

由于空气与组织间的反射，能使大量的超声能丧失，所以超声波难以通过肺和充气的胃肠。

（二）折　射

超声波传播的类光学性质，除使界面处发生反射现象外，并可在通过界面后发生折射现象，折射的发生亦与投射角度有关，折射的能量为入射能与反射能量之差，折射表现在经界面进入第二介质后传播方向发生偏转，因此可依透镜原理产生聚焦。

四、超声波的干涉与驻波

介质中超声波通行无阻的传播过程叫超声波的行波，是压力能的能量转移，无反射现象。

超声波传播过程中若遇有障碍，则在界面处有超声能量反射，此反射波与原直射波在各自传播过程中互相遭遇，二波相互干扰，如直射波发声器晶片位置与反射界面的距离恰为半个波长，或为半个波长的倍数（$n=\frac{\lambda}{2}$），直线相对的直射波与反射波即形成驻波。它是在晶片及反射面之间形成的振动，其最大振幅为二波振幅之和（波腹）最小振幅为二波振幅之差（波节）。二波节的距离为1：2波长，二波节的位置恒定。驻波在超声波治疗中，尤其在实验研究中意义重大。

在同一介质中若同时有两个以上的超声波传播时，波与波之间也出现干涉，如果波束相遇恰为波峰与波峰相交，振幅则增大，若与波谷相遇则波幅减小，这是波的干涉现象图（图8-3）。

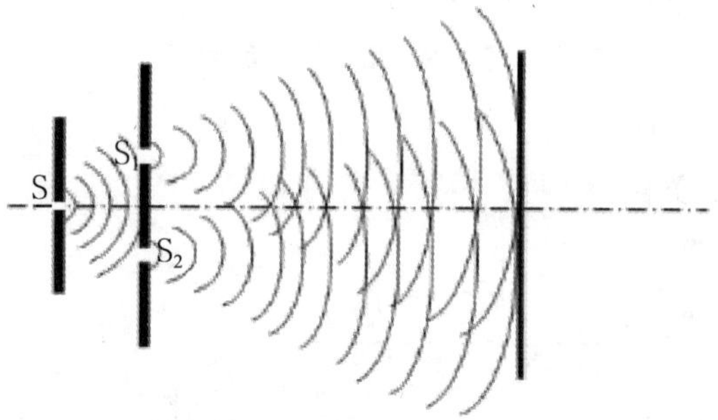

图8-3　波的干涉

五、超声波的声场、声束和聚焦

（一）磁　场

我们把磁力分布的空间叫作磁场，同样，与电磁场的概念相同，我们把“声力”分布的空间叫作声场。把超声波在介质中传播的空间范围，也就是超声能作用的区域称为超声场。超声场因频率高而具有类光学性质，因而其传播可集中成束状，成束状传播的超声波即声束。实际上由超声声头发射的超声场并不似光束那样的均匀分布，而系因晶片弹性的不均匀，振动晶体周围的绕射现象及横波的产生等因素，形成超声场由许多各种角度的细小射束组成一特殊分布类型。为了克服能量分布的不均，须把超声声头在治疗部位作缓慢的移动。

（二）超声束

成束状分布传播的超声波叫声束。由于超声传播的定向性，使其辐射成束状分布，其成束的性能与声源直径及频率有关。频率愈高，分散角度愈小，成束作用愈强，能量愈集中。因此由超声能量利用率看，成束愈强，效率愈高，如1MHz的超声波在距离声源12cm处，因传播扩散而损失的能量为18%，而在同样距离下的300MHz超声则损失93.4%。成束作用与声束空间角度的关系见表8-6。

表8-6　超声波成束作用与声束分散角度的关系

成束作用	1	2	4	8
分散角度	1 800	600	300	150

从治疗应用角度要求超声束扩散角度不得大于15°，这样能量集中、效率高、部位选择性强。

（三）聚　焦

基于高频率超声波传播的反射、折射原理，可采用透镜和弧面反射的方法使声束聚集在焦点上，产生巨大的能量。聚焦技术目前已应用于超声外科及医学实验的研究。

六、超声波的穿透和吸收

超声波在介质内的传播过程中，因克服介质内摩擦阻力，其能量逐渐衰减，损耗的声能被介质吸收转换成热能。穿透就是超声波在介质中的行进，吸收就是超声波在介质中能量的转换，二者是超声传播过程中同一事物的两个方面。穿透能力强，则介质吸收能量小，吸收能量多，则影响其穿透深度。我们可以用超声波在介质中传播的距离来反映其穿透能力（表8-7）。

表8-7　1MHz超声波在几种组织中传播的距离

物质	水	血浆	血	脂肪	肝	肌肉
传播距离（cm）	3 000	150	50	8	6	4.5

物质吸收超声波的能力或超声波穿透介质的深度，与超声波的频率及介质本身的密度、黏滞性、导热性与声速等物理性质有关。

超声波的频率与介质吸收超声波的能力有关，在人体软组织（肌肉、脂肪等）中，其吸收率与频率为线性增长，而骨的吸收率则依频率的平方增长。总之，频率愈高，吸收率也愈高，而穿透能力则愈低，因此很高频率的超声波除非用聚焦等特殊技术，否则不能在体内深部获得大的能量。

1MHz与3MHz的两种超声波比较，其吸收率相差为3~4倍（表8-8，表8-9）。

表8-8　不同频率的超声波在肌肉与脂肪中的吸收率

超声波频率(MHz)	肌肉	脂肪
1	0.12	0.04
2	0.24	0.10
3	0.36	0.16
4	0.48	0.30

表8-9　正常血液中不同频率超声波的吸收率

频率(MHz)	0.7	1	2	3	5	7	10
吸收率	0.12	0.18	0.40	0.58	1.25	2.00	3.00

不同物理性质的介质对超声波吸收和穿透的影响不同，水中超声波的穿透能力最强，吸收最少，仅为空气中的1/500~1/1 000倍。

介质对超声波吸收的能力具有实际的临床意义，曾有临床实验证明，使用4W/cm^2强度的超声波作用于额部治疗内耳疾病，经过颅骨后其强度衰减至0.1W/cm^2，即只是原来强度的1/40。因此在深部组织的治疗，尤其是在经过不同介质时应注意频率与强度的选择。此外，介质对超声波的吸收也可以用为预防措施，以保护不需超声作用的部位与进行治疗操作的工作人员。

半价层（或半吸收层）是用来表示超声波在某一介质中的穿透能力，或一介质对某种超声波的吸收能力。我们用超声波在介质传播中能量衰减到原能量的1/2时，该介质的厚度，表示该介质的吸收能力或该超声波的穿透能力，此厚度数值即为该种超声波在介质中的半价层。如800kHz的超声波在脂肪中传播时，半价层（或半吸收层）为6.8cm，在肌肉中的半价层为3.8cm。1MHz超声波在肌肉、脂肪中的半价层为4.9cm，而2.4MHz超声波则为1.5cm。半价层可用于治疗时计算剂量，如800kHz超声波，经4cm的肌肉，其强度只为原强度的一半，再深入4cm，则只为原强度的1/4。即若投用1W/cm^{2}剂量在8cm深处其作用强度只为2.5W/cm^2。若应用2.4MHz超声波作用于脂肪肌肉组织，3cm处剂量即减至原强度的1/4，而7.5cm处则仅为原剂量的1/32。

七、连续超声波和脉冲超声波

（一）连续超声波

是指连续不断地发射的超声波，并且强度恒定不变，呈连续等幅波。这种超声波作用均匀热效应明显，目前超声波治疗机多属此种。

（二）脉冲超声波

有规律，间断发射的超声波，即每一次发射后有一段间隔（休止期)。脉冲超声波每秒的脉冲数称脉冲重复频率，它的倒数为脉冲周期。每一脉冲延续时间与脉冲重复时间的比值为脉冲通断比。如以普通的脉冲重复频率为每秒100次的脉冲超声波为例，它的通断比常见有1：5、1：10、1：20等。

其每一通断比的超声波的物理条件如下（表8-10）：

表8-10　每一通断比的超声波的物理条件

脉冲通断比率	1:5	1:10	1:20
每一脉冲作用时间(ms)	2	1	0.5
每一脉冲休止时间(ms)	8	9	9.5
每一脉冲周期(ms)	10	10	10
每次脉冲中1MHz超声波的振动数	2 000次	1 000次	500次

脉冲通断比可以表示总的超声功率在脉冲过程中降低的倍数，如通断比为1∶10的超声波其总功率只为连续超声波的1/10，但每次脉冲的声强并不减少。

脉冲超声波的重要特点是由于休止期的时间间隔，减弱或消除了超声的热作用，即每次脉冲后有足够的时间使组织因吸收超声能而产生的热消散掉，为了保证组织内热的消散，其间隔时间不得少于5ms，因此上述脉冲超声波的通断比不得大于1∶5。

通断比与总功率之间关系等问题都是指国内生产的仪器，国际上脉冲超声波指的是脉冲峰值功率比连续输出超声大数十倍到数百倍，但间歇时间长，通断比可达数十数百，因而脉冲超声的平均输出功率与连续超声的功率大致相等。

八、超声波的发生

超声的发生有机械振动法及电变换法，前者利用强烈的气体或液体激起固体振动产生超声，多用于除尘、散雾和清洁等，医学上应用的超声多来源于后者。

电变换法均是利用高频电振荡经换能器把电能转换成机械振荡，发生超声波，其原理如下：

（一）压磁效应（磁致伸缩）

某些磁性物质如铁铝合金及一些特殊的陶瓷材料在磁场中可因磁场变化而相应产生体积大小的变化，利用这一原理，可在变化的磁场中，放入具有压磁效应的物质，即可获得超声波。

（二）压电效应

早在1880年就发现某些晶体在一定的方向，一定的晶体面上受压或受拉时就出现电荷，这就是压电效应，它是可逆的，即若将此晶体放在交变电场中，并使电磁场方向和压电轴的方向一致，晶体就沿一定的方向产生相应的压缩与伸拉，即逆压电效应。晶体产生这一现象是因晶体中电轴或压电轴分别与极轴或极向相重合，极轴或极向在晶体学中理解为结晶体中所设想的方向，这个方向不论就外形或就化学和物理关系来说，其前端与后端均不能互换。

它有三条极轴，X_1、X_2、X_3，而Z由光学性质来看为一对称轴，称作光轴，并非极轴。在这晶体受压缩或伸拉时，在一极轴的两端和垂直于极轴的面上即产生相反的电荷，即压电效应。

反之，在压电轴的两端加以交变电压时，晶体的厚度也相应改变，此即为逆压电效应，如晶体在介质中，这种厚薄的变化引起介质分子运动，产生稠密、稀疏的交替改变激发机械振动，产生超声波。利用石英、酒石酸锦锅、钦酸顿等晶体的逆压电效应可获得频率在500~1 000Hz以上高频率的超声波，医疗上应用的超声波多属此类。

九、超声波的生物物理特性

（一）超声的机械作用

超声传播过程中介质质点交替地压缩与伸张构成了压力变化，这种机械作用是超声的基本的、原发的作用。超声场中的行波与驻波是这种作用的两个来源，在行波场中介质质点因交变振幅压力变化可获得巨大的加速度。一般治疗强度人体组织内这一压力变化约为±3个大气压，若以1MHz超声为例，每一细胞承受之压力变化在4~8mg。这种变化的压力也使组织细胞产生容积、运动的变化，这一微细的变化在人体组织内形成了微细按摩作用，叫微细按摩或细胞按摩。驻波也产生介质质点张力、压力及质点巨大加速度的变化，而且在液体中因离子大小及运动速度不同，可产生相对运动使波腹与波节间发生交变压力。此外，运动速度的差有可能使质点摩擦生“能”。

基于超声对细胞的微细按摩作用，目前正用以解释其治疗瘢痕、皮硬化、挛缩等病理的机制。超生的机械作用能使坚硬的结缔组织延长、变软。由于超声的机械作用可以对组织内物质和微小的细胞结构产生微细按摩作用，以及继发的热作用和理化作用，可以看出它在作用机制上的重要地位，在软化组织、增强渗透及刺激神经系统有重要的治疗意义。

近来脉冲超声及超声透入法不仅开拓了超声治疗学的领域，而且对超声机械作用的了解也将有更新的进展。

（二）超声的热作用

超声能量在机体或其他介质中产生热的现象是非常明显的，许多人认为热是超声的主要作用，因此把超声疗法列入组织内生热疗法，把超声疗法称为超声透热疗法，虽然小剂量超声波（小于1.5W/cm^2)及脉冲超声都证明超声的非热效应，但超声产生热及产热的特殊规律也说明热在超声治疗机制上的重要作用。

超声产生热的过程是机械能在介质中转变成热能的能量转换过程，是由超声能量穿过介质的消耗（即介质吸收能量)，超声通过介质时疏密的压力变化，界面上超声能量的反射，驻波形成时的离子摩擦及空化现象的局部高温等方式而产生的。

超声产生的热是一种组织内的生热过程，但它是一种机械能到热能的转换，不同于高频电疗时组织内生热的电能到热能的转换。许多因素可影响超声生热的量，比如超声的频率、剂量、技用方法、介质物理特性（声阻、动力学黏性等）、介质界面情况，甚至接触剂温度与种类。

超声产热是介质吸收超声能的结果，因此，介质吸收超声能的多少决定了生热的多少。组织对超声吸收与超声的频率及与介质的物理特性有关，多方面的因素使组织内生热产生了下列规律。

1. 人体内各种组织吸收声能不一、产热不等，如肌肉组织较脂肪组织吸收超声能量约大2倍，而神经组织又较肌肉大3~4倍，故脂肪组织产热最少。

2. 就整个组织中，超声生热是不均匀的，在两种不同组织的交界处生热较多：皮下组织与肌肉组织的交界处，肌肉组织与骨组织交界处。后者在关节、韧带等运动创伤的治疗上有很大的实际意义。人体的实验证明，用1MHz频率超声，$1W/cm^2$的强度投射大腿前下部，可使骨与肌肉界面LCM内温度上升5~7℃。该实验并发现不同种类与不同温度的接触剂对热的分布规律也不相同。

超声内生热的绝对值受投用剂量的影响是不言而喻的，剂量包括强度与时间。强度因素对人体因耐受程度而有一定限度。

就客观结果看，生活机体组织与离体标本组织的产热与分布也不相同。用800kHz频率的超声波，以$4W/cm^2$的强度作用于尸体臀部20s，结果标本深2mm处升温+ 5.6℃。而在活体组织的实验，用$4W/cm^2$固定法，2mm处仅升高0.5℃，3mm处仅升高0.1℃。另有用$1W/cm^2$技射上肢5min，测量皮肤温度，30人平均升温0.6℃，但2h后仍高于正常0.4℃。

生活机体与尸体标本的差异是由于机体温度调节机制产生的，神经系统控制的循环系统组成了一套有效的冷却结构，不使热量过多集聚，防止热对组织的损害，保障机体正常机能的运行。有人认为局部热的79%~82%经血循环带走，平均每秒运走3%~3.5%，另21%~18%依靠组织传导散失。

组织局部温度升高后的血管扩张、血循环加速有利于热的散失。血循散热也可由下一现象说明以$1W/cm^2$强度投射星状神经节10min，发现手指皮肤温度上升3℃，而投射鼠蹊部，足趾同样也有皮肤温度的增加。

有人研究温热作用，认为有血循障碍时，超声的生物作用则加强。人体组织间热的积累与消散的关系可利用在脉冲超声的应用上，足够的脉冲间歇时间，可以完全消散产生的热量，不使热积累造成局部温度升高。不同的治疗方法也造成组织温度上的差异，同样用$1.2W/cm^2$投射5min，固定法则比移动法使皮肤温度升高约高1.5℃。

热作用的生理效应可参考温热及透热疗法。

（三）超声波的理化作用

基于超声的机械和热效能可继发许多物理的或化学的变化，其中许多为超声所特有。

1. 空化作用

空化是液体动力学中的现象，当液体在一定的负压状态下，获得足够的牵拉力时，拉力超过内聚力，则液体中出现细小空腔。溶有空气或其他气体的液体，牵拉力引起气体过饱和，气体形成气泡逸出为假性空化。不含气体的液体被牵拉力“撕碎”形成的空腔为真性空化。形成空腔的内壁有正、负电荷分布。当压力变化时空腔破灭，即有高热、高压、发光、放电等现象。目前多认为超声的化学作用由空化作用所产生。空化作用对机体有破坏作用，但产生空化作用，需一定的强度，而且与频率有关，如15kHz的超声引起空化作用所需的声强是0.16~2.6W/cm^2，500kHz时则需100~400W/cm^2，而1MHz以上频率的超声几乎不发生空化。虽曾有组织中出现空化现象的报告，但也都是低频率22kHz及175kHz时发生，而800kHz以上从未发现，故理疗应用中很少考虑空化作用。

2. 触变作用

超声对肌肉、肌腱的软化作用和超声对一些病理改变与组织缺水有关系的关节病，如强直性脊柱炎，关节韧带退性变者有疗效，有人认为明显地与触变作用有关。

3. 弥散作用

1939年即证明了超声的增加弥散作用，用540kHz超声处理蛙皮后亚甲蓝容易透入皮内。以后许多学者证明了超声可以提高弥散作用，有人认为超声加快弥散作用是因为提高了生物膜的渗透性。他们用超声处理蛙皮，其半透膜甚至可透过蛋白质。超声提高半透膜的渗透作用可使药物更易进入细菌体内，有人将消毒杀菌药物与超声合并使用，证明能提高细菌对药物的敏感性，增强药物的杀菌作用。

也有人认为超声是一个生理的触媒剂，有利于维持机体的平衡。实际工作中也常看到对正常组织超声虽不引起显著变化，但作用于发炎组织时却引起明显的代谢方面的变化。

综上所述，超声增加弥散作用，特别是对病理组织有促进恢复的作用，在治疗上有一定意义。

4. 氢离子浓度的改变

1950年即有超声作用于大白鼠后，在皮下蜂窝组织中引起pH改变的报告发表，他们认为由于超声的强度、作用时间、投用方法等不同，组织也可以有不同程度的变酸或变碱的改变。$3W/cm^2$，10min以内，被作用组织碱性增加。$3W/cm^2$以上，皮下蜂窝组织中有酸中毒的现象，这是组织损伤的初期症状。以后又有同样报告，但认为$2W/cm^2$，10min是组织变酸、变碱的界限。所以发炎的组织对超声波反应比较强烈是可以想象的。

pH升高的碱性方面变化使伴有酸中毒现象的发炎组织有明显减轻。这是超声治疗急性炎症（疖、痈、肿痛、瘭疽等)的有利作用。炎症组织pH的碱性转变，也被认为是减少疼痛的原因。

5. 对声分子化合物的分裂作用

有超声粉碎大分子作用的报告以后，很多人对超声对高分子化合物的分裂作用进行研究。随之，超声可以使淀粉变为糊精，超声能使糖原还原，超声可以分裂葡萄糖、果糖、乳糖、麦芽糖、蔗糖等及超声分裂核酸等报告陆续发表。

此外也有报告发现超声不但有破坏氨基酸的作用，而且在某种情况下有脱氨(NH_2)。分裂NH链的作用，有时还可以凝固蛋白。维生素、酶、内分泌素等也受超声作用的影响，有超声波可以破坏维生素C的报告，使氧化酶、去氢酶失去活力，提高转化酶的作用，影响蛋白酶及胰岛素的作用。

对活性物质的作用　曾有关于超声作用于离体肺组织可释放出组胺，作用于离体肠管可以增加乙酰胆碱含量的报告。也有证明超声波的微细按摩作用可以使血液中组胺含量增加4倍以上。

第二节　超声的生理效应与生物学作用

超声的生理效应与生物学作用，常常可以直接或间接说明超声的医疗作用，这方面的知识对理疗临床工作和科学实验都很重要。但是，这方面已发表的研究虽然很多，但由于实验的条件、方法不同，造成结果分歧，甚至形成混乱、矛盾的现象。又因研究多以小动物为对象，与人体差别甚大，因此引述的材料只有相对的参考意义。

影响反应结果的因素，包括机体组织器官的特异性（对超声的敏感性）、投用超声的方法、剂量(强度及时间)和超声的频率。我们在具体实践工作中，对上述各项应全面考虑。

一、神经系统

神经系统是对超声非常敏感的器官，其中神经细胞组织的敏感性又远高于胶质细胞，也高于神经纤维。

（一）周围神经系统

1929年，Harvey发现超声作用于蛙的坐骨神经腓肠肌标本，引起肌肉收缩，而此收缩在箭毒处理的标本中并未发生，说明超声对神经有刺激作用。

Anderson等对蛙及哺乳动物采用治疗剂量（临床的）的超声投射，可产生动作电位的可逆和不可逆的变化、兴奋性的变化，甚至传导丧失。

用1MHz，0.75W/cm^{2}超声投射猫的暴露的坐骨神经，短时间投射产生可逆的机能与形态学变化，20min以上则容易造成神经纤维损伤，机能与形态学成不可逆的变化。

超声作用于暴露的神经纤维，神经兴奋性在初期显著增大，之后又显著下降，当温度达到30℃左右时，神经突然陷于麻痹状态，这种可恢复的麻痹称为初级超声麻痹。继续应用超声，长时间使神经传导机能破坏，麻痹不能恢复，称第二级超声麻痹。

大剂量超声刺激末梢神经可引起血管麻痹，组织细胞缺氧以致发生坏死。治疗剂量的超声对人体尺神经的实验，证明有降低震动觉的作用，此效应在投射以后1h增加最多，于24h内恢复。关于超声波能提高痛阈或止痛的作用也有学者报告。

总之，超声对周围神经的作用，在一定剂量内表现为兴奋性、传导速度等机能上的可逆变化，而过大剂量则可致机能与形态学上的不可逆变化，形成损伤。此外，对生活机体超声可形成刺激动因，作用于神经感受器产生神经反射活动。

（二）中枢神经系统

有实验用小剂量0.75W/cm^{2}超声作用于猫的暴露脊髓，在短于7min时，其机能与形态学的变化是可逆的，而11min以上则为不可逆改变。

大剂量超声对脊髓的损害作用，神经细胞大于神经纤维，而前角细胞又较后角更为敏感。超声对中枢神经因作用部位不同，反应各异，如作用于脑下垂体，可引起动物生长方面的改变，作用于间脑时有脉搏与呼吸方面的变化，心脏收缩加快，有时血压升高。作用于脑及脊髓后出现运动、感觉及时值方面的改变。临床有应用超声作用于颞部出现一侧瞳孔变化，脑组织对超声非常敏感，脑灰质较白质更易受到影响。也有大剂量超声损伤平衡器官引起眩晕、眼球震颤等报告。

低频率的声能在脑组织中传布比较均匀，能量吸收不大。高频则易引致脑组织坏死。动物颅骨开窗实验观察发现；经大剂量超声作用之局部，两周后脑组织膨出、出血、基质粗糙、有多数出血坏死灶、细胞及血管周围空腔扩大。

很多引起脑损害的实验证明了高强度聚焦超声波的破坏作用。

（三）自主神经系统

用有治疗条件的超声作用于腹交感神经节，可使同侧下肢远端的血循环加快、皮温增高。这可以证明超声对自主神经的直接作用。

超声作用于动物身体后，可使血清与淋巴液中钙和钾的含量，白细胞数、血象和心脏机能的变化，表现类似刺激交感神经呈现的兴奋状态，这种变化可能为超声直接作用于自主神经的一次反应，也可能是通过体液机制的二次反应。

二、皮 肤

超声治疗时，皮肤是首先直接接触的组织，它对超声波耐受的程度关系到投用剂量的限度，临床上，它也形成了一个自然标准，即治疗时不应引起疼痛和损伤。身体各部皮肤对超声的敏感程度不一，以面部皮肤最敏感，腹部次之，四肢更差。用3 W/cm^{2}超声可使皮肤毛囊根部结缔组织和腺体组织末端扩张，超声可影响汗腺分泌。超声作用后可使青蛙皮肤易为亚甲蓝着色，这与温度升高有关。

有实验将大剂量超声作用于家兔皮肤，可产生渗出性炎症，上皮真皮肿胀、血管充血、浸润、渗出。有人曾报告超声作用后，皮肤发红并出现水泡，这是上皮分裂的结果，并非烫伤。

三、肌肉与结缔组织

（一）横纹肌

对超声相当敏感，但中小剂量只影响机能，并不引起组织形态学上的变化，大剂量可引起破坏性变化。

超声作用于未经冰冻的肌肉，可看到下列4个阶段的变化：

1. 肌原纤维直径发生改变，呈波纹状，但仍有横纹。
2. 直径改变的同时，纤维粗细不匀，横纹消失。
3. 出现空泡带、肌原纤维凝集带。
4. 形成崩溃带，仅保存肌黯及少量肌浆。

以上变化与热处理后的情况十分相似，变化程度与超声剂量大小有密切关系。

大剂量超声作用于肌肉产生的变化是：肌肉失去弹性，纤维变硬，颜色灰白带红，有似煮沸后的变化。显微镜下肌肉组织肿胀有空泡，纤维变碎，核浓缩，缺乏染色质，有时核变长，甚至达正常的2倍。这些形态上的变化是强烈的分子运动、内生热及强烈收缩反应的结果。

（二）结缔组织

在超声刺激下有刺激组织增生的作用。有实验表明，蛙臆受高强度超声作用后，看到腱内水分含量发生改变，伸展性增加。

（三）皮下脂肪组织

受超声作用后，温度上升，因脂肪导热能力低，有时局部温度较肌肉为高。

四、骨　髓

骨骼对超声吸收能力很强，其吸收系数因频率增加而增长。当温度自0℃上升至66℃时，吸收增长25%。

治疗剂量的超声对骨痂形成无损害，小量多次投射，还可能促进骨痛愈合。但大剂量则使骨愈合迟缓。大剂量超声作用于未骨化的骨髓，可致骨发育不全，因此对幼儿骨骺处应禁用超声。动物实验也证实1~3W/ cm^2、投射5min，未发现对骨骼成长有任何抑制。但投射10min，则有明显抑制。

大剂量超声对骨髓也有破坏作用，可发现细胞破溃死亡，甚至不能分清骨髓的结构。

五、消化系统

（一）胃肠系统对超声的反应

胃酸分泌增加，蠕动增强。有人用2.6W/cm^2的超声直接作用于肠壁后，发现血循环紊乱，瘀血，水肿，血管扩张，血管壁细胞肿胀、变脆，个别处有出血等情况。胃也有相同变化。更大剂量投射时则部分肠壁坏死，甚至穿孔。

临床工作中均系经腹壁作用于胃肠，所用剂量不能以上述为标准。

（二）肝脏对大剂量超声呈损害性反应用

用4W/ cm^2的强度投射肝，5min可见肝细胞变化，首先为明显地丧失糖原贮存能力，40min后，肝细胞死亡，枯否氏细胞同样死亡。大剂量超声作用于肝后，可见被膜下明显充血，肝组织呈暗红色，被膜松软。所产生的变化与辐射热作用基本相同。光辐射热超过超声热2倍时，二者细胞学改变相似。

六、心脏、血管

（一）心脏对超声的反应

因剂量不同差别甚大，大剂量的超声可引起心脏功能与组织形态上的不可逆变化，房室束对超声的作用最敏感，超声的影响下先出现心脏活动能力的变化、心脏活动节律的变化，支配心脏的神经和冠状动脉也因超声的作用影响心脏。大剂量超声波引起的组织学变化是：心包膜下出血、心肌组织点状坏死、肉芽组织增生、瘢痕形成。用固定方法，较大剂量可致贫血性栓死、肌纤维萎缩、变性组织空泡化。但小剂量仅表现心脏毛细血管充血、间质细胞增多，无明显组织学的改变。

国内曾有证明治疗剂量超声波对心脏无损害的报告，1977年齐齐哈尔铁路中心医院报道对家兔实验观察的结果，用临床治疗条件来引出心电图及心脏组织形态学上的变化。他们又对两名冠心病志愿者进行观察，采用1.25W/cm^2，投射5min，每日1次，共21次的治疗，疗程后临床及心电图所见均未见异常反应。

（二）血管对超声的反应

治疗剂量超声对血管无损害作用，一般表现为血管扩张、血循环加快。但血管反应涉及血管运动神经及自主神经系功能，需综合考虑。

1976年上海瑞金医院的实验证明，超声波用量达3W/cm^2时，投射20min，组织病理检查结果，虽皮肤组织及肌肉均已呈损伤表现，而血管只有管壁肿胀、细胞游出。该实验所用超声波为ZY-1型超声波治疗机。

七、血　液

1. 超声处理的血沉变快，2~3h后加快，3~4h恢复正常。血红蛋白立即增加约10%，4~5h后恢复正常。血红素氧化，血液氢离子浓度移向碱性。血浆蛋白在试管中无变化，在活体上作用于静脉后，血浆内蛋白和其他蛋白的成分也有改变。

2. 超声作用2~3h后，出现异型及大小不等的红细胞增加，淋巴细胞减少，嗜酸性位细胞减少，5~10h后恢复正常。变化过程中出现各型不成熟的红细胞、淋巴母细胞及幼稚的淋巴细胞及大量分叶的髓细胞。

3. 超声作用后，出血时间缩短至1min或30s，以后恢复正常。血中凝血酶原与血小板并不增加，但超声波可很快地溶解血小板，加速血液凝固。

4. 超声作用后，血糖降低、尿酸、乳酸、胆固醇减少，血液黏性增加，钾离子浓度增加。

5. 淋巴细胞、单核细胞比较粗细胞对超声抵抗力大。嗜酸性粒细胞较为敏感。白细胞的超声阻值因膳食、睡眠、体力劳动等生活情况和病理情况而变化。年龄、内分泌变化也有影响。

6. 受超声波作用的肢体，血液呈红褐色，有荧光；未受超声作用的肢体，血液呈鲜红色，未见溶血。超声的溶血作用，低频率较高频率更强。

7. 超声作用于脾，立即出现充血现象。长时间作用后可发现发绀、充血、被膜松软、大剂量可致破坏性损害。经腹壁投用超声，可在皮肤未发现损伤时，脾已受损害。

八、内分泌

超声波对内分泌的影响非常复杂，中枢神经系统及自主神经在其中起着重要作用。超声投射兔脑造成肾上腺改变的实验，证明了脑—垂体—肾上腺体系的作用，也说明了中枢神经与内分泌的密切关系。

就超声作用于内分泌器官，也能看到直接的机能与形态的变化。脑下垂体在超声作用后，可发现动物脱毛，有时为整个半身。同位素碘于兔的实验，用$2W/cm^2$的超声波作用于甲状腺区，即可引致甲状腺吸收碘的数值下降，组织学与组织自动放射摄影方法证明甲状腺滤泡上皮浓缩能力部分丧失。大剂量超声不仅影响内分泌器官的功能，也会造成组织学上不可逆的损害。

九、肾　脏

肾组织对超声敏感程度，各部位互不相同，皮质近曲小管最敏感，髓质的细尿管及输尿管等结缔组织抗力最强。对暴露的动物肾脏用1.5~3.5W/cm^{2}的超声直接处理，看到从轻微的充血，直到强烈的蓝—红变色，并有出血现象。将鼠肾放入超声场中，于30~90天后检查，依所用剂量有细胞再生或死亡的变化，细胞核较细胞质更敏感。用5~6W/cm^{2}的大剂量，可致细胞完全破坏。用5W/cm^{2}强度在活体作用5min，发现有形态和机能的改变，引致重症无尿，直至死亡。

超声的作用也表现有肾和肾上腺处毛细血管，小静脉管扩张和充血。部分动物有白细胞渗出及出血。

十、生殖系统

1. 超声对雌性生殖器官的影响也因剂量大小而异，大剂量造成破坏性损伤，对鼠卵巢进行大剂量投射，动物受到严重的普遍损伤而死亡，同样用2.4~2.6W/cm^{2}的强度，5min的时间，24h后，肉眼未见改变，但显微镜下有卵泡表皮的变性现象，核浓缩，玻璃样变，黄体细胞未能确定有无变化。

近年来，有关超声造成永久性损伤或不育的报告，都是由于大剂量的应用。小剂量不仅不会起到破坏作用，相反，对卵巢功能可以产生刺激作用。动物实验证明，小量超声波对幼鼠卵巢，可促进滤泡形成，提前子宫内膜蜕变周期。

2. 超声对孕卵、胚胎的影响也决定于剂量，曾有许多关于白鼠、豚鼠流产的报告。3W/cm^{2}强度投射10min，2~3次后，凡妊娠前半期者全部流产，而妊娠后半期者则无明显影响。小剂量则不致引起流产。

3. 超声对雄性生殖器官的影响与雌性相似，对动物睾丸进行超声处理后，发现精子有进行性萎缩现象，核与细胞质有明显变性，核浓缩，出现巨细胞。

用1MHz2W/cm^{2}的超声投射小鼠阴囊，发现睾丸中精细胞有许多不正常分裂，而精原细胞分裂较少。另一实验用6W/cm^{2}固定法， 3~11min、每日一次，不仅睾丸发生变化，而且波及垂体。

但相反的情况，用1MHz4W/cm^{2}投射牛精子稀释液15~30min，不仅未产生破坏作用，反而增加精子的活动性，移行精子的数目显著增多，有利于增强受孕率。

总之，超声对生殖系统的影响与剂量等条件有关。在治疗中应慎重考虑，投用剂量不宜过大，尤其对孕妇应避免投用。

十一、眼

由于眼本身解剖结构的特点，造成了对超声波反应的特殊性。其球体形态，层次多，液体成分及血循环特点均构成对超声不利的条件，容易热积聚及造成损伤。

大剂量的超声，不论就热作用与空化作用均可损伤眼。损害可分为可逆与不可逆两种，兔的实验证明，超声损害轻的造成结膜充血，角膜水肿，角膜上皮少量缺损，眼底血管迂曲。而重者可致角膜、结膜糜烂，眼底血管扩张，瘀血，血球渗出，视神经乳头边缘不清，视网膜局限性剥离，其神经层神经纤维萎缩、视神经纤维有脱髓鞘变。超声波致成的眼损害有如交感性眼炎，即一侧投射超声后对侧亦可出现损害。此外，超声投射眼后，除眼发生上述损害外，其大脑皮质视中枢区域亦有脱髓鞘变化。

频率不同的超声，对晶体的作用不同，高频率超声，穿透较浅，热作用强，可致热性白内障。低频率超声，穿透较深，机械作用较强，空化现象明显，造成空泡性白内障。

小剂量的超声对眼可以安全无害，已经动物实验证明，而且欧洲国家早用以治疗眼的疾病，小剂量可以促进吸收，改善循环，多用于玻璃体混浊及眼内出血的吸收。

近年来，国内在这方面也做了不少临床治疗工作，多用于眼底疾病，虽疗效尚待进一步总结，但迄今尚未见对眼造成损伤的报告，因此眼虽属对超声波敏感的器官，但损伤与否，决定于投用剂量的大小。

第三节　治疗设备与治疗技术

一、治疗设备

超声波的治疗设备包括：超声波治疗机、接触剂及辅助设备。

（一）超声波治疗机

超声波治疗机主要由主机（高频电振荡发生器）和声头（超声波辐射器）两部分构成，也就是输入电源的电源电路与高频振荡电路的工作产生高频电振荡输出的部分，以及把这种高频电振荡的电能转变成超声波的电—声换能器的部分，其主要结构原理如图8-4所示。

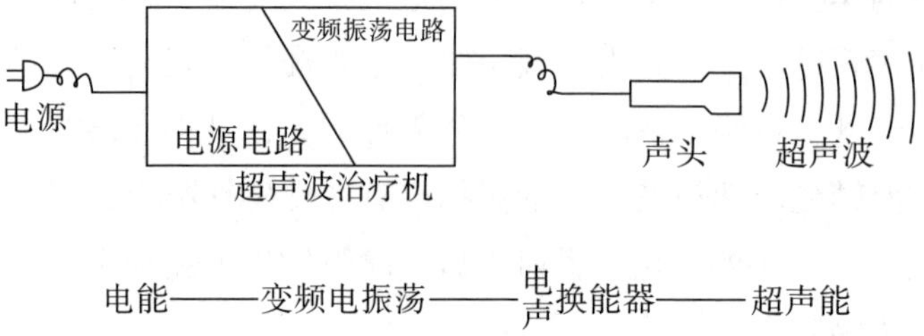

图8-4　超声波治疗机原理示意图

除上述主要部分外，机器上还装有电源开关，输出调节器，指示输出强度的仪表，有的还装有计时器或调制脉冲装置。

超声波治疗机的种类很多，如空气冷式、水冷式、连续超声波治疗机，连续、脉冲超声波治疗机等。各种超声波治疗机输出的频率各不相同，有400、500、800、1 000、2 500、3 000kHz等多种。有的超声波治疗机装有两个或更多的声头从而产生两种或两种以上的频率。还有的超声波治疗机与间动电疗机合并装置，可单独或合并应用（图8-5）。

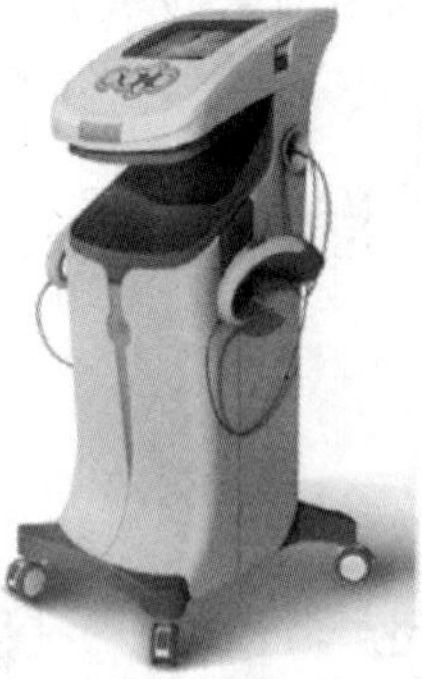

图8-5　超声波治疗机

（二）辅助设备

为了特殊治疗需要或便于操作而准备的附件（图8-6）。

1. 水　槽

在水下法治疗时应用。水槽的容积能容纳被治疗的肢体及便于声头安置，槽可用木头、塑料、玻璃、陶瓷、金属等物质制作。金属水槽不但坚固耐用，而且声头可用接触剂贴紧槽壁进行治疗，对不能浸入水中的声头非常方便。

2. 水枕或水袋

用薄橡皮膜制成袋，充满驱除气体的水，密封，袋中不能有气泡，治疗时放置皮肤与声头之间，用于体表不平的部位。

3. 漏　斗

治疗时漏斗下口放置在治疗部位，压紧，漏斗中加入无气体水，声头由上端大口放入，声头表面浸在水中。用于小部位或体腔治疗。下口口径大小根据治疗需要选择。

4. 声头接管

用与声头表面相同物质制成漏斗形实体，上端紧接声头，下端为各种直径的圆柱，用于小部位治疗。

5. 反射器

在水下治疗时，可用反射器改变声束投射方向，作用在不易用声头直接投射的部位。反射器有平面的，也有凹面的，后者不仅改变射束方向，而且有聚焦作用。

6. 支　架

支撑声头，保持固定位置，用于固定法或水下法。

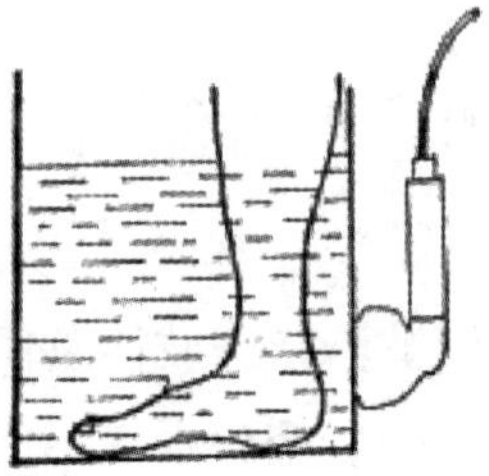

（1）声头放于槽外进行治疗的金属水槽

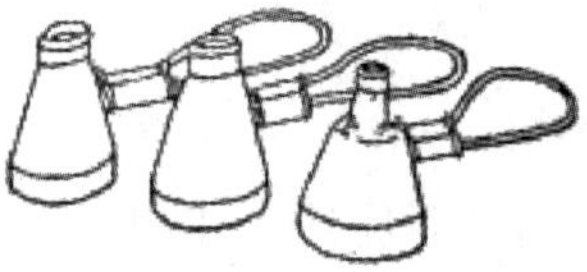

（2）超声治疗用漏斗

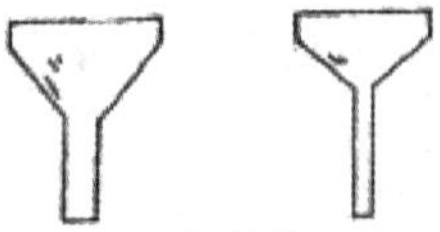

（3）接管

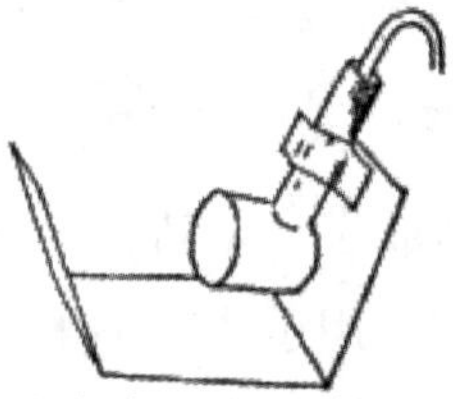

（4）水下平面反射器

图8-6　超声波治疗的辅助设备

（三）接触剂

为了使超声作用机体的效力充分，必须防止声头与皮肤之间的声能损耗，所以要用一种物质耦合在声头与皮肤之间，填充空隙，利于声能的穿过，这就是接触剂的功用。选用接触剂的原则是声阻应介于声头物质（铝，不锈钢等）与皮肤组织之间。常用的接触剂有下列几种。

1. 水

对超声吸收极少，是非常好的接触剂，但应用的水应驱除气体，即煮沸后再冷却，可用于充填水枕、水漏斗及水下法治疗，但因水的黏滞性小，不易在体表存留，故不适于直接接触法治疗时使用。

2. 肥皂水

虽解决了体表存留及润滑的问题，且清洁不污衣物，但须设法避免气泡。

3. 甘　油

黏滞性适于皮肤上的应用。

4. 凡士林

黏滞性大，声阻较大，易于皮肤表面生热，但因能在体表停留，使用方便。

除此以外，还有用植物油（如花生油等），液体石蜡，以及液体油类与凡士林混合等多种。国内有人提倡用油、水、胶按1∶1∶1制成乳剂。

二、超声波的治疗技术与方法

（一）超声波的治疗技术

超声波治疗技术可分下列数种。

1. 接触法：声头与体表直接接触进行治疗的方法是最常用的方法。治疗时声头与皮肤之间绝对不能有空隙，多用有一定黏滞性的接触剂。

2. 固定法：用于较小的病变部位或痛点的治疗，声头固定在治疗部位，所用剂量较小，一般在0.6W/cm^{2}以下。如引起骨膜疼痛时，是临界强度的信号，应减小剂量。

3. 移动法：声头在治疗部位均匀移动，用于较大面积的治疗，是最常用的治疗方法，声头移动的方向，可分划环式与直线往返式，前者作用面积较大，但不如后者容易保持速度的均匀。移动速度的大小，有人认为每一部位受超声作用的时间约为0.5s。有人认为移动速度应为每秒1~2cm。我们的实践经验以每分钟30cm为宜。移动过程中应保持对体表的压力均匀。移动法治疗所用的剂量较大，故治疗过程中不可停止移动。

4. 水下法：治疗在水中进行，治疗部位浸入水中，声头对该处固定或小范围的缓慢移动。用于治疗不规则的体表或局部痛觉敏感的部位，如手指、足趾、踝、肘、开放性创伤、溃疡、瘭疽等。使用的水应驱除气体。声头应是密闭防水。声头一般与皮肤保持2~4cm的距离，切勿触及患部。声头表面与体表集聚的气泡应注意拭去。

三、辅助器治疗方法

水枕、漏斗、接管、反射器、凹镜及透镜等辅助器，是为了特殊治疗要求设计的，如用于不规则、不平的体表（面部、颈部、关节等)，特殊的治疗部位如眼、阴道、前列腺等，以及使局部超声高度集中获得大能量的特殊治疗要求。

超声的治疗技术种类甚多，并不断发展，如水泉法、蜡锥法、透声法及声透入法等多种。

四、超声波疗法的几种治疗方式

可按超声治疗作用与机体反应分类。临床上因治疗目的及要求发生的治疗作用不同而选择不同的治疗方式。

（一）局部直接治疗

声头作用在病变区，通过以局部组织变化为主的机制达到治疗目的，如软化瘢痕，局部炎症等治疗。

（二）沿神经干的治疗

声头沿神经干经路投射，如坐骨神经痛，臂丛神经炎等治疗。

（三）交感神经链的治疗

声头沿脊椎旁进行治疗，用于周围神经与血管疾病的治疗。

（四）神经反射性的治疗

声头依节段反射的相应体节进行治疗。

上述的分类并不是很全面，更有许多的方法未能包括，尤其是结合祖国医学的诊疗体系，循经取穴，穴位治疗的应用更应占有重要的意义与地位。

五、治疗操作原则和常见部位疗法

（一）一般的治疗操作原则

病人需要选择适当的体位（如仰卧位、俯卧位、侧卧位、半卧位、坐位等)，并充分暴露接受治疗的部分，治疗部分要涂敷介质（接触剂）。

首先接通电源开关，稍预热即可准备进行治疗。声头随即放置治疗部位密切接触皮肤，或稍做小范围摩擦，以使接触剂接触均匀，消除可能含有的气泡。根据治疗需要选用连续输出或脉冲输出，并选好通断比的条件。然后调节输出强度旋钮，逐渐增加强度直到所要求的治疗剂量。拨好计时器或记好治疗时间。

对直接接触法、水下法及应用辅助器等的具体操作已如前所述。

治疗时间结束即减小输出强度至“0”位，关闭电源开关，取下声头，清洁治疗部位皮肤及声头的接触剂，观察并询问治疗反应。

（二）几种常见部位的治疗方法

1. 头部超声波治疗：可根据病情采取仰卧位、半卧位或坐位。一般采用直接接触移动法，于头部治疗部位涂敷接触剂，声头密切接触头皮。国内多用脉冲超声波，强度0.75~1.5W/cm^2，投射10~15min，每日一次或每周2~3次。

头部超声治疗时应事先剃光头发，防止头发及其间包含的空气妨碍声能穿透入头颅。所用接触剂宜选择黏稠易于在皮肤停留的油质，如凡士林等，而且用量要多些。因头颅为球形，在治疗过程中应随时注意保持声头的声束投射方向与头颅垂直，并做匀速的规律活动，以避免因球面反射而使声能丧失，又避免颅内凹面聚焦作用使局部能量过度集中。

2. 眼的超声波治疗：多采取坐位或跨坐椅上，面向椅背，手持声头前臂放于椅背上，声头向上，病人低头用眼接触声头。直接接触固定法或用水枕法。眼睑涂敷介质。剂量多选用强度1W/cm^{2}以内，时间10min以下，也有应用脉冲超声波进行眼部治疗，每日一次或隔日一次，10次左右为一个疗程。

3. 颞颌关节的超声波治疗：采取坐位，于耳前颞颌关节处涂敷接触剂，患者轻度开口。用直接接触固定法或回旋移动，也可用水枕法或漏斗法(侧卧位)、连续或1∶5脉冲超声波。投用1W/cm^{2}左右，3~10min，每日一次或隔日一次，5~12次为一个疗程。因颞颌关节其几何形态复杂，治疗时除压紧皮肤外，并应结合治疗作用部位的解剖关系，调整投射角度，校正声束方向（用水枕法对这点更为有利），使病变处得到充分的超声能。

4. 颈交感神经节的超声波治疗：采取坐位或仰卧位，用直接接触法或水枕法。于颈部胸锁乳突肌后下1/3处涂敷介质，声头方向对向颈$_7$横突。强度1W/cm^{2}左右，或选用脉冲超声波，时间为5min左右，每日一次或每周2~3次。

5. 心区超声波疗法：心区一般被认为是超声波禁忌部位，但近年国内曾有报道，其应用方法参阅有关适应证。

6. 乳房超声波治疗：采用坐位或仰卧位，用直接接触法，强度为1W/cm^2，时间为10min，每日一次或隔日一次。

7. 肺部超声波疗法：因肺中含有大量气体使超声能难以进入，故超声波直接肺区治疗操作就理论而言意义不大，过去治疗多借助于脊椎两侧治疗的反射作用。但1976年内曾有报告肺部应用超声治疗气管炎等有疗效，其作用与结果尚需进一步研讨。治疗方法系病人采取坐位或俯卧位，用直接接触移动法，声头在背部胸椎两侧均匀缓慢移动。强度为1W/cm^2，投射时间为5~10min，每日一次或每周2~3次。也可以声头在胸及背部，沿肋间隙移动，选用1∶2脉冲超声波，强度为1.5W/cm^2，每侧15min，总计不超过30min，每周2次，12次为一个疗程，治疗时应避开心区及脊髓区域。

8. 腹部超声波治疗：病人采取仰卧位，用直接接触移动法，强度为1W/cm^2，时间为10~15min，每日1次或隔日1次。

9. 臂丛神经超声波治疗：病人采取坐位、仰卧位或半坐位，用直接接触移动法。声头沿颈侧面胸锁乳突肌后缘及锁骨上凹处滑行移动，强度1W/cm^{2}以下，时间5~7min，每周3~4次。

10. 腰椎超声波治疗：病人采取坐位（坐于凳上）或俯卧位（于床上)，用直接接触移动法。将声头沿腰推两旁，平行脊椎作两侧的上下纵向移动，强度为1~1.5W/cm^2，投射时间为10~15min，每日1次或每周2~3次。

11. 腰交感神经节超声波治疗：病人采取俯卧位，用直接接触移动法。

声头沿胸椎10至腰椎5脊旁两侧上下纵向滑行移动。强度1~1.5W/cm^2。时间10~15min，每日1次或每周2~3次。

12. 坐骨神经超声波治疗：病人取俯卧位，用直接接触移动法。声头由脊椎两旁循臀部环跳穴内侧向下滑动，经股后倒中部到腘窝，再下经腓肠肌中部至足跟。强度1~2W/cm^2，时间10~15min，每日1次或每周2~3次。

13. 肩关节超声波治疗：采取坐位，用直接接触移动法，声头在肩关节作回环滑行移动。强度1~2W/cm^2，时间10~15min，每日1次或每周3次。

14. 肘关节超声波治疗：病人采取坐位，用水枕法。声头涂以接触剂，治疗部位于涂放接触剂后放置水枕，声头再放于水枕上。强度1~1.5W/cm^2，时间为5~7min。每日1次或每周2~3次。采用水下法时患者肘部放于水槽中，声头浸入水中直接或经反射镜投射于治疗部位。强度1W/cm^2，时间5min（若采用脉冲超声旋剂量应增大)。每日1次或每周2~3次。

15. 腕关节超声波治疗：病人采取坐位，可采用直接接触移动法（小范围环形移动）、固定法、水枕法或水下法等，强度与治疗时间同前。

16. 手的超声波治疗：病人取坐位，用水枕法或水下法。超声波投射于病区，强度0.5~1W/cm^{2}时，时间5~10min，每日1次或隔日1次。

17. 髋关节超声波治疗：病人取俯卧或侧卧位，用直接接触移动法或水枕法。声头放于病区，强度1~2W/cm^{2}时，时间10~20min。每日1次或每周2~3次。

18. 膝关节超声波治疗：病人采取坐位，用水枕法，声头经水枕作用于病变关节。强度 1W/cm^{2}左右，时间5~10min，每日1次或每周2~3次。

19. 踝关节超声波治疗:病人坐位，水下法或水枕法，足浸入水槽，水没踝部，声头直射治疗部位。强度1~1.5W/cm^2，时间10~15min。每日1次或每周2~3次。水枕法可取卧位。

20. 足部超声波治疗：对足背的治疗可采用坐位，用水下法，声头直接指向病区。强度1W/cm^2，时间5~10min。每日1次或每周2~3次。对足底的治疗则需利用反射镜使声束经反射作用于足底病区。采用水枕法时，治疗足背可采用仰卧或坐位，而治疗足底时则采取俯卧位。治疗条件同前。

六、超声的剂量

在超声治疗中，投用的剂量决定了所得反应和获得疗效的重要因素，因此正确而适当地掌握剂量极为重要。

（一）剂量的测量

超声剂量由物理学角度而言，是指受超声处理的物体，在单位时间内吸收的超声能量，这种实验测定的方法在生活机体上是难以进行的。

在实际工作中是用仪器测量其辐射强度以了解其能量最方便的方法是用超声功率计来测定，测量时声头通过水，辐射在天平盘上的薄膜，声波经薄膜达到盘上，盘的倾斜与恒压成正比，声压的改变引起盘斜度的变化，盘的运动借杠杆作用与仪表指针连系，指针指出声能的强度，这种测量方法较为准确。

一般超声治疗机上装有的功率计，虽然可直接读出辐射强度，但它是由高频电压的数值换算成的，即仪表实际测量的是电压数值并非声的强度，所以只有相对的意义。我们实际工作中多次用声功率计测定超声治疗机的功率，发现实际功率较治疗机上标示的数值要少10%~20%。国产宇宙厂治疗机（按声头面积10cm^{2}计）要少30%左右。因此治疗机的输出强度，必须经常以功率计加以校对。

除了物理学方法的测量以外，也有人试图发展生物学的超声剂量学，例如以测定皮下组织氢离子浓度，测定化学反应等方法，以确定物理学剂量的生物学作用。探寻出“生物剂量”对临床治疗是非常有意义的，但迄今尚无实际使用价值的方法。

（二）剂量的强度因素

在超声治疗中剂量问题不仅重要而且复杂，由一次治疗来看，剂量包括强度和时间，整个治疗过程还应考虑，总的治疗次数、投用规律、疗程问题等。但剂量的诸因素中首先是强度。

过大剂量的超声所造成破坏作用是众所周知的，而过小剂量的超声又不能产生作用，而其间的剂量又因不同等级产生不同反应，因此根据治疗要求选用正确剂量是保证疗效的根本问题。

有人根据组织变化的规律把治疗强度分为三类：

1. 弱刺激

抑制血管收缩，刺激毛细血管扩张，促进血循环致局部主动充血。其所需超声强度在1W/cm^{2}以下。

2. 中刺激

引起血管收缩，毛细血管变细，血循环速度减慢，造成局部组织缺血，最后形成贫血。其所需强度在1~2W/cm^{2}之间。

3. 强刺激

血管收缩波及动脉血管，毛细血管床部分麻痹，使毛细血管极度扩动。动脉的收缩严重地影响血循环，出现瘀血。其所需强度为2~4W/cm^2。

此效果是用固定法在2~5min时所产生，若用移动法，据说虽4W/cm^{2}也不致缺血或贫血。上述情况被认为是可以指导剂量的选择。

但我们的实际工作中决不会用到这么大的剂量。人体感受超声的耐受程度形成了一个自然的强度标准，2W/cm^{2}以上的强度，人常因疼痛而不能耐受，它常可限制强度的增加，防止组织损伤。但这不是一个可靠的标准，许多敏感组织可以在感受信号出现前即可被损害，而且超声的作用也不是由感觉反应的程度来判断。

超声治疗的强度，由发展历史上看是趋向小量，目前多认为用小剂量即可取得治疗效果，因此一般治疗机的最大输出强度也不过3W/cm^2。3W/cm^{2}以上的强度在一般治疗上已废弃不用。临床工作中，各家经验不同，所用强度也不一致，国内有人主张用0.45~1.5W/cm^{2}即可。表8-11的数值可供临床参考。

表8-11　连续超声的剂量等级

治疗技术	固定法			移动法		
剂量等级	弱	中	强	弱	中	强
连续超声的强度（5W/cm^2）	0.1~0.2	0.3~0.4	0.5~0.8	0.6~0.8	1~1.2	1.5~2.0

剂量标准因投射方法、超声种类而不同，如脉冲超声较连续超声波用量可

增大。

治疗部位和不同组织对超声的吸收和耐受性不同，治疗时应加以考虑。半价层对计算剂量非常必要，尤其在治疗部位下面有敏感的器官组织时更为需要。

脉冲超声因为在每个脉冲之后，即有几倍的间歇时间，防止了热的积聚，因此可以用较大强度而不致造成热的损伤。表8-12为一参考用量。

表8-12　脉冲超声的剂量等级

治疗技术	固定法			移动法		
剂量等级	弱	中	强	弱	中	强
连续超声的强度（5W/cm²）	0.3~0.4	0.5~0.7	0.8~1	1.0~1.5	1~5.2	2~2.5

（三）剂量的时间因素

超声治疗的剂量是由强度与时间组成的，同样强度长时间与短时间的作用互不相同。而且在超声治疗中也不能运用变换时间的方法改变强度的作用，如1W/cm²、10min的超声与2W/cm，5min的超声虽总能量相同，但作用不同。

超声的强度与时间均有一安全限度，而各种组织的安全限度也不一样，如臀、股有时允许2~3W/cm²强度，而眼、神经组织，若用3W/cm²强度，虽极短时间也能造成破坏。

一般治疗用的时间是5~10min。但大面积、移动法有时可延至15~20min。

（四）治疗剂量选择时的有关因素

1. 病人的体质情况及神经活动状态。

2. 病种的治疗需要，如局部软化瘢痕剂量需大，而神经反射疗法有时只需0.1W/cm²。

3. 治疗部位，声束作用范围内包括的脏器与组织。

4. 治疗机的性质：①频率；②脉冲或连续式；③声头面积。

5. 治疗方法。

6. 治疗技术。

7. 介质（接触剂，耦合剂)。

8. 水下法时声头与体表的距离。水的温度。

9. 治疗次数与投用规律。

（五）疗　程

超声治疗的疗程可以包括总的治疗次数与投射规律。这些均应根据病情具体情况决定。可以每日或隔日1次，每周2次等。总治疗为6~8次，慢性病有时可用十数次或更多。一般认为投射4~5次后未见治疗变化，应考虑更换治疗方案。

七、操作常规与注意事项

（一）操作常规

1. 准备工作

（1）机器应工作稳定，并经常用声天平校定输出强度。

（2）工作人员对所应用的机器性能要充分了解。治疗时要严格按照机器使用说明的操作程序进行。

（3）熟记超声波疗法的适应证和禁忌证。

（4）熟练掌握各种治疗方法。

（5）对治疗病人的病情要有充分的了解，掌握该病的有关知识。

（6）熟记理疗处方与有关医嘱，明确治疗的意图。

2. 治疗操作

（1）治疗前检查机器：导线通电良好；排水管应通畅（水冷式）；各电键、电钮应处于原始位（零位）；仪表、指针均应于零位。

（2）根据病人治疗需要，选取适宜体位。

（3）应充分暴露病人治疗部位，体表涂接触剂。

（4）按所用机器的使用说明，依次接通电源，调节输出，选择剂量进行治疗，并计时。

（5）治疗时应认真操作，正确掌握剂量，仔细观察变化。

（6）治疗完毕，依治疗相反的次序关闭各种调节器与开关。

（7）将声头与病人皮肤拭擦干净。

（8）询问治疗反应，并记录。

（二）注意事项

1. 声头不可在空气中工作，防止过热损坏晶体，所以一定在声头接触皮肤或浸入水中后再调节输出。

2. 接触剂要涂布均匀、足量，声头要紧贴皮肤。

3. 治疗部位有无治疗目的以外的病变与局部异常（如感觉低下或丧失等)。

4. 经常注意病人反应，如有灼痛或剧痛应减量或停止治疗。

5. 女病人需注意生理情况及其与超声治疗的关系（如月经期，妊娠等）。

6. 操作人员不要直接手持声头晶体处。

第四节　临床应用

超声波治疗应用的范围很广，表8-13为1949年第一次国际超声会议发表的材料，它反映了当时超声治疗的范围与价值。由于治疗技术的发展，适应证也日益扩大。有人认为超声治疗应用，不应以疾病为指征，而应以症状为指征，这又反映了超声波作用的病因学治疗的意义。因此，理疗医生对适应证的掌握，需由病理、病理生理等方面深入了解，根据超声的生物物理学、生理反应、作用机制等特点选择应用才能获得理想效果。

在使用超声治疗时，明确治疗目的，选用适当的频率、剂量及技术对取得疗效也是非常必要。为了缩短疗程，提高疗效，有时可与其他理疗合并使用，或与药物、休息等其他医疗方法合并应用。

表8-13　101 629例病例统计分析

病名	显效（%）	有效（%）	无效（%）	恶化（%）
腰痛	74.5	25	1	—
肌痛	72	26	2	—
挫伤	62.5	35.5	1	1
扭伤	58.5	34.5	7	—
炎症	57.5	41	1.5	—
坐骨神经痛	55.5	42	2.5	—
关节周围炎	41.5	48	10.5	—
带状疱疹	39	44	14.5	2.5
腱鞘炎	36.5	58	5.5	—
冻疮	34	61	5	—
胃溃疡	32.5	44.5	23	—
关节炎	32.5	56	9.5	2
雷诺氏病	30.5	31.5	38	—
上髁炎	30	36.5	33.5	—
Sudden氏综合征	28.5	53.5	18	—
小腿溃疡	18.5	52	18.5	1
神经丛痛	28	54.5	16.5	1
Burger病	23.5	36	36	4.5
变形性关节炎	27	61	12	
臂痛	21	50.5	28.5	
残肢神经瘤	21	53.5	25.5	
脊椎关节病	20	58.5	21.5	
疣	18	22	60	
前列腺炎	16	53	31	
硬皮病	14.5	31	54.5	
强直性脊柱炎	14.5	62.5	23	
胆囊炎	13	70.5	16.5	
哮喘	11.5	51.5	35	2

资料来源：1949年第一次国际超声会议。

一、适应证及使用方法

（一）神经系统疾病

超声波疗法最早多用于周围神经系统疾病，如坐骨神经痛、神经炎、臂丛神经炎、肢端感觉异常等，但10年来超声在神经系统疾病的治疗应用上，我国有很大的发展。

1. 脑血栓、脑栓塞、脑出血后遗偏瘫的颅脑超声治疗

因颅骨对超声的影响及脑组织对超声的敏感等原因，长期以来认为应当在颅部禁用超声。1974年洛阳市第二人民医院用超声治疗脑血管意外后遗症，以声头直接投射于相应脑损害处的颅外，采用移动法，强度1~1.5W/cm^2，时间10~20min，每日1次，7~10次为一个疗程，同时配合患肢的被动运动，或配合针刺治疗，效果良好。

2. 痴呆综合征

包括先天性发育障碍及后天的创伤、感染、中毒等后遗症状。治疗方法是在两侧大脑/颅外对应区，用直接接触移动法，连续或1：2脉冲，强度0.5W/cm^2（1岁以内儿童）至1.25W/cm^2，时间10~20min，每日一次，每周6次，3周为一个疗程，病情需要可延续至5~6周。

3. 癫　痫

各种类型癫痫包括癫痫持续状态也可应用。治疗部位为左右侧头部大脑体表投影区，采用直接接触移动法和油介质（接触剂）。强度为0.75~1.5W/cm^{2}或更多，时间10~20min，每日1次，每周6次。一般疗程为2周，但可延至5周。

4. 脑挫伤

治疗部位、剂量同上，左右部位可交替投射，疗程可延至12周。

5. 急性脊髓炎

治疗部位在背部病变相应的脊椎节段上1~2椎水平，声头循脊椎向下延及腰椎。采用直接接触移动法和油接触剂。强度0.75~1.25W/cm^2，时间10~20min，

每日1次，每周6次。一般3周一个疗程，也可延至5~6周。10~20min，每日1次，每周6次，一般3周一个疗程，也可延至5~6周。

6. 脊髓蛛网膜粘连、脊髓损伤及创伤后截瘫、脊髓前角灰质炎及其后遗症

治疗部位及方法同急性脊髓炎。

7. 坐骨神经痛

声头作用于相应腰推旁，沿坐骨神经经路，压痛点等，移动法时0.8W/cm^{2}左右，固定法用0.2W/cm^{2}左右，5~10min，疗程5~12次。适用于亚急性期及慢性期。

8. 颈神经根刺激征

本病非常多见，尤其在颈椎病中更为主要症状。除用通常的方法外，有人用通断比为1：5的脉冲超声，功率为1W/cm^{2}每神经根投射2min，渐增至10min，每周2次，8~12次为一个疗程。

9. 雷诺氏病

于病例星状神经节进行超声治疗，采用直接接触法或水枕法，强度0.75W/cm^2，时间5~7min，每日1次或每周2~3次。亦可采用脉冲超声波。

10. 术后神经痛，截肢断端神经瘤

超声波治疗部位有相应脊髓节段的神经根和痛区局部，前者用直接接触法，后者可根据情况选用直接接触法、水枕法或水下法。剂量1W/cm^2，时间10~15min，每日1次或每周2~3次。

11. 三叉神经痛

治疗部位为三叉神经出颅孔处，使用脉冲超声波，强度1W/cm^2，时间5~10min，每日1次。

12. 小舞蹈症

双侧头部交替治疗，采用脉冲超声，强度1.25 W/cm^2，时间15min，每日1次。

（二）骨、关节、肌肉疾病

超声应用最多的疾病，如骨关节病、风湿性关节炎、类风湿关节炎、肩关节周围炎、肘上髁炎、腰痛、腰椎间盘病、肌痛、腱鞘炎、骨折等，此类疾病多需配合体疗。

1. 四肢的慢性关节炎

于病区及相应节段的脊柱旁进行，移动法用0.6~1.5W/cm^{2}固定法用0.2~0.4W/cm^2，总共10min，疗程12~20次。小关节可用水下法，痛点可用于漏斗法。

2. 脊柱关节炎

病人俯卧，腹下垫枕，治疗于病区脊旁及腰背肌处进行，移动法用0.8~1.5W/cm^2，8~10min，每日或隔日1次，15次一个疗程。

3. 腰椎间盘突出

作用于腰部肌紧张处及各痛点上，移动法用0.4~0.8W/cm^2，固定法用0.2~0.6W/cm^{2}于痛点，5~10min，疗程12~15次。

4. 肩关节周围炎

肩关节周围及颈椎旁，移动法用0.6~1.2W/cm^2，神经节固定法用0.2~0.4W/cm^2，8~10min，疗程10~15次。有钙沉着者可于局部作固定法。

5. 腱鞘炎

局部接触移动法用0.5~1W/cm^2，或用水下法，5~10min，10~12次一个疗程，可用考地松软膏为接触剂。

6. 肌　痛

作用于患区及相应神经节段脊旁，移动法用0.6~1.2W/cm^2，5~10min，10~12次一个疗程。

7. 骨折愈合不良

于局部用移动法，0.5~1 W/cm^2，5min，疗程5~10次。每日或隔日1次。

（三）软组织的创伤与炎症

如挫伤、捩伤、瘢痕、疖、瘭疽、皮肤溃窃、冻伤等。

1. 捩伤、挫伤

作用于病损局部，移动法用0.2~0.8 W/cm^2，3~5min，每日或隔日1次，疗程5~12次。若伴有血肿应小心避开血肿中心，用量宜小，以免再致出血。

2. 瘢痕组织

超声对此类疾病的治疗，应用很广，各种情况的瘢痕形成，瘢痕增殖，瘢痕挛缩等均有应用。声头作用于病区局部，移动法用1~1.5 W/cm^2，5~10min，10~20次一疗程，肢端处的病变可用水下法。近年来对新瘢痕组织亦推广应用，于拆线后（面部术后约一周，其他手术约二周）即可投射，于病区用直接接触或水下法，脉冲通断比为1∶10，0.25 W/cm^2，每分钟约1寸（1寸≈3.33cm）的面积，每隔4日1次，不可太勤，10次左右为一个疗程。

3. 软组织感染性炎症

疖、汗腺炎、瘭疽的超声治疗已有应用，乳腺炎的超声应用很有代表性，国内也有报告效果良好，1964年内蒙医学院附属医院采用移动法，0.6~1 W/cm^2，5~10min，每日一次，疗程10次。对于26例病程在一日以内的早期病例，全部治愈。另有用宇宙厂超声治疗机，1.4~1.6 W/cm^2，5~10min，5~7次一个疗程，取得18例中13例治愈的疗效。

4. 营养障碍性溃疡

于局部及周围用移动法，0.3~0.5 W/cm^2，5~8min，疗程10~15次。亦可用水枕或水下法。剂量要小。

（四）呼吸系统疾病

超声曾用于治疗支气管炎、支气管哮喘、肺气肿，甚至有人用于肺结核，但参考禁忌情况与肺组织充气的特点看来这方面的应用尚存问题，支气管哮喘的治疗报告较多，可能通过反射机制达到治疗目的。支气管哮喘治疗时声头作用于全肺（心区除外），胸椎1~胸椎12脊旁及星状神经节，移动法，用量0.3~0.8（也有用1~2 W/cm^2），5min（10~18min），疗程10次左右。

也有采用全肺投射超声波治疗慢性支气管炎、肺气肿与肺性心脏瘤取得效果的报告。方法为采用800kHz超声波，脉冲通断1：2，以1.5 W/cm^2在胸背部沿肋间划行，每次15min，总量不超过30min，每周2次，12次为一个疗程。治疗时避开心区及脊髓处。

（五）心血管疾病

1. 冠心病

心区一般视为禁忌部位，但此种观点亦早有反对意见，我们的意见是心脏对超声较敏感，应采取慎重态度，进行此种工作应严格地贯彻正确的科学态度。

1976年齐齐哈尔铁路中心医院曾有这方面的工作报道，此处介绍，仅为提供参考。他们的方法是将治疗部位分为两区，Ⅰ区为第三肋骨下缘水平的胸骨处，声头由右向左平行移动至左侧锁骨中钱，全长约10cm。Ⅱ区为胸骨左缘外倒2cm，由第三肋骨至心尖部，长约10cm。直接接触移动法以每秒1~2cm速度移动声头，总的时间为10~20min。第1~2天，强度为0.75W/cm^2，时间5min。第3~4天，强度1W/cm^2，时间7min。第5~7天，强度1.25W/cm^2，时间10min。间隔3~5天再进行第二疗程。所用的超声波为800kHz，脉冲通断1：2。

2. 闭塞性脉管炎

沿动脉经路，以强度0.3~0.5 W/cm^2接触移动，时间为5~8min，一个疗程为5~10次，也有用较大剂量，强度1~2 W/cm^2，时间5~10min，每日1次或每周2~3次，10~20次为一个疗程。

3. 血栓性静脉炎

对静脉血栓情况曾被认为禁忌，因恐血栓脱落造成栓塞。但1976年上海瑞金医院曾用超声波治疗取得效果，所采用的方法有两种：一为直接接触移动法，一为水下法。沿血管走行，并于静脉结节处作重点。强度1.5~3W/cm^2，时间30~60min，每日1~2次或隔日1次，每周6次，24次一个疗程。宜采用脉冲超声波。

4. 血管神经症

局部及相应神经节段，用移动法，强度0.2~2 W/cm^2，时间6~15min，一个疗程为5~25次。

（六）消化系统疾病

1. 消化性溃疡

超声波治疗部位为上腹部及背部胸7~胸9脊旁，用直接接触移动法，强度0.6~1.2W/cm^2，用固定法强度0.2~0.4W/cm^2，5~10min，疗程为12次。治疗应采取坐位，疗前饮水300mL以充填胃部，避免气体对超声的反射。胃有出血时禁用。

2. 慢性胃炎

治疗同上。

3. 机能性便秘

治疗部位于下腹部及背部胸椎8~腰推1脊旁。用直接接触移动法，强度0.3~0.6W/cm^2，时间8min，5~10次为一疗程。超声对胃肠投射时，若肠管中含气，一方面超声波不能透过肠管对侧；另一方面由于反射使近侧肠壁剂量过大，故应掌握强度。

（七）泌尿生殖系统疾病

1. 前列腺炎

多用坐浴水下法，有特制的前列腺椅为治疗设备。作用于会阴处，2W/cm^2，时间10min，6~8次为一疗程。

2. 阴茎硬结

直接接触或水枕法，强度0.5~1W/cm^2，时间5min左右，每日1次或每周2~3次。

3. 肾及输尿管结石

直接接触移动法，声头作用于病区，每秒3~6cm移动，强度1~2 W/cm^2，时间10~15min，每日1次。输尿管结石采取坐位，肾结石则采取头低脚高的患侧卧位。或治疗前1h服用中药排石汤。

（八）妇科疾病

1. 慢性盆腔炎

声头作用于腰及下腹部，直接接触移动法，强度0.6~2W/cm^2，5~10min，6~12次为一个疗程。孕妇禁用。

2. 痛　经

治疗方法同上。

3. 外阴瘙痒

水枕法或直接接触法，声头作用于病区，强度0.5~1.0W/cm^2，时间5~7min，每日1次。

（九）耳科疾病

1. 慢性副鼻窦炎

声头作用于局部，用移动法强度0.4~1.0W/cm^2。固定法强度0.2~0.4W/cm^2，时间5~10min，一个疗程为5~12次。亦可用水枕法或漏斗法。

2. 其　他

如乳突炎、耳鸣、耳聋、耳硬化症及梅尼埃病等病也应用。

（十）皮肤疾病

超声曾治疗慢性荨麻疹、皮肤瘙痒、神经性皮炎、牛皮癣、斑秃、硬皮症、带状疱疹等疾病，对皮肤表浅组织的治疗近来多主张用2~3MHz甚至5MHz的频率。

1. 瘙痒症及荨麻疹

用800~1 000kHz频率作用于相应神经节段的脊旁，用移动法，强度0.6~0.8W/cm^2，时间5~10min，一个疗程为5~12次。

2. 皮肤硬化症

局部及相应神经节段脊旁，强度1~2 W/cm^2，5~8min，隔日一次，10~20次为一疗程。也有应用1：5脉冲超声波，0.5 W/cm^2，每一声头面积一分钟，总量不超过10min，每周2次，更有用5MHz频率超声波，水枕法，2 W/cm^2，5~10min，疗程20次。

3. 跖　疣

870kHz频率的超声直接接触，轻压，移动法，0.6 W/cm^2，15min，每周二次。但有主张用2.5~3MHz频率，大剂量（3.5 W/cm^2）者。

二、超声的副作用、禁忌证

在实际工作中很少发现超声波的副作用，曾有报告下列情况，提出引起注意。

（一）超声治疗后可引起血糖下降，一般不需处理。

（二）太多、太长的超声治疗，可致白细胞、红细胞下降，体重减轻。

（三）有的病人于超声治疗后有胃痛的主诉，可能系组胺产生而引起。

（四）过量可致灼感或疼痛以至损伤组织，应减少剂量，对治疗区有感觉障碍的病人，要注意控制剂量，尤其是强度。

（五）有人于超声治疗后出现疲乏的现象，尤其神经症的病人超声后可有情绪不稳的现象，可予以解释。

许多关于超声的破坏作用的资料，多是在特定目的的实验中，采用较大剂量所致，不应以此作为禁忌的理由，此外因治疗方法，使用技术的不断进步使禁忌情况日益减少，有些因剂量所致的损害也可主动避免，所以许多禁忌只有相对意义。下面列举的禁忌情况可作工作中参考。

1. 肝、甲状腺、生殖器官等敏感器官，不宜直接投射（除特殊方法外）。
2. 心区及星状神经节可致心功能紊乱，对严重心脏病患者禁用。
3. 高热、急性炎症、活动性结核等病理状态。
4. 出血倾向、消化道大面积溃疡、严重支气管扩张。
5. 静脉血栓病区不适超声，以免栓子脱落。
6. 恶性肿物。
7. 孕妇腹部。

三、超声波复合疗法

超声与某些治疗合并应用，可取得较单一治疗更好的疗效。这种综合治疗称为超波复合疗法。

（一）超声可与许多热疗配合应用，如红外线、热致、泥疗、短波透热、微波等。

（二）超声可与直流电药物导入、间动电等疗法合并使用。

（三）超声可与外敷药、皮肤擦剂、皮肤刺激剂配合使用。

（四）超声可与X射线合并应用于皮肤癌的治疗。

四、超声间动电疗法

超声间动电疗法是超声波治疗同时并用间动电疗的综合疗法，是超声波复合疗法之一。1946年K.Ehrlich把脉冲电流附加于超声波进行同时治疗，发现有很强的止痛作用，并于1949年在Angela的超声会议上做了报告。以后又经长期的试验，证明各种脉冲电流中，间动电流与超声波并用效果最佳。于是就有了复合治疗机的产生。

止痛是超声间动电疗法的主要作用，它的产生由于：①超声波机械作用产生的组织微细按摩效果及间动电的低频交变电流作用，提高了疼痛感觉的刺激阈值；②超声波使组织氢离子浓度趋碱性变化的作用；③间动电流的刺激干扰了神经系统疼痛冲动的结果。例如，掩盖效应学说、闸门学说所做的解释；④超声波的机械作用、热作用、理化作用等产生的组织病理改变的良性转化，比如，病变局部的浸润、渗出某炎症反应的吸收与恢复。

超声间动电疗法的第二个重要作用为促进血液循环。它具有扩张局部血管、加速局部血流、产生局部组织的主动性充血、增加局部供血量的作用，因而改善局部组织营养和生理状态，有利于组织的修复与病理状态的消除。超声间动电疗法对血管的反应较单一治疗效果更为明显。

超声间动电疗对调整神经肌肉的紧张度有很好的效果。单纯间动电疗法已有明显的刺激神经肌肉组织的作用，它能兴奋神经肌肉组织，提高兴奋性甚至产生肌肉收缩运动，增强肌张力。超声波疗法虽不致产生运动神经元发放运动冲动和致使肌肉产生收缩运动，但却有使神经传导功能改善的效能。在不引起运动反应的强度下，超声间动电疗法广泛适用于肌肉及运动支撑系统的创伤性疾病。

发红反应是超声间动电疗法的一个特殊表现，这种反应是治疗后数秒即出现的皮肤潮红和红斑，红斑多在疼痛的敏感处进行治疗时发生，而发生的部位也是在疼痛的敏感区域、痛点、扳机点（触发点）及神经肌肉运动点等处。运动支撑系统（肌肉、韧带、骨骼等）疼痛性疾病易于产生发红反应。内脏疾病的发红反应可发生于相关的体节神经分布区的皮肤上，即按Head氏区出现。因此，超声间动电疗法的发红反应具有一定的诊断意义。发红反应的机能目前尚未明了，或许为组织中酶活动变化的结果，或是扩张血管物质如组织胺、乙酰胆碱等释放的结果。但无论如何，它显然是一种神经反射机制参与的表现。另外，由于在水浴时应用超声间动电疗法不产生发红反应，说明此反应受外界条件的影响，水浴情况下不适于发红反应的形成。

超声间动电复合疗法明显地提高了单一治疗的作用，在单用超声波治疗时，需要很大的剂量才能产生的生理作用，而复合疗法时则可应用很小剂量即可产生，比如，被认为超声波止痛作用之一的组织氢离子浓度的碱性转化，只需0.5W/cm^{2}的强度即可产生。也由于这一特点，超声间动电流的治疗时所用剂量很小，超声波部分只需0.5 W/cm²，间动电流剂量一般在2~4mA（此项强度是按病人耐受量来决定），波形的选择是采用不带有直流电成分的密波。

这种复合疗法的治疗操作并不复杂，同超声波及间动电疗的一般常规。治疗时超声头同时连通间动电的阴极(-)放在治疗部位，而副极与阳极(+)连通固定于治疗部位附近。治疗部位系按疾病部位选择相关的痛区、痛点、扳机点、神经肌肉运动点等感觉敏感点，或依海德（Head）氏体节反应区域。超声治疗声头用导电的耦合剂（接触剂）与皮肤密切接触，每次治疗时间为5~10min。

超声间动电疗的适应证有三叉神经痛、颈神经根炎、臂丛神经炎、坐骨神经痛、腰椎神经炎、颞颌关节紊乱、肩关节周围炎、肩肘损伤、髋关节疾病、膝关节紊乱、指趾关节疾病、落枕、斜颈、肌肉筋膜炎、肌肉及肌腱挨伤、挫伤、腰背肌劳损、肌炎、肌痛、腱鞘炎、纤维组织炎、软组织损伤、颈椎病、颈肩臂综合征、腕管综合征、偏头痛、手足发绀等。

五、超声药物透入疗法

超声药物透入疗法，简称声透疗法是指利用超声把药物经完整皮肤或黏膜，送入体内的治疗方法。

理疗学中利用电流将药物送入人体的电离子导入疗法和电泳疗法等，已早为人所了解。其原理基于电离子或荷电颗粒在直流电场中有规律的运动，但药物必须是可以电离的物质，且限于透入较浅的皮肤层。若利用超声的机械作用把药物送入体内则不受上述限制，如此，超声药物透入疗法不仅为一良好的给药方法，同时还伴有超声固有的治疗作用。

实际这种疗法早已在临床上出现，早年弗拉德沃特（Floodwater）等人使用蜂毒、组织胺、斑螯素等作接触剂合并超声治疗，但因药物刺激太强与用量较多常有水泡和皮肤损害，为人嫌忌。

1964年，爱德华·J·诺瓦（Edward J. Nova）在家兔上试验声透入利多卡因（cocaine），超声剂量2W/cm²，5min，发现未做超声的对照部也有药物进入，但应用超声处进入的药物明显更多。1963年、1965年，格里芬·J·E（Griffin J.E.）在猪身上所做的实验证实，用超声治疗机（1MHz频率），以3及1W/cm²，强度分别透入每克25mg及1 000mg的氢化可的松，发现药物能达到肌层及深层神经纤维组织。但此剂量对人仍嫌过大，不易耐受。以后，1968年，格里芬又通过动物实验证明，用0.3 W/cm^2、17min及0.lW/cm^2，51min的小强度也能透入，而且低强度，长时间的效果更佳，这就为临床应用创造了有利条件。

1971年，科学家用维生素C在动物上做透入试验，证明可以经黏膜进入体内，并发现强度在1 W/cm^2，作用10min而未见维生素C的破坏。

上海广慈医院于1964年曾报告应用超声波通过浸有呋喃西林溶液纱布层治疗创伤面取得良好效果，1964年北京医院也曾应用超声透入柳酸治疗手足癣获得成功。实验研究与临床实践均说明超声透入药物的可能性。

超声透入药物疗法具有下述一些特点：

①所用药物不限于电离物质，药源广阔。

②药物浓度不景离解度等电离、电解作用限制，药物也不会被电解破坏。

③药物不限于水溶物质。

④不存在影响作用强度与时间的极化问题。

⑤没有电刺激现象，不发生电灼伤。

⑥操作简便。

但它也存在一些问题：

①透入体内的量及深度不易确定。

②超声对药物的影响也需进行研究。

③不适于大面积应用。

关于超声药物透入的具体事项：

1. 设　备

一般超声治疗机即可应用。有人认为低频（90kc）超声效果更好，透入较深。

2. 透入药物的制备

透入药物制备非常简单，只需把药物加入接触剂中即可。脂溶性药物可加入油介质中，水溶性药物可溶于水作接触剂。

也有介绍在触变溶胶中加入烟酸、乙酰胆碱、组织胺等药物分别选用。

3. 操作方法

与一般超声治疗方法相同，多采用直接接触法，其他方法也可以，强度0.4~0.5W/cm^{2}即可，时间一般10~15min。

为了增加作用深度，除频率减低以外，也可以用半价层计算调整剂量。

4. 适应证

除超声本身的适应证外，尚应考虑药物的作用。烟酸：用于扩张血管。组织胺：用于关节炎、捩伤、肌纤维组织炎、肌炎、肌痛、腱鞘炎。乙酰胆碱用于：闭塞性脉管炎等血管疾病。考地松类：与考地松封闭的适应证同。维生素C：用于口腔及牙龈疾病。抗生药物：用于抗感染，控制炎症。其他药物可以根据药理作用与病情选择应用。

5. 注意事项

（1）强烈的皮肤刺激药如斑螯素等发泡剂禁用或慎用。

（2）注意药物性质有被超声改变的可能性。

（3）不可应用病人对之过敏的药物。

（4）治疗感染的创面，应注意无菌操作。

六、聚焦超声

应用低强度聚焦超声治疗慢性软组织损伤是近年来逐渐兴起的超声新技术之一。聚集超声是利用超声波的组织穿透性和能量沉积性，将体外发射的超声波通过球面自聚焦超声换能器，聚集到生物体内的病变区域（治疗靶区）。通过超声的热效应、空化效应和机械效应等达到治疗疾病的目的。

由于低强度聚焦超声也是利用“逆压电效应”的原理，将高频电场作用于陶瓷晶体薄片，使其产生相应频率的振动，从而将电能转换为机械能。因此，它本质还是超声，具有一般普通超声的治疗作用，同时又具有普通超声所没有的良好聚焦性、穿透性及抗衰减性，另外，该类型超声还没有高强度超声对正常组织的破坏性，其不良反应较少。已有大量文献报道低强度聚焦超声对治疗不同类型慢性软组织损伤均具有一定疗效。

（一）特　点

聚焦超声治疗是利用声透镜原理使沿直线传播的声波产生汇聚或发散。对单束声束而言，其能量随治疗深度的增加而递减。但由于声束向声轴方向汇聚，产生能量叠加效应。聚焦后的超声束更细、能量更集中。在一定深度时，能量与入射面相等甚至更高，实现组织深部治疗（图8-7）。

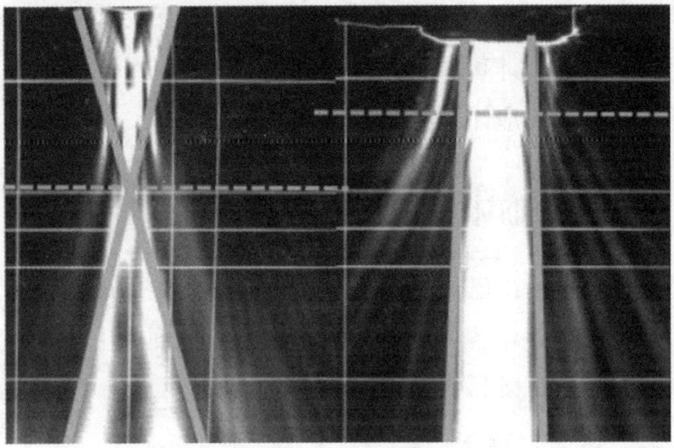

聚焦超声　　　　　　　　普通超声

图8-7　聚集超声和平面超声的声谱图比较

应用聚焦超声发生探头将超声直接聚焦作用于体内靶点，能发挥无创治疗效应。通过实验发现，聚焦超声除具有超声生物学效应外，将聚焦超声治疗头作用于特定穴位，还能发挥超声针灸作用，超声热效应对穴位组织的温热作用较显著，能起到类似温灸的温经活络功效，并通过经络或神经反射激活内源性阿片肽系统释放内源性镇痛物质，从而达到镇痛目的。

（二）适应证

各种常见慢性软组织损伤性疼痛：韧带损伤、肌腱炎、滑囊炎、腱鞘炎、肌肉损伤、肩周炎、网球肘、颈肌劳损、腰肌劳损、陈旧性软组织损伤引起的各种顽固性疼痛、活动受限等；各种慢性肌肉痛和关节痛、内固定术后粘连、颈肩臂综合征、关节炎、急性损伤（恢复期）、椎间盘突出引起的周围软组织疼痛等。

（三）注意事项

1. 聚能超声治疗因其能量大于普通超声，应当隔日治疗。

2. 因聚能超声治疗过程患处会出现感觉，具体感觉因人而异，因此，在治疗之前要向患者尽量地描述，以便治疗开始后，患者正确的反馈难受强度信息。

3. 治疗时间内，要随时关注患者感受，采用耐受的治疗强度。

4. 治疗时间内，出现患者不耐受的情况，要求急停脚踏开关，查明原因，因强度过大产生不耐受的，才可调整强度继续治疗。

5. 治疗感染的创面，应注意无菌操作。

七、其他方面的临床应用及展望

超声在现代科学技术中已经具有重要地位，医学中的应用也涉及基础医学、临床治疗、诊断以及卫生学各方面。有关临床治疗方面除上述理疗科常规工作以外，再就眼科、口腔科、外科等应用简单介绍如下。

（一）眼科的超声治疗应用

超声波对眼组织的作用已有许多研究，由于眼球解剖结构的特点及组织学上的特性，它对超声较为敏感，易为超声所损害，但另一方面，适当的超声作用下可以改善眼的液体循环、增进代谢、提高渗透性能和促进吸收，这些又有利于一些眼科疾病的治疗，因此小心、慎重地选择病例，正确地掌握剂量与技术方法，超声仍是治疗上的有力武器。

大剂量、长时间对眼的损伤已为实验证实，2.5~3W/cm^{2}只需30s即可造成眼组织的不可恢复的改变，甚至影响到视神经组织。因此，眼科超声治疗宜采用低强度、短时间。通过实验观察到，以投影时间为5min，在应用强度为2.5~3W/cm^{2}时，可致不可逆的病理损害，而强度为1.5~2W/cm^{2}时，则为可逆的病理改变，强度在0.25~1W/cm^{2}时，未见损害。当前临床应用的剂量则多倾向：强度不超过0.5W/cm^2，时间不超过5min。但也有人用量达1W/cm^{2}以上，时间3~10min。

在投射的技术方面，有人对直接接触角膜、经漏斗接触角膜、经水袋接眼睑、直接接触眼睑等方法做了比较。前二种直接接触方法均易致成损伤，漏斗法损失声能极多，虽加入适量甲基纤维素(methyl cellulose)可以提高，但所得能量仍嫌太小，又易产生气泡，所以以水袋法最为安全可用。

超声在眼科的治疗主要适用于各种玻璃体混浊及促进眼内出血的吸收。也有用于外眼疾病，如睑板腺囊肿等。国内也有应用超声治疗内眼疾病（视网膜静脉血栓，视网膜静脉周围炎，中心性视网膜炎等）取得一定效果的报告。另外也有应用超声乳化作为白内障摘除的手术方法。

（二）口腔科超声治疗应用

超声波在口腔医学中的应用可分为两类，一类是用超声波作为一种牙科医疗器械，一类是用超声对某些口腔科疾病进行治疗。用作口腔科器械工具的超声即超声牙钻与超声洁齿器等，它是一种低频超声(20~30kHz)，利用这种超声疾速的机械震动（每秒2万~3万次）和这种震动下产生的空化作用，高加速、低峰速等特性，使被作用物体在快速地敲击下震碎、除去。超声牙钻具有不损伤软组织、不致出血、安全、无痛、安静、无声等优点。所以，虽然设备特殊，使用者要一短期训练，但仍为人所喜用。低频率超声工具可用于各种手持工具的操作项目，如洁齿、根管扩大、钻孔，和合金填充等及代替口腔外科手术刀。

另一类作为口腔疾病治疗的应用，与理疗科治疗机相同，采用高频（800~1 000kHz），但由于口腔部位需要，应有特殊接管或声头。适用于牙髓炎、牙周炎、下颌关节炎、下颌关节紊乱、拔牙后痛、牙龈炎、牙根骨膜炎以及三叉神经痛、瘢痕等口腔科常见疾病。

（三）超声外科

超声外科是利用高强度的超声对组织产生破坏作用从而代替手术切除的方法。因为超声方法有可能完全或部分避免不必要的健康组织损伤，所以，作为一种工具，它是很有前途的。

最早用超声作为破坏性治疗手段是应用在美尼尔氏病的治疗。这是用较强的超声破坏病人健侧的半规管平衡装置，造成前庭功能丧失，解除正常与病态平衡信息的干扰，治疗眩晕。这种方法在小心操作下，可以只破坏前庭功能，不影响听觉功能。早期因技术方法的缺欠，而造成较多的耳蜗神经损伤或面神经的损伤，现已为技术上的进步所解决。其法为先在乳突处手术凿骨，暴露水平半规管，使超声直接作用，并以麻痹性眼球震颤为特征，已获得满意的效果。

超声的破坏性治疗也曾用于投射下垂体，它的优点是可以免除手术治疗时的血管损伤，出血及感染等危险。治疗是用很小的声头，在垂体前以破坏剂量投射，为了防止损伤垂体凹后面的重要生命中枢，可用气脑术保护这些神经组织，这种疗法用来治疗垂体肿瘤等垂体疾病。

超声聚焦可以使很小的部位，获得强大的能量，这就具备了小部位选择性破坏的优越条件，尤其在神经系统的手术中，这一优点加上不需开颅，就更构成了理想条件，即不开刀或不流血的手术。

实验上用作神经外科工具的超声，频率由0.5MHz至5MHz（1~-25MHz较多见），有用4个声头聚焦，焦点强度达数百至1kW/cm^{2}的巨大能量，瞬间即可破坏神经组织，治疗只需数秒钟，焦点处的损伤小至2~3mm直径大小，并可在脑内任一深度造成精确定位的损伤。这种疗法可用于治疗震颤性麻痹，有些严重的精神病，脑肿瘤及切断脊髓后跟的姑息疗法等。

另一外科领域的超声应用是超声碎石，曾有人用35kHz500W/cm^2，5min可以震酥胆道或泌尿系结石。不过这种方法目前尚存在许多技术上的问题，虽已有超声碎石的机器产生，但只限于膀胱结石的治疗，临床意义不大，有待设备技术的进一步提高。

近一年一种利用“液—电效应”原理制成的冲击波碎石机（亦称超声波碎石机）出现，不仅可有效地以直接接触式进行膀胱结石的治疗，并可利用不接触人体的间接水浴聚焦进行对肾结石的轰击，在不致肾脏及其他人体组织的损伤下，取得粉碎结石达毫米级以下的小颗粒，随尿排出，免除手术。国内亦有对此的研究，并取得成绩。

（四）展　望

超声手术设备的研究开发和推广应用在我国具有极大的社会效益和经济

效益。

1. 人们从认识超声波到将它应用于临床治疗，其间已经探索出了不少的规律。作为从事超声医学工程的人员来说，应该对超声波对生物组织作用的机理、规律做进一步的探索，特别要加强和临床实践的紧密结合，掌握更多的第一手资料和数据，发挥超声医疗的效果，探索新的应用。

2. 超声治疗是一门交叉性学科，随着其他学科研究的深入以及各种相关技术日趋成熟，超声治疗的临床实践将进一步完善，应用范围将进一步拓宽，可以说超声治疗技术的发展方兴未艾，它将愈来愈多地造福人类。

3. 随着现代医学的发展，治疗手段和技术越来越丰富，就无创性外科技术而言，就有伽马刀、激光刀、微波聚焦刀等等，就物理疗法而言，有放射线疗法，氦氖激光照射，微波疗法等，这些技术既有其独特的优点，又有各自不同的局限，超声治疗技术也应该与其他技术结合，相得益彰，这样就能在临床上更发挥出其优越性。这些还有待于继续研究与探讨。

第九章　冲击波疗法

第一节　概　述

冲击波是一种机械波，具有声学、光学和力学的某些性质。广义上的冲击波在生活中很常见，如震动、雷电、爆炸和超音速航空器等均能产生冲击波，都具有压力瞬间增高和高速传导的特性，只是在能量、频率和产生方式等方面有所差别。冲击波技术可以划分为两大类：一是冲击波碎石术（SWL），也称体外冲击波碎石术，主要治疗泌尿系统结石和消化系统的肝胆结石；二是体外冲击波治疗法（ESWP），用于治疗运动系统某些骨骼和软组织疾病。20世纪80年代初德国医生首先利用高能冲击波击碎泌尿系统结石，使患者免除手术。1988年，Goddaughter首次使用冲击波成功地治愈了一例骨不连患者。此后很多人开始研究震波对骨折愈合的促进作用。20世纪90年代开始，世界各地一些骨科医学中心开始利用体外冲击波治疗骨不连、骨折延迟愈合及慢性软组织损伤性疾病，取得了明显的疗效。由此逐渐演变产生了治疗骨肌系统疾病的体外冲击波疗法(extra corporeal shock wave therapy，ESWT)。本章着重讲解体外冲击波疗法。

ESWT是利用声波经由反射器反射后集中高能量的冲击波，作用于人体造成物理冲击，刺激生长激素释放，导致微血管再生，达到组织再生及修复的目的。是定位于保守治疗和开放手术之间的一种全新疗法，是一种非侵入性、微创性的医疗技术。从现阶段的临床研究来看，ESWT的疗效确切、损伤轻、并发症少，它已经成为治疗特定的运动系统疾病的新疗法。

一、概　念

体外冲击波疗法(extra corporeal shock wave therapy，ESWT)是利用液电能量

转换及传递原理，造成不同密度组织之间产生能量梯度差及扭拉力，产生裂解硬化骨、松解粘连、刺激微血管再生、促进骨生成等作用，达到治疗疾病目的的一种新疗法。

它具有以下优点：①损伤轻微，可替代许多外科手术治疗；②一般不必麻醉或采用简单麻醉即可；③治疗时间短，通常持续30min，风险小，可在门诊进行治疗；④术后恢复较快，许多患者治疗后疼痛立即消失；⑤无须特殊的术后处理；⑥治疗费用远低于开放手术；⑦不留瘢痕，不影响美观，易被患者接受；⑧并发症发生率低。

二、物理特性

（一）体外冲击波的产生原理

体外冲击波是在气体或液体中的某一局限性空间内能量突然释放而产生的机械波，是一种特殊形式的声波，兼具声、光、力学特性，实质是一种能量的传递过程，在穿越人体组织时，其能量不易被浅组织吸收，可直接到达组织深部。为了便于理解，通常参照声学的物理知识来讲解和对比冲击波的形成、波形和传递等特性。而这些物理特性也是决定ESWT疗效和安全性的重要参数。冲击波由以下4种物理学效应来产生：

1. 利用高压电、大电容，在水中电极进行瞬间放电而产生冲击波，在半椭圆形弧面反射后聚焦作于人体的运动系统，利用冲击波在不同物质中传递时的声阻抗差所产生强大的能量来刺激成骨细胞增殖分化，促进微血管新生，达到成骨组织再生及修复的功能。

2. 利用电磁线圈，在电能的作用下，产生强大的电磁场，电磁能量遇到绝缘膜后折射到水囊中产生冲击波，再由凹透声镜聚焦后导入需要治疗的局部区域。

3. 利用压电晶体，在电能的作用下，数以百计的压电晶体共同振动，发出冲击波，经椭球体的收集，能量全部聚集于焦点处。

4. 利用压缩气体产生的能量，驱动手柄内子弹体，使子弹体以脉冲式冲击波到达治疗区域。

（二）体外冲击波疗法常用物理术语

1. 焦点、焦斑和焦区。焦点(focal point)指散射的冲击波经聚焦后的最高压力点，严格地讲，它只是理论上的一个几何中心点。焦斑(focal plane)是指冲击波焦点处的横截面，只是一个平面概念，焦斑所针对的是其覆盖受治对象（区域）的平面范围。焦区(focal zone)是指冲击波的正相压力大于和等于50%峰值压力的区域，是一个立体概念。临床上惯称的焦点一词其实都是焦区，在定位屏上的十字交叉点只是焦区的几何中心。

2. 压力场(pressure field)是根据*X*、*Y*、*Z*坐标进行选定的。其中，*Z*轴是治疗头的对称轴，穿越波源的中心。*X*轴和*Y*轴在治疗焦点(*F*)上与*Z*轴垂直相交（图9-1）。冲击波场是环绕着*Z*轴的对称区域，立体形态随波源不同而异。液电式冲击波场呈椭圆形；电磁式冲击波场呈纺锤形；压电式冲击波场呈圆形。因此，确定冲击波场的压力分布，就需要在已知*Z*值的条件下沿*X*轴和*Y*轴进行测量。冲击波的压力单位是兆帕(Mega Pascal，Amp)。1MPa（兆帕）=106Pa（帕）=10bar（巴）≈10atm（大气压）≈10kg（力）/ cm^2。

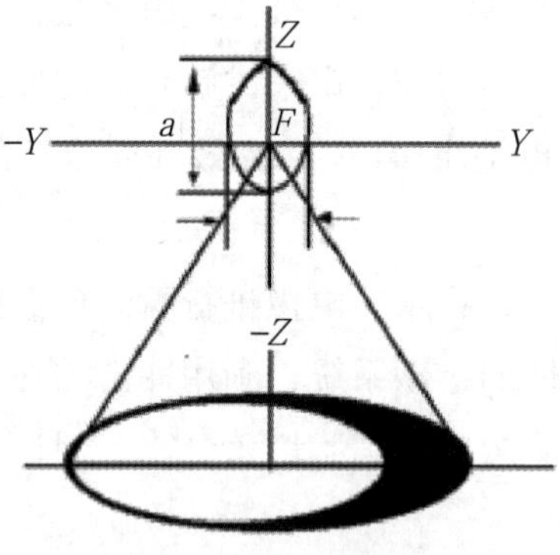

图9-1　压力场示意图

3. 冲击波能量。许多物理效应都依靠能量来实现，因而冲击波能量也是医疗应用中的一项重要参数。冲击波能量（energy，E）是对每一个压力场特定位置内的压力/时间函数进行时间积分后，再进行体积（关注区）积分后算出的。

4. 能流密度(energy flux density，ED)表示垂直于冲击波传播方向的单位面积内通过的冲击波能量。这是国际上针对运动系疾病的ESWT而提出的新参数，用于测算冲击波对局部小块组织区域的作用，因为冲击波的生物学效应与ED的阈值相关。如果时间积分只限定于冲击波的正压部分，结果就是正向能流密度。能流密度的最大值位于焦区的中心。在焦区之外，能流密度的侧向衰减与侧向压力衰减大致相似。在当今的文献中，也常用ED来说明能量设置或冲击波剂量比率。ED与治愈率和副作用发生率有关。

5. 有效焦区能量（effective focal energy，E）的定义是流经焦点处垂直于Z轴的圆面积内的能量，即作用平面。只有在相同面积的作用平面内，不同冲击波源的有效焦区能量才有可比性。这个面积的范围是根据临床需要而设定的。例如，人类肾结石的平均直径为12mm，故作用面积平面的直径相应设定为12mm（图9-2）；而治疗骨科性疼痛时，冲击波作用平面的典型范围为直径5mm的平面区域。

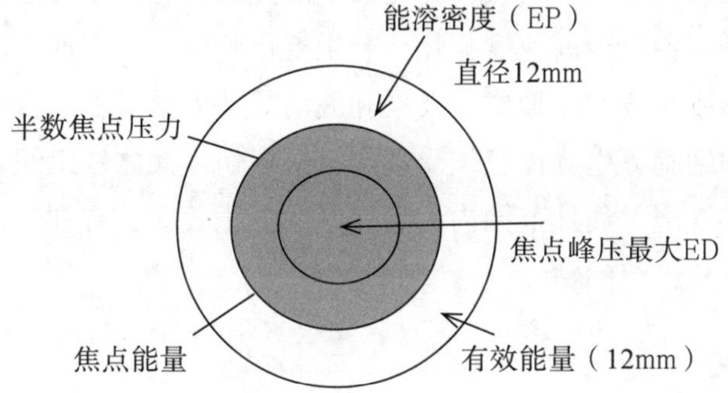

图9-2　焦区能量示意图

（三）体外冲击波的物理机制

根据冲击波在人体不同组织界面上反射和传导的不同，使之产生5种效应，从而达到治疗运动系统的目的。

1. 机械效应

冲击波频率很高，即使振幅很小，它传递给介质的能量要比一般声波大得多，可高于人耳能忍受的声强（1W/m^2）的10万倍，因为波的强度与频率的平方成正比，因而冲击波与物体作用时有很强的机械作用。冲击波进入机体后会因介质密度不同在界面处产生不同程度的机械效应，使组织质点交替地压缩和伸展产生正压和负压的波动，从而引起组织细胞内物质运动，使组织细胞发生容积和运动的变化，可显示出一种微细的按摩作用：可产生细胞质运动，细胞质颗粒振荡；可刺激细胞膜的弥散过程，促进新陈代谢，加强血液和淋巴循环，改善组织营养，提高再生功能。强度直接影响生物物理效应，太低不会起作用，而太强又会产生破坏，不同频率冲击波的作用也不同。目前利用冲击波的机械振动还可以切除组织，进行焊接，粉碎细胞等。

2. 空化效应

研究表明，当冲击波强度超过一定值时，焦斑中通常含有小“孔”或“内爆”，这些“孔”可能是由组织间液体（主要是水）的“暴沸”所引起的，这种效应被称为空化效应。在冲击波传送途径中的介质含有微小气泡时，气体在冲击波的应力作用下，会以极高速度膨化，产生空化效应。是在冲击波高强度作用下所致介质中气体或充气空隙形成、发展和波动的动力学过程。空化效应易使处于空化作用附近的细胞等生物体组织受到严重的损伤。人体软组织、细胞、血液中皆含有大量微小气泡，病灶范围内大量气泡的空化效应，有利于疏通闭塞的微细血管，松解关节软组织的粘连。

3. 声学效应

冲击波是一种频率从几赫兹到几兆赫兹的机械波，在均匀介质中的传播符合声学原理。冲击波的传播速度与介质的特性有关，与冲击波的频率无关。不同频率的冲击波在同一介质中传播的速度相同，但同一频率的冲击波在不同介质中传播的速度不同（表9-1）。声阻抗（Z）=介质的密度(ρ)×声速（C）。水与生物软组织的密度、声阻抗相近，当冲击波从水传播到生物软组织时，衰减很少；但当冲击波遇到骨组织时，由于水骨界面的声阻抗差异较大，速度发生变化，冲击波就会与骨组织发生强烈的相互作用，导致在骨组织表面及内部产生应力作用，使成骨细胞增殖分化，这就是体外冲击波能安全有效地促进骨组织生长的原因。

冲击波频率低、波长较长，具有衰减小、传播远、穿透力强的物理特性。

表9-1　不同物质的传播速度与声阻抗

物质	密度（$\times10^3$kg/cm）	声阻抗[$\times10^5$kg/（$m^2\cdot s$）]	声速（m/s）
空气（20℃）	0.001 2	0.000 4	344
水（20℃）	0.998	1.48	1 484
甘油（20℃）	1.26	2.42	1 920
肌肉	1.04	1.70	1 568
肾脏	1.04	1.62	1 560
胆石	0.82~1.10	1.15~2.42	1 400~2 300
尿路结石	1.87	11.7	6 260
密质骨	1.70	6.12	3 600

4. 光学效应

冲击波的传播从一种介质进入另一种介质时，会产生折射或反射现象，这近似于光的传播特性。

（1）反射：冲击波在介质中传播时。如果介质发生变化，在不同介质的界面上一部分冲击波回到原来的介质中，叫作反射。反射的程度与入射角的角度有关。根据光学反射定律，入射角等于反射角。因此，入射角越小，反射角就越小；能量反射越少，作用效率越高。入射角越大，反射角就越大，能量损失越大。反射的程度还与界面两侧的介质的声阻抗特性有关。声阻抗相差愈大，反射程度也愈大；声阻抗相同的两种介质，反射程度最小（表9-4）。

表9-2　冲击波在人体不同界面上的反射和传导

界面	反射压（%）	反射声能[J/cm^2]	传导声能（J/cm^2）
水-脂肪	−5	0.25	99.8
脂肪-肌肉	11	1.2	98.8
肌肉-骨骼	44~60	19~36	64~81
肌肉-结石	22	5	95
肌肉-空气	−99.9	99.9	0.1

（2）折射：冲击波由于媒质的不均匀性而在媒质的分界面上发生弯曲被称为折射。通常当一束波折射时它同样反射，冲击波在从介质的底面向上传播的过程中，自然发生许多折射波。

（3）散射与衰减：冲击波的厚度由于组织的非均匀性而发生散射并衰减，即使冲击波的厚度仅仅改变很小的长度，压力也将大大的不同或将可能发生转换。如果冲击波厚度大，那么剪切形变的区域宽度就大，而组织就能够适应或克服冲击波的剪切变形力。

（4）冲击波的聚焦：利用声波的反射、折射特性，通过透镜和弧面反射将冲击波的能量聚焦于焦点以产生强大的能量，称为聚焦，达到治疗目的。

5. 热效应

冲击波在生物体系内传播过程中，其振动能量不断地被媒质吸收转变为热能，而使媒质温度升高，是冲击波机械能转换成热能的过程。产生热能的多少取决于媒质的吸收系数、冲击波强度及作用时间。冲击波在组织内的产热是不均匀的。在两种不同组织的界面（如皮下组织与肌肉交界处、肌肉与骨骼交界处）时，因波的反射，温度升高特别显著。人体内可被优先加热的有肌腱、韧带附着处、关节的软骨面及骨皮质。冲击波在组织内的生热约有80%经血液循环带走，平均每秒运走3%～3.5%，另有20%由毗邻组织传导散失。当作用于缺少血循环的组织如角膜、晶体、玻璃体时或血液循环障碍的组织如脉管炎时，冲击波的热作用则将加强，可产生过热导致疼痛，成为剂量过大的信号。现各项研究结果证实，冲击波热效效应可增强血液循环，加强代谢，改善局部组织营养，增强酶的活力，降低肌肉和结缔组织张力，缓解痉挛及减轻疼痛，同时又可降低神经兴奋性，也起到镇痛的作用等。为了通过加热而获取治疗效果，必须将温度维持在40～45℃，并至少保持5min。

第二节　治疗原理及治疗作用

体外冲击波主要是通过两种原理发挥其治疗作用：一是物理效应，二是生物效应。但这两种效应均取决于冲击波的能级和能流密度。体外冲击波通常分为低、中、高3个能级：低能量范围是0.06~0.11mJ/mm^2；中能量范围是0.12~0.24mJ/mm^2；高能量范围是0.25~0.39mJ/mm^2。不同能量范围的治疗作用是不同的。冲击波碎石与冲击波疗法在作用原理上的异同在于：前者是利用高能量冲击波产生的物理效应来粉碎结石和降解钙化性组织；而后者是利用中、低能量冲击波产生的生物学效应来治疗疾病。

一、治疗原理

（一）物理效应

1. 材料破坏机制

冲击波破坏材料的方式有直接作用和间接作用两种。直接作用是指由冲击波本身产生的力学效应。间接作用是指冲击波使组织质点伸展产生负压而形成的空化效应对材料的破坏。在冲击波直接和间接的共同作用下，达到治疗钙化性疾病（如跟骨刺）的目的。

2. 成骨效应

实验证实，冲击波的直接作用诱发的成骨促进作用发生在骨皮质部分和网状结构部分的界面处。冲击波的间接作用也共同导致了新骨形成，空化效应不仅造成部分细胞坏死，而且也会诱发成骨细胞移行和新的骨组织形成。

3. 镇痛效应

冲击波能对轴突进行强刺激，从而改变痛觉神经感受器对疼痛的接受频率及其周围化学介质的组成，因而可抑制神经末梢细胞，使后续向心冲动无法传递，从而产生镇痛作用。随着疼痛记忆消失，正常的运动方式得以恢复，并不再需要神经和肌肉的代偿性保护机制，从而消除慢性疲劳性疼痛。

（二）生物效应

1. 空化作用的生物效应

空化作用是指在液体中由热、声或机械机制所致的气泡形成过程及其活性作用。体外冲击波不仅可在体外，也能在体内产生空化作用。空化作用有利于疏通生理性关节及软组织粘连，空化作用是体外冲击波致损伤的主要因素。

2. 应力作用的生物效应

体外冲击波进入人体后，由于所接触的介质不同，如脂肪、肌腱、韧带等软组织以及骨骼组织、结石、钙化部位等，因此，在不同组织的界面处可以产生不同的机械应力效应，表现为对细胞产生不同的拉应力和压应力。根据Wolf定律：骨在需要处多生长，在不需要的部位多吸收。骨的生长、吸收、改建及消亡与其所受的应力密切相关。冲击波产生压应力促进骨形成，拉应力促进骨吸收，从而使骨吸收和骨沉积达到动态平衡，诱导了骨改建。拉应力可以引起组织间的松解，促进微循环；压应力可以使细胞弹性变形，增加细胞摄氧，从而达到治疗目的。

3. 压电作用的生物效应

骨组织小的细胞外液中存在着许多可流动的离子和带电荷分子，而在血管壁上和骨组织中那些不流动的生物大分子表面带有固定电荷。在应力等因素作用下，液体发生流动就会产生流动电位。一般认为，在应力作用下产生的生物电，表现为压力侧的负电荷和张力侧的正电荷。负电荷通过激活成骨细胞、抑制破骨细胞而促进骨形成，正电荷通过激活成骨细胞促进骨吸收。体外冲击波作为一种机械力作用于骨骼后，增加了骨组织的应力，产生极化电位，引起压电效应，这种压电效应对骨组织的影响与体外冲击波的能量大小有关。低能量的体外冲击波可以刺激骨的生成。

4. 时间依赖性和累积效应

动物实验证明，体外冲击波的治疗效果存在“时间依赖性”。临床研究也发现慢性肩袖钙化性肌腱炎应用冲击波治疗的时间越长效果越好。体外冲击波治疗存在着累积效应。对于“时间依赖性”和“累积效应”现象，以及其形成机制、时间长短、在治疗应用中如何对待等问题，还有待进一步探索。

5. 代谢激活效应

冲击波可改变局部细胞膜的通透性。一方面，压力波可以改变离子通道，导致细胞膜分子间距增大。神经膜的极性发生变化，通过抑制去极化作用也能产生镇痛效应。另一方面，代谢反应可以使细胞内外离子交换过程活跃，代谢过程中，代谢分解的终产物被清除和吸收。慢性炎症反应也可以产生如上效应，使慢性炎症减轻和消退。

另外，根据可冲击波穿越组织的顺序，来解释治疗骨关节疾患的作用机制。当冲击波穿越人体组织时，从时间上可分为以下4个阶段。

（1）物理学阶段：也就是前面所提到的应力效应。当冲击波作用于人体组织时，直接产生细胞外空化作用。此作用有些类似普通超声波的物理效应，但其并不是冲击波治疗骨关节病有效的重要原因之一。

（2）物理—化学阶段：由于冲击波能量较强，当其作用于细胞组织时，可改变局部组织结构，产生放射性针状局部组织出血。

（3）化学阶段：体外冲击波产生的压力和局部高温可引起水分子发生化学变化，生成过氧化氢和多种自由基，两者均为强氧化剂，其与工作电压和冲击波次数呈正相关。当细胞外受到再次作用时，细胞间温度升温，细胞膜被进一步破坏。

（4）生物学阶段：细胞最终将发生一些生物学方面的变化，如细胞弹性变形，促进弹力纤维形成，组织局部细胞通透性改变，从而促进软组织损伤的修复。

二、治疗作用

（一）对骨组织的生物学作用

体外冲击波能够增加骨痂中骨形态发生蛋白的表达，加强诱导成骨作用，促进骨不连处的骨膜下发生血肿，从而促进骨痂形成，促进钙盐沉积，同时也可击碎骨不连处坚硬的钙化骨端，促进新骨形成，加速骨折愈合。此外，空化作用不仅造成部分细胞死亡，而且也会通过促毛细血管增生效应而改善局部微循环，导致细胞活化增殖、组织间松解和弹性变形，引发骨组织内微损伤而诱导新骨形成。随着应用范围的不断扩展，体外冲击波已用于治疗骨不连、股骨头缺血性坏死等多种运动系统疾病。

（二）对肌腱组织的生物学作用

肌腱退行性病变是导致肩周炎，网球肘和跟痛症的主要原因。体外冲击波可最大限度诱导和激发肌腱组织和细胞的内在愈合能力，减轻粘连，成为临床治疗肌腱末端病的一大新兴发展力向。有研究表明，体外冲击波可以促使治疗部位组织内新生血管形成，促使病变部位炎症减轻消失。

（三）对相关细胞的生物学作用

体外冲击波通过对骨髓间充质干细胞、成骨细胞、成纤维细胞及淋巴细胞等代谢的影响而促进骨细胞增殖和骨再生，其中对淋巴细胞的代谢影响还会促进慢性肌腱炎的修复。

第三节　治疗技术

一、治疗设备

体外冲击波治疗机的核心部件是指冲击波源和定位系统。冲击波源是冲击波治疗机的关键技术，它决定着骨组织增殖分化效果和组织的生物学反应。根据冲击波波源产生的不同形式，体外冲击波治疗机分为4种类型：液电式、电磁波式、压电式和气压弹道式，前3种治疗机属传统的体外冲击波治疗机，均通过反射体将能量聚焦于治疗部位进行治疗。而气压弹道式冲击波治疗机则不需要聚焦能量，可通过冲击波治疗探头，由气压弹道产生的冲击波以放射状扩散的方式传送至治疗部位。冲击波治疗仪主要由以下几部分组成：体外冲击波发生源；冲击波触发系统；冲击波与人体的耦合介质；骨组织定位系统；计算机控制操作系统；治疗床（图9-3）。

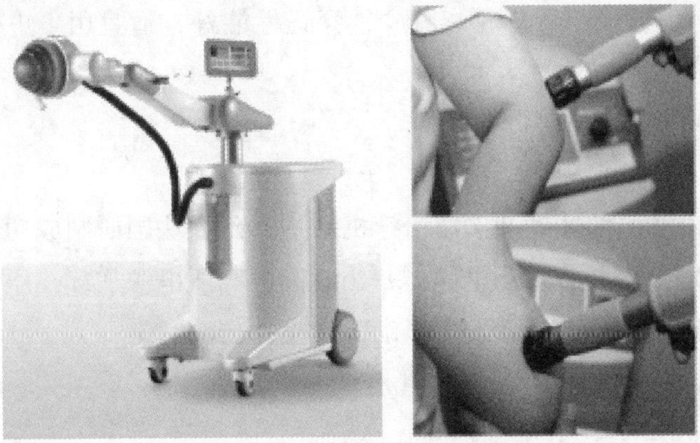

图9-3　冲击波治疗仪

（一）液电式体外冲击波源

液电式冲击波源最早用于冲击波碎石机，于1980年2月2日在德国慕尼黑首次应用于临床，是目前国内外大部分体外冲击波治疗机的发生源。

1. 工作原理

液电式冲击波源是利用液中放电原理产生冲击波的装置：它是通过水下电极的尖端瞬间高压放电产生冲击波，毫微秒级的强脉冲放电产生液电效应，冲击波经半椭圆球反射聚焦后，通过水的传播进入人体，作用于治疗部位。其优点是技术成熟、安全可靠、能量大，特别适用于骨骼肌肉疾病的治疗。其缺点是更换电极频繁，一般治疗1例患者就要更换1次电极；且电极尖端在高压放电过程中有较大损耗，使极间距离增大，造成焦点漂移。另外，液电冲击波治疗机在工作过程中产生很大的噪声，而且工作过程使用高电压，部分心律失常患者不适宜做此治疗。

2. 特　性

（1）具有尖锐的压力脉冲。

（2）可以产生相当高的冲击波峰值。

（3）可以通过设定电参数成为一个窄脉冲。

（4）在生物组织中传播时衰减少，穿透性能好，适宜用于进行体外治疗骨骼肌肉系统疾病。

（二）压电式冲击波源

压电式冲击波源的体外冲击波治疗机于1989年在法国研制成功。其原理是在一个半球的内壁上安装很多压电晶体，当有高频高压电源加载在压电晶体上时，压电晶体就会产生伸缩效应，发生振动，产生冲击波。

1. 工作原理

具有压电性质的晶体受到压缩或拉伸时，在其受力面上就会产生数量相等的正负电荷，这种物理现象称为压电效应。相反，将晶体放置在相应频率的高频电场中，晶体能准确迅速地随着交变电场频率而周期性的改变其体积（压缩与伸展），由此形成振动，即疏密交替的弹性压力波向周围介质传播，称为逆压电效应。压电式冲击波源是在一个充满水的球冠体内镶嵌数以百计的压电陶瓷片制作而成，这些压电陶瓷在相同的时间、相同的电脉冲元件作用下产生相同的逆压电效应，引起压电陶瓷片的机械振动，由于与陶瓷片接触的介质是水，因此陶瓷片的机械振动必然引起水分子的振动，继而产生冲击波。压电式冲击波源高压放电电路原理与液电式、电磁式波源相似，不同的是，后两者只需要一套高压电路，而压电式波源中的每一个放电单元就需要一套独立的放电单元，但每个功率却很小。一个波源通常需要由数百套独立的放电单元组成，同步放电时，可产生极高的压力。

2. 特　性

（1）频率较高，穿透能力较弱，衰减较大。

（2）频率单一，杂波少，对组织损伤较轻，但治疗效率也较低。

（三）电磁式冲击波源

电磁式冲击波源也是在1989年研制成功的，到20世纪90年代中期，世界主要的冲击波治疗机厂家几乎都采用了电磁式冲击波技术。其原理是高压线圈通电后发生脉冲磁场，推动金属振膜在水中振动，产生冲击波。

1. 工作原理

电磁式波源有一个线圈和一块与水接触的金属膜。脉冲电能通过线圈转化成脉冲电磁场，磁场对金属膜产生感应磁涡流，线圈磁场对金属膜感应磁场的排斥作用，使金属膜高速振动，从而推动水分子运动产生冲击波。电磁式波源与液电式波源的电路原理图是一样的，主要区别在于把高压输出接电极改成接一个线圈。电磁式波源比液电式波源使用的电能较高，原因是液电式波源是由电能直接转变成机械能的，而电磁式样是由电能先转变成磁能，即所谓的电磁效应，再从磁能转化成冲击波形式的机械能。经过两次转换，电磁式波源能量输出的效率低于液电式波源。

2. 特　性

（1）可以得到十分陡峭的脉冲前沿、窄的脉宽和较高的峰值。

（2）焦区较长，中心区的冲击波能量密度较集中。

（3）聚点稳定，不易偏移，无须更换电极，但发生器价格较高且要定期更换。对患者心脏无危险，噪声很小。

（四）气压弹道式冲击波源

气压弹道系统是20世纪90年代开始应用的，最初用于体外碎石。它的原理和建筑工地上所用的“水泥枪”相似，是利压缩气体产生的能量驱动手柄内的子弹体，使子弹体脉冲式冲击而产生止痛作用，促进组织增生。应用气压弹道式冲击波治疗慢性肌肉骨骼疼痛的机制包括以下的方面。

1. 释放更多的P物质。在人体活性物质中有一种多肽，被称为P物质的血管活性物质，是疼痛介质和生长因素。冲击波一方面可以促使P物质的释放，起到止痛的效果。另一方面，可以促进血管扩张，刺激血液循环和促使新的骨骼的形成。同时，刺激血管内皮细胞产生的氮氧化物也有血管扩张的效果，可以增强胶原合成，帮助肌腱恢复。

2. 抑制二型环氧酶。冲击波通过抑制起活化作用的介质，如二型环氧酶，起到抗活化的效果，可以削减任何活化过程。

3. 刺激细胞防护。冲击波能够使机体释放自由基，通过其作用，帮助加强机体内部细胞防护机制来抵御疼痛。

4. 增强刺激神经纤维。通过增强刺激神经纤维来阻止疼痛刺激的增加并由此加强止痛效果（闸门控制学说）。

（五）几种冲击波源的优缺点比较

1. 液电式冲击波源

（1）优点：液电式冲击波源是最早使用的冲击波源，发展时间长，技术比较成熟。其冲击波能量大，脉冲波形稳，冲击时间快。临床效果相对优于电磁式冲击波源。

（2）缺点：噪声大，消耗电极，放电稳定性差，焦点漂移。对组织损伤较压电式和电磁式大。

2. 压电式冲击波源

（1）优点：噪声极小。

（2）缺点：功率较小，对晶体的质量、寿命及安装都要求较高。

3. 电磁冲击波源

（1）优点：噪声小，不用更换电极，放电稳定。

（2）缺点：冲击波时间慢，临床效果相对比液电式冲击波源差。

4. 气压弹道冲击波源

（1）优点：对肌肉组织病损疗效好。

（2）缺点：不能同时处理慢性病损所形成的息肉及狭窄和其他病态。

二、治疗方法

（一）麻醉、止痛与体位

在体外冲击波治疗中恰当地用药，使患者保持安静、无痛苦状态，是提高治疗效果不容忽视的环节。对于主诉疼痛者，应该给予充分止痛。轻者可用镇静、安定药或一般性止痛剂，重者用哌替啶50~100mg或行硬膜外麻醉、臂丛麻醉及全麻。国外统计的资料表明，由于体外冲击波治疗不同于体外冲击波碎石术，所用能量高出后者1/3~1倍，多数患者无法耐受由此引起的疼痛。65%~95%的应用体外冲击波治疗患者选用局部浸润麻醉、硬膜外麻醉、臂丛麻醉及全麻。全麻用在局部麻醉有禁忌的患者，或患者要求全麻时。对于恐惧治疗的患者，由于需防止治疗期间不能控制的活动，也可用全麻。

然而，在实际治疗中，多数患者只有轻微疼痛感，除20%~30%的患者行局部浸润麻醉外，其他患者均不需麻醉，治疗效果同样令人满意。

（二）定位方法

冲击波治疗中准确定位是提高疗效的重要因素之一。现阶段有以下4种定位方法，其中康复治疗中第一种最常用，其他3种很少使用。一般认为治疗肩部钙化性冈上肌腱炎应用X线钙化点准确定位方法与体表冈上肌腱定位法均能使患者肩部功能明显改善、疼痛明显减轻，但前者疗效明显优于后者。

1. 体表解剖标志结合痛点定位

以体表解剖标志作为定位依据，并以触痛点为冲击点，同时根据血管、神经的解剖走行，避开重要的血管、神经。如肩峰下滑囊炎以肩峰为标志，在肩峰下滑囊的体表定位区内寻找触痛点，并以触痛点为ESWT点；而肱二头肌长头肌腱炎的定位则可通过屈肘及外旋上臂，使肱骨结节间沟及其内的肱二头肌长头肌腱朝向前方，并在此范围内寻找触痛点，以痛点为冲击点；肱骨外上髁炎、肱骨内上髁炎可依据肱骨外上髁及内上髁的体表标志寻找压痛点，并以该点为冲击点；足底筋膜炎、弹响髋等均可根据体表解剖标志结合痛点定位。该方法简单实用，但准确率欠佳。

2. X线定位

用于骨组织及钙化组织的定位。骨本身密度很高，与周围软组织有良好的自然对比度，因而X线定位可对骨组织进行有效定位，包括C形臂X线电视透视旋转式定位及C形臂双X线管定位。

3. B超定位

X线检查对骨骼病变的显示较好，B超恰好能清晰地显示骨骼周围软组织病变，如肌肉、肌腱、关节囊、韧带、滑囊、血管等，对骨骼的显示则较差。B超检查无创，无放射线损害，操作简便、迅速、价格低，是非常重要的检查手段。因此，在ESWT软组织疾病时，掌握和应用B超定位具有重要的意义。通过临床实践证明，在B超定位下，ESWT肩峰下滑囊、肱二头肌长头肌腱炎、足底筋膜炎、髌前滑囊炎可提高疗效。随着ESWT治疗技术的不断完善，B超定位将会广泛应用于ESWT治疗骨肌系统疾病中。

4. 双定位系统

同时使用B超和X线定位，在精确定位的同时还可对治疗的全过程进行实时调控，又可以大幅度降低辐射量，被认定为是目前最好的定位法。

（三）能量选择

能量大小是体外冲击波疗法是否能够取得满意疗效的关键，能量过低起不到治疗作用，能量过高会产生损伤。因此，确定既具有显著疗效，又无明显副作用的能流密度，就显得十分重要。目前的研究结果仍不能确定各种骨关节肌肉系统疾病的最佳治疗能量。但安全的能流密度应控制在0.08~0.28mJ/mm^{3}范围内。

下面介绍一些疾病治疗所需的能量范围。

1. 钙化性冈上肌腱炎

在治疗前，应使用X线或超声对钙化区准确定位，在ESWT的过程中，至少要用两次X线定位，其余可用超声进行连续实时监控和跟踪。治疗疼痛时只需低级能量。当粉碎钙沉积物时，则需中级能量。可逐渐提高能量级直至所需要的治疗水平。能流密度可选择为0.08~0.14mJ/mm³，每期冲击2000次左右，需治疗1～5期，平均为2期。

2. 肱骨外上髁炎（网球肘）及肱骨内上髁炎（高尔夫球肘）

能流密度为0.08~0.12mJ/mm³，应逐渐提高能量到所需水平。推荐使用3个疗程，1500~2000次冲击/期。

3. 跟痛症（跖筋膜炎）

ESWT治疗足底筋膜炎(跟痛症)的目的是治疗肌腱和筋膜的慢性炎症，并非是使外生性骨疣解体。宜用低到中级能量治疗跟痛症。应逐渐提高能量水平，能流密度为0.08~0.14mJ/mm³。推荐2~3个疗程，1500~2000次冲击/期（图9–4）。

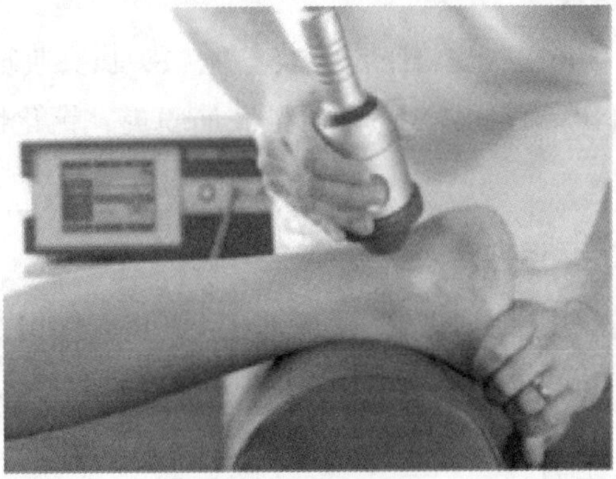

图9–4　跟骨痛治疗

4. 骨不连、骨折延迟愈合及假关节

治疗时，应从低能级开始，随后逐渐增加至所需的治疗能级。具体的冲击方法是：每1cm的裂隙长度需要500~800次的高能体外冲击波治疗。一般每次治疗需要冲击6 000~10 000次，能流密度为0.14~0.28mJ/mm³。在治疗过程中，应定时使用X线进行影像跟踪，保证聚焦准确。治疗后6周~4个月时，观察疗效。在此期间可不必重复治疗。体外冲击波治疗后，需进行局部石膏固定制动。如果可能的话，可让患者全负重，以促进骨折的愈合过程。

5. 股骨头缺血

选择能流密度为0.18~0.28mJ/mm^3，根据不同的体外冲击波治疗机的电容情况换算所需的工作电压，一般为18~26kV，对于不同的治疗部位应灵活掌握治疗能量。

需要指出的是，不同的体外冲击波治疗机治疗同种疾病，所需的能流密度可能相差较大。在体外冲击波治疗实践中，存在一些特殊的现象：如时间依赖和累积效应。因此，具体治疗能量应根据体外冲击波治疗机厂家提供的治疗参数制订。

（四）治疗频次

1. 肌筋膜炎及滑囊炎

每次冲击800~1 500次，肩峰下滑囊炎、肱二头长头肌腱炎、肱骨外上髁炎一般治疗2~3次。每次治疗间隔3~5天；足底筋膜炎，钙化性冈上肌炎治疗2~5次，每次治疗间隔5天。

2. 骨不连、骨折延迟愈合及骨头缺血

有两种方法，一种是足量1次，一般冲击4 000~6 000次；另一种是适量多次，每次治疗1 000~2 000次，治疗3次以上，每次间隔3～5天。

（五）具体操作方法

1. 明确诊断，做好评估，制订治疗处方。

2. 检查仪器，保证设备正常工作。

3. 告知患者治疗过程中不能随便移动体位，不能触碰周围物品，特别是金属物品。

4. 清洁皮肤，做好消毒工作。

5. 调校仪器，做好定位或标记。

6. 在治疗部位和仪器发射器接触处涂上耦合剂，保证接触良好。

7. 冲击波聚焦区域对准患者的疼痛区。

8. 选择冲击波能流密度、电压和治疗次数。

9. 开启仪器，开始治疗。

10. 结束治疗，清洁皮肤。

第四节　临床应用

一、适应证

（一）绝对适应证

1. 骨组织疾病包括骨折延迟愈合、骨不连等。

2. 软组织慢性损伤性疾病包括钙化性肌腱炎、肱骨外上髁炎、跟痛症等。

（二）相对适应证

肩峰下滑囊炎、肱二头肌长头腱炎、肱骨内上髁炎、弹响髋、胫骨结节骨骺骨软骨炎、成人股骨头缺血性坏死等。

二、禁忌证

（一）全身性因素

1. 严重心脏病、心律失常及高血压患者，年老体弱，全身情况很差，或有严重内科疾病如心、肺、肝等重要脏器功能障碍等。

2. 安装有心脏起搏器的患者。

3. 未治愈的出血性疾病、凝血功能障碍患者或其他可能引起局部组织出血。

4. 使用抗免疫药剂患者，免疫抑制有可能影响体外冲击波治疗诱导的组织损伤修复过程。

5. 各类肿瘤患者，应避免造成肿瘤生长加快及扩散。

6. 血栓形成患者，应避免造成血栓栓子脱落，造成严重的后果。

7. 骨质未成熟患者，目前仍无有关体外冲击波治疗对发育中骨质及骨骺影响的报道，因此，对骨质未成熟患者不建议使用体外冲击波治疗，但对于位于拉力性骨骺部位的炎症，国外有人行体外冲击波治疗，如胫骨结节骨骺骨软骨炎等疾病。

8. 孕妇，作为体外冲击波治疗的禁忌证无疑是合理的，因为绝大部分患者可以等待分娩后接受治疗。

（二）局部因素

1. 局部感染及皮肤破溃患者，易引起感染扩散，影响破溃皮肤愈合。

2. 肌腱及筋膜急性损伤，组织损伤急性期一般都会伴有明显的损伤修复过程，冲击波可能会干扰这一过程不利于组织损伤的修复。

3. 关节液渗漏的患者，易引起关节液渗出加重。

4. 冲击波焦点位于脑及脊髓组织者，可能损伤神经组织。

5. 冲击波焦点位于大血管及重要神经干走行处者，可能造成局部组织损伤。

6. 冲击波焦点位于肺组织者，肺组织是一种实质性含气器官，当暴露于冲击波时，肺内气体比肺组织声阻抗小得多，所以在两者的界面处会发生强烈的相互作用，造成肺组织严重损伤。

7. 对于萎缩性骨不连，由于骨折两断端骨质萎缩、营养不良、血供差，体外冲击波治疗无法诱导新骨形成；而对于感染性骨不连，体外冲击波治疗可能引起感染扩散。

8. 大段缺损性骨不连骨缺损大于1cm者应行手术植骨治疗。

三、注意事项

1. 冲击波治疗时，应严格控制工作电压及每次冲击次数，同时根据患者骨不连及骨折延迟愈合部位，使能量相对集中在治疗部位，反射体应置于肢体解剖神经血管较少的一侧，以免刺激血管神经组织。

2. 对于骨硬化明显、局部内无固定物及重要解剖结构的病例，可做相对聚焦，冲击硬化骨组织使之裂解。

3. 冲击波对各种类型的骨不连及骨折延迟愈合均可进行治疗，但对局部有炎症反应，或有严重心脑血管疾病的患者应慎重。

4. 应尽量减少对胸部疾患的应用，如第一肋、锁骨、胸骨骨折等，以免损伤肺组织。

5. 高能量冲击波严禁用于大血管及神经部位，否则可能造成外周和深部组织毛细血管壁损害，以及肌肉出血和水肿，严重者Ⅰ型肌纤维可能出现不可逆的退行性改变。患者如有任何类型的出、凝血障碍疾病如血友病等都应排除。

6. 治疗足底筋膜炎或外上髁炎时能量不可高于20kV，应采用低能量治疗，否则部分患者可能会感到疼痛或不适，更容易发生深部骨痛。

第十章　光疗法

第一节　概　述

光疗法即利用日光或人工光线防治疾病和促进机体康复的方法，包括红外线、可见光、紫外线及激光疗法。光疗始于日光疗法，早在公元2世纪就有了日光疗法的记载。人工光源的光疗始于18世纪末期至19世纪中期，可见光、红外线、紫外线、激光疗法相继形成，随后于临床治疗的各个领域中得到广泛的应用和不断的发展。

一、光的物理学基础

（一）光的本质

光是物质运动的一种形式。光具有波—粒二象性。也就是说光既是一种电磁波，又是由一个个的物质微粒组成的粒子流。光辐射的粒子称为光子或光量子，具有动能和质量，其能量大小与频率成正比，与波长成反比，即：

$$E=h \cdot v \text{或} E=h \cdot c/\gamma$$

E：每个光子的能量，单位尔格（erg），h：普朗克常数（6.624×10^{-27}Erg/s），v：光的振荡频率，单位赫兹（Hz），c：光速（3×10^{10}cm/s），γ：光的波长，单位微米、纳米（am、NM）。

由上式可知：光的频率越高，波长越短，其光子的能量越大，由于红外线、紫外线、可见光三者波长不同，故对机体的作用有明显的差别。

光谱是根据光的波长或频率，将各种光线排列起来而制成的图表。光谱是整个电磁波谱的一小部分，位于无线电波与X线之间，光波的波长为1 000μm~180nm。根据波长的不同分为可见光和不可见光两部分，可见光由红、橙、黄、绿、蓝、靛、紫七色光组成，不可见光包括红外线和紫外线。

（二）光的基本理化学效应

各种物质对光能额吸收和蓄积必然伴随其运动形式的某种变化，从而产生各种理化学效应。

1. 热效应

当吸收波长较长的光线（红外线和可见光）时，由于光子能量小，主要是使受照射物质的分子和原子的运动速度加快，因而产生热效应。

2. 光电效应

光照射到某些物质上，引起物质的电性质发生变化，也就是光能转化成电能，这种现象称为光电效应。产生光电效应的基本条件是每个光子的能量必须足够大以使电子从电子轨道上逸出。紫外线及可见光（短波部分）照射可引起光电效应。

3. 光化学效应

物质吸收光子以后，如光子的能量足够大，便产生各种物理化学作用。紫外线可以引起重要的光化学效应，包括光分解效应、光合作用、光聚合作用及光敏作用。

4. 荧光和磷光效应

某些物质吸收了波长较短的光能后可发出波长较长的光能，即荧光和磷光。荧光是外界光线停止照射后，该物质所发的光也随之消失；磷光是外界光线停止照射时，该物质所发的光还持续一定时间。荧光和磷光主要是由可见光和紫外线照射引起的。人体内存在多种荧光物质，可发出不同颜色的荧光，临床上利用荧光效应进行诊断和鉴别诊断。

第二节　红外线疗法

一、生物物理学特征

红外线时不可见光，在光谱中是光波中光波最长的部分，位于红光之外，故称之为红外线。红外线辐射人体组织后产生温热效应，故又有热射线之称。应用红外线治疗疾病的方法称为红外线疗法（infrared therapy）。

红外线的波长范围为0.76~1 000μm，根据生物学特点红外线分为三段；短波红外线，波长0.76~1.5μm；中波红外线，波长1.5~3μm；长波红外线，波长＞3μm。医用红外线波长为0.76~400μm，通常在临床应用时根据波长将红外线分为近红外线和远红外线。近红外线或称短波红外线，波长0.76~1.5μm，穿入人体组织较深，可达50~80mm，能直接作用到皮肤的血管、淋巴管、神经末梢及皮下组织。远红外线或称长波红外线，波长1.5~400μm，穿透能力小，约为5mm，大部分被表层皮肤吸收。远红外线与近红外线的热效应略有差异。一般来说，红外线的波长越短，对组织的穿透力也越强。

二、治疗原理与作用

（一）治疗原理

1. 红外线的红斑反应

足够强度的红外线照射皮肤时，可出现红外线红斑，停止照射不久红斑即消失。大剂量红外线多次照射皮肤时，可产生褐色大理石样的色素沉着，这与热作用加强了血管壁基底细胞层中黑色素细胞的色素形成有关。

2. 人体对红外线的反射和吸收

红外线照射体表后，一部分被反射，另一部分被皮肤吸收。皮肤对红外线的反射程度与色素沉着的状况有关，用波长0.9μm的红外线照射时，无色素沉着的皮肤反射其能量约60%；而有色素沉着的皮肤反射其能量约40%。

3. 红外线穿透人体的深度

不同波长红外线穿透人体的深度不同，有效穿透深度是指能量被吸收50%时的进入深度。长波红外线（波长1.5μm以上）照射时，绝大部分被反射和为浅层皮肤组织吸收，穿透皮肤的深度仅达0.05～2mm，因而只能作用到皮肤的表层组织；短波红外线（波长1.5μm以内）以及红色光的近红外线部分透入组织最深，穿透深度可达10μm，能直接作用到皮肤的血管、淋巴管、神经末梢及其他皮下组织。

4. 温热效应

红外线照射下，皮肤内的热感受器以及血管壁的自主神经末梢受刺激，通过反射途径引起血管扩张。强烈的热刺激可引起组织蛋白变性，产生组胺类物质，也可以使血管扩张，出现主动性充血反应，使皮温升高。

（二）治疗作用

红外线作用于人体组织，使细胞分子加速运动，局部组织温度升高，其对集体的作用主要是热作用，所有治疗作用都建立在此基础上。热可以使血管反射性扩张充血，血流加快，血液循环得到明显的改善，物质代谢增强和营养状态改善，免疫功能得到提高。不同组织吸收红外线的能力不同，其产生的热效应亦不同，故产生的治疗作用也有一定的不同。

1. 缓解肌肉痉挛

红外线照射可以降低骨骼肌和胃肠道平滑肌的肌张力。因红外线使皮肤温度升高，通过热作用可使骨骼肌肌梭中的γ传出神经纤维兴奋降低，牵张反射减弱，致使肌张力降低，肌肉松弛。同时，红外线照射腹壁浅层时，皮肤温度升高，通过反射作用使胃肠道平滑肌松弛、蠕动减弱。用于治疗肌肉痉挛。劳损和胃肠道痉挛等病症。

2. 镇痛作用

对多种原因所致的疼痛，红外线均有一定的镇痛作用，其作用机制是多方面的，如对于组织张力增加所致肿胀性疼痛，红外线可通过促进局部渗出物吸收、减轻肿胀而镇痛；对于肌痉挛或缺血性痛，可通过缓解肌肉痉挛、改善局部血液循环、降低肌张力而止痛；对于神经痛，可通过降低神经兴奋性、提高痛阈和耐痛阈而镇痛。

3. 消炎作用

红外线照射可改善血液循环和组织营养，促进局部渗出物的吸收，提高吞噬细胞的吞噬能力，增强人体免疫功能，有利于慢性炎症的吸收及消散，因此具有吸收、消肿作用。适用于各种类型的慢性炎症。

4. 促进组织再生

红外线照射损伤局部，改善血液循环，增强物质代谢，使纤维细胞和成纤维细胞的再生增强，促进肉芽组织和上皮细胞的生长，增强组织的修复功能和再生功能，加速伤口、溃疡的愈合。

5. 其他治疗作用

红外线照射能减少烧伤创面或压疮渗出、减轻术后粘连、促进瘢痕软化、减轻瘢痕挛缩，还能促进组织肿胀和血肿的消散，用于治疗扭挫伤。

三、治疗技术

（一）设　备

1. 红外线辐射器

将电阻丝缠在瓷棒上，通电后电阻丝产热，使罩在电阻丝外的碳棒温度升高（一般不超过500℃），发射长波红外线为主。红外线辐射器有立地式和手提式两种。立地式红外线辐射器的功率可达600～100W或更大。近年我国一些地区制成远红外辐射器供医用，例如有用高硅氧为元件，制成远红外辐射器（图10–1）。

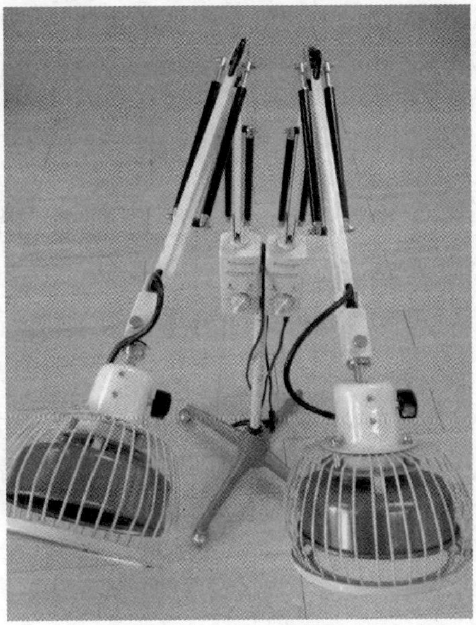

图10-1　红外线治疗仪

2. 白炽灯

在医疗中广泛应用各种不同功率的白炽灯泡作为红外线光源。灯泡内的钨丝通电后温度可达2 000～2 500℃。白炽灯用于光疗时有以下几种形式：立地式白炽灯：用功率为250～1 000W的白炽灯泡，在反射罩间装一金属网，以为防护。立地式白炽灯，通常称为太阳灯。手提式白炽灯：用较小功率（多为200W以下）的白炽灯泡，安在一个小的反射罩内，反射罩固定在小的支架上。

3. 光浴器

可分局部或全身照射用两种。根据光浴箱的大小不同，在箱内安装40～60W的灯泡6～30个不等。光浴箱呈半圆形，箱内固定灯泡的部位可加小的金属反射罩。全身光浴箱应附温度计，以便观察箱内温度，随时调节。

（二）治疗方法

红外线治疗剂量的大小，主要根据病变的特点、部位、患者年龄及机体的功能状态等方面而定。红外线照射时患者有舒适的温热感，皮肤可出现淡红色均匀的红斑，如出现大理石状的红斑则为过热表现。皮温以不超过45℃为准，否则可致烫伤。

1. 患者取舒适体位，充分裸露照射部位，检查照射部位对温度觉是否正常，对于存在感觉障碍的患者，应该仔细询问病史，减少照射剂量，以免烫伤。

2. 将灯移至照射部位的上方或侧方，距离一般如下：功率500W以上，灯距应在50～60cm以上；功率250～300W，灯距在30～40cm；功率200W以下，灯距在20cm左右。

3. 每次照射15~30min，每日1~2次，15~20次为一个疗程。

4. 治疗结束时，将照射部位的汗液擦干，患者应在室内休息10~15min后方可离开。

四、临床应用

（一）适应证

1. 各种慢性损伤：肌肉劳损、牵拉伤、扭伤、挫伤等。

2. 各类慢性无菌性炎症：腱鞘炎、滑囊炎、慢性静脉炎、肌纤维组织炎、慢性淋巴结炎、关节纤维性挛缩、注射后硬结、术后粘连、瘢痕挛缩、肌痉挛、冻疮、压疮、风湿性关节炎、慢性支气管炎、慢性胃炎、慢性肠炎、神经炎、末梢神经炎、神经痛等。

3. 各种慢性、亚急性感染性软组织炎症：蜂窝织炎、丹毒、疖、痈、烧伤创面、乳腺炎、外阴炎、慢性盆腔炎等。以及延迟愈合的伤口。

（二）禁忌证

1. 恶性肿瘤局部、有出血倾向、高热、活动性肺结核。

2. 急性损伤（24h内）、急性感染性炎症的早期。

3. 闭塞性脉管炎、重度动脉硬化。

4. 局部皮肤感觉障碍、认知功能障碍等。

（三）注意事项

1. 应避免红外线直接照射眼部，照射部位接近眼或光线可科射及眼睛时，如头、面、肩、胸部、患者应戴深色防护眼镜，或以湿纱布、纸巾覆盖双眼、以免造成白内障或视网膜损伤。

2. 检查患者治疗部位的皮肤对温度感觉是否正常，有障碍者一般不予以照射，如必须照射，适当增加距离，严密观察，以防烫伤。

3. 照射部位有创面时应先清洁处理。新鲜瘢痕、植皮术后部位应慎用红外线照射，因此部位血液循环较差，局部散热功能不良，易造成烫伤。皮炎患者慎用红外线，以免加重某些皮肤病。

4. 急性创伤24~48h内局部不宜用红外线照射，以免加剧肿痛和渗血。急性期过后可行小剂量照射。

5. 肢体动脉栓塞性疾病，不宜在病灶区及远端照射，必要时可在近端或对侧健肢照射。

6. 治疗过程中要经常询问患者，注意观察。如患者有感觉过热、心慌、头晕等反应时，需立即告知医生，患者不得移动体位或拉动灯头，以防身体触及灯具引起烫伤。用光浴器治疗时，不应使身体接触箱内任何部位。

7. 红外线照射后10min左右，在照射区皮肤可见不均匀红斑出现，1~2h便自行消退。多次照射后，局部皮肤可出现网状红斑，停止照射红斑即消失，留有色素沉着属正常。如局部出现水疱属治疗过量，应及时处理和停止照射，待其治愈后再行红外线照射。

8. 夏季因天气热，患者出汗较多，做光浴时要做头部冷敷，治疗后要饮水，防止中暑和脱水。

第三节 可见光疗法

一、生物物理学特征

应用可见光治疗疾病的方法称为可见光疗法（Visible light therapy）。可见光在光谱中位于红外线与紫外线之间，波长范围为400~760nm，分为红、橙、黄、绿、靛、蓝、紫7种颜色的光线。可见光对组织的穿透能力以红光最强，红光波长为640~760nm。蓝紫光是可见光中波长最短的部分，蓝光波长450~490nm，紫光400~450nm。可见光的生物学作用既有红外线作用又有紫外线作用，即温热作用和光化学作用。以蓝紫光治疗疾病的方法称为蓝紫光疗法。20世纪60年代末利用蓝紫光治疗新生儿高胆红素血症，效果明显且无不良反应，因而，广泛应用于临床。理疗中常用的可见光疗法有红光疗法、蓝紫光疗法。

二、治疗原理及治疗作用

（一）治疗原理

1. 对代谢的影响

人和动物活动性的昼夜节律以及一系列的生理功能节律，与自然界的照明节律（日夜交替）有密切联系，因此可见光对有生命的机体机器的重要的。细胞中线粒体对红光的吸收最大，在红光照射后，线粒体的过氧化氢酶活性增加，这样可以增加细胞的新陈代谢，使糖原含量增加，蛋白合成增加和三磷腺苷分解增加，从而加强细胞的更新，可见光可影响代谢过程，加强氧的吸收和二氧化碳的排出。胆红素对蓝紫光吸收最佳，能加快人体胆红素的代谢。

2. 对神经系统的影响

可见光能调整高级神经活动的兴奋过程，紫光和蓝光照射可降低神经的兴奋性，红光可明显提高神经的兴奋性，黄光和绿光则没有明显的影响。高血压的患者在暗示待了1h后可见血压下降和心率减慢。舞蹈病患儿居于暗室，不自主运动可明显减少。癫痫患者强光照射后可引起发作。

3. 对内分泌系统的影响

视觉器官接受可见光的作用后，产生的神经冲动经间脑可达脑下垂体及其他内分泌腺，这些内分泌腺产生的激素进入血流，从而影响其他组织器官和整个机体的功能。长期不接受光对眼睛的作用可严重破坏性腺的正常活动。

4. 对免疫功能的影响

可见光增加白细胞的吞噬作用，提高机体的免疫功能。将致死量的破伤风毒素注入家兔体内，可见光比暗室生存率较高。可见光照射接种疫苗的动物或人体，抗体生成较快。

5. 温热效应

可见光被组织吸收后可产生温热效应，使组织充血、增强血液循环、改善组织营养，具有促进炎症吸收的作用。

（二）治疗作用

1. 红光疗法

红光的波长靠近红外线，其生物学作用主要以温热效应为主，红光穿透组织较深，可使深部组织血管扩张，组织充血，血液循环增强，改善组织营养，具有促进炎症吸收消散、镇痛、缓解肌肉痉挛与促进组织愈合和外周神经再生的作用。

2. 蓝紫光疗法

蓝紫光的波长靠近紫外线，其生物学作用主要以光化作用为主，蓝紫光照射于皮肤黏膜后进入人体，使浅层血管扩张，血液中的胆红素吸收波长400~500nm的光，其中对420~460nm的蓝紫色吸收最强。胆红素在光与氧的作用下产生一系列光化学效应，转变为水溶性的、低分子量的、易于排泄的无毒胆绿素，经胆汁，再由尿液和粪便排出体外，使血液中过高的胆红素浓度降低。临床上常采用蓝光和白光照射患核黄疸的新生儿皮肤，用于治疗新生儿高胆红素血症。

三、治疗技术

（一）设　备

最常用的人工可见光线的光源是白炽灯，如果加不同颜色的滤光片后即获得各色的可见光线，如红光、蓝光、紫光灯。利用不同的荧光物质制成的荧光灯也可发出各色的可见光线，国内比较常用的是颜色光光子治疗仪。

1. 红光治疗仪：是一种新型的可以应用医院、家庭的光疗设备，它的基本原理是通过特殊的滤光片得到波长600~700nm为主的红色可见光波段，该波段对人体组织穿透深，疗效更好。整机输出功率高（相当于He-Ne激光的百倍以上），光斑大（相当于He-Ne激光的数百倍），为治疗大面积病症提供了更好的治疗方法，光输出分为“强”和“弱”档以适应不同体质的患者。

2. 蓝、紫光治疗仪：以10支20W的蓝光荧光灯按半月形悬挂在距治疗床70cm的高度，使灯管长轴与床的长轴平行。蓝、紫光治疗仪用于治疗新生儿核黄疸。

3. 颜色光光子治疗仪：是一种新型理疗仪器，它能满足颜色疗法的要求，可以输出红、橙、黄、绿、蓝、紫6种颜色光的光子能量，供医生根据不同病种和病情需要选用，利用其中一种或两种颜色光光子能量照射病变部位或穴位上，对患者进行治疗。它是目前国内唯一能满足颜色疗法需要的一种理疗仪器，填补了国内空白，属国内首创。

（二）治疗方法

1. 红光疗法

治疗前检查灯泡、辐射板安装是否牢固，支架是否稳妥。患者取合适体位，裸露治疗部位。移动灯头，使灯头中心垂直对准患处，距离治疗部位30~50cm。每次治疗15~30min，每日1~2次，15~20次为一个疗程。

2. 蓝紫光疗法

灯距一般为5~10cm。其他基本同“红外线疗法”。新生儿高胆红素血症蓝紫光治疗时，以新生儿胸骨柄为中心进行照射。患儿全身裸露，戴防护眼镜或用黑色硬纸遮盖患儿眼睛接受照射，仰卧或俯卧于照射箱内，灯距70cm。每照射6~12h，停照2～4h，或连续照射。两种照射方法总照射时间蓝紫光为24～48h，白光为24～72h。灯管的总功率不得超过200W。

四、临床应用

（一）适应证

1. 红光疗法

软组织损伤、烧伤后创面、术后组织粘连，皮肤溃疡，压疮、周围神经损伤。关节炎、慢性胃炎、慢性肠炎，气管炎、肺炎。浅静脉炎、神经炎、神经痛。神经性皮炎、斑秃、湿疹。慢性盆腔炎。

2. 蓝紫光疗法

新生儿高胆红素血症。热灼性神经痛、面肌痉挛。急性、亚急性湿疹、急性皮炎、带状疱疹。

（二）禁忌证

同“红外线疗法”。

（三）注意事项

1. 红光疗法，同“红外线疗法”。

2. 蓝紫光疗法

（1）除保护患儿眼睛外，距离不能太近，以免烫伤。注意更换眼罩，保持眼睛清洁，防止感染。

（2）照射过程中注意观察患儿的情况，如呼吸、体温、眼睛、皮肤等变化。

（3）注意骶尾部皮肤及臀部皮肤护理，避免擦伤破损。

（4）蓝紫光照射后皮肤黄疸消失快，但血清胆红素下降较慢，应定时复查血清胆红素以确定是否继续照射。如照射总时间不超过24h，患儿黄疸不退或血胆红素不下降，需改变治疗方法。

（5）灯光长时间照射后会衰老及光线减弱，应定期进行更换。

第四节　紫外线疗法

一、生物物理学特征

紫外线是不可见光，在光谱中时光波中最短的部分，位于紫光之外，故称之为紫外线。紫外线作用于人体组织后主要产生光化学效应，故又有光化学射线之称。应用紫外线治疗疾病的方法称为紫外线疗法。

紫外线的波长范围为180~400nm，根据生物学特点将紫外线分为3段：长波紫外线（简称UVA）亦称A段紫外线，波长320~400nm；中波紫外线（简称UVB）亦称B段紫外线，波长280~320nm；短波紫外线（简称UVC）亦称C段紫外线，波长180~280nm。长波段紫外线有明显的色素沉着及荧光作用，红斑反应作用很弱，适于进行光化学疗法治疗某些皮肤病等；中波段紫外线红斑反应作用很强，使维生素D原转化为维生素D，抗佝偻病，调节机体代谢，增强免疫力，刺激组织再生很弱刺进上皮愈合过程；短波段紫外线红斑反应作用明显，对病毒和细菌具有强烈的杀菌和抑制作用，如各种耐药的绿脓杆菌、枯草杆菌、金黄色葡萄球菌等均有很好的杀灭作用。紫外线穿透人体皮肤的深度很浅，短波紫外线大部分只达皮肤角质层（0.01~0.1nm），中、长波紫外线部分可达真皮层（0.1~1.0nm）。组织吸收光线有明显的选择性，皮肤对紫外线能量的吸收、穿透与波长有关，波长越短，穿透越强，皮肤吸收越多，反之，皮肤吸收相对减少。

二、生物学效应

红斑反应是紫外线照射引起的一种可见的反应，一定剂量的紫外线照射皮肤或黏膜，经过一定时间的潜伏期，被照射区的皮肤会出现均匀的、边界清楚的红斑，称为紫外线红斑。红斑反应时紫外线照射到人体皮肤后引起的重要和最明显的生物效应之一，它与紫外线的治疗作用关系密切，如消炎、止痛、增强机体免疫功能，增强钙磷代谢及治疗皮肤病等。紫外线红斑与红外线红斑不同，不是照射后立即出现，而是有一定的潜伏期，长波紫外线的潜伏期一般为4~6h，短波紫外线一般为1.5~2h，12~24h达到高峰。红斑持续的时间通常为数小时至数日不等。红斑强持续时间长，红斑弱持续时间短。各种波长紫外线引起的红斑反应强度不同，以297nm的紫外线致红斑作用最为明显，其次为213.7nm的紫外线。紫外线红斑实质上为皮肤或黏膜的一种急性非特异性炎症，是一种光化性皮炎，其组织学变化是红斑区血管扩张、充血、渗透性增加、白细胞增多等，反应不限于表面，也可向深部扩展。红斑的特点是界限清楚，均匀一致的鲜红色，持续数天后出现色素沉着，并有脱屑，色素沉着也能自然消退。

紫外线红斑的产生机制较复杂，目前尚不完全清楚，一般认为红斑反应时紫外线照射皮肤被人体吸收后，神经、体液因素共同作用的结果。体液机制是形成红斑的物质基础，神经机制在红斑形成过程中起主导作用。紫外线照射机体后使局部组织内发生一系列光化学反应，致组织内形成血管活性物质，产生扩张血管的前列腺素、组胺、激肽等物质，当它们达到一定水平时，引起神经血管扩张、血管通透性增强、血液和淋巴循环增强、组织温度升高、代谢加快等，最后导致红斑的发生。

三、治疗原理与作用

（一）治疗原理

1. 对代谢的影响

紫外线的生物学作用很复杂，包括对细胞代谢、酶系统、活性递质、细胞膜、机体免疫功能和遗传物质等的直接和间接作用。因为这部分光子的能量较大，能使某些化学键断开，因此，能引起一系列的光学反应，如光分解效应、光化合效应、光聚合作用和光敏作用，从而产生复杂的生物学效应。当紫外线的照射达到一定剂量时，可引起蛋白质发生光解或核酸变性，细胞损伤后影响溶酶体的稳定性，释放溶酶体酶，产生组胺、血管活性肽、前列腺素等体液因子，通过神经反射与神经体液机制，引起全身的一系列代谢变化。经过一定时间，照射区皮肤出现红斑，它有明显的界限，是一种非特异性炎症反应。紫外线可促进肠道对钙磷的吸收，促进钙在骨基质中沉积，并与体内调节钙代谢的其他因子协同作用，使钙磷在体内保持正常水平。

2. 产生红斑反应

紫外线照射皮肤或黏膜后，经2~6h的潜伏期，局部出现界限清晰的红斑。紫外线红斑是一种非特异性急性炎症反应。由于照射剂量不同，红斑反应强度也不同，弱红斑持续10余h，强红斑可持续数日。红斑消退后，皮肤可有脱屑现象和遗留色素沉着。紫外线照射引起皮肤组织的明显变化，中、短波紫外线引起表皮的变化比真皮的变化明显，而长波紫外线则能引起真皮的明显变化。只有用大剂量紫外线才可能引起对结缔组织的作用，紫外线红斑的分级由于紫外线剂量不同，可引起不同程度的红斑反应。

（1）紫外线红斑反应的机制：紫外线照射皮肤后，大部分被表皮所吸收而发生一系列光化学反应，引起蛋白分子变性分解，从而产生多种活性递质，包括组胺、血管舒缓素和激肽、白细胞介素-1、花生四烯酸和前列腺素E1、E2等。组胺和前列腺素为细胞的内源性炎性递质。另外，皮肤内的自由基增加，损伤类脂膜，使溶酶体膜不稳定，随之溶酶体内多种酶释放，这将影响皮肤的代谢。以上为体液因素，另外神经系统的功能状态也是重要的因素之一。当神经损伤、神经炎以及中枢神经系统病变时，红斑反应明显减弱，可见紫外线红斑反应与神经和体液因素有关。

影响红斑强度的因素有以下几个方面。

①部位：人体不同部位皮肤对紫外线的敏感性的基本规律是躯干＞上肢＞下肢，屈侧＞伸侧，四肢近端＞远端。所以胸腹部最敏感，而手背、脚背部皮肤最不敏感，需用大剂量才能引起红斑反应。黏膜对紫外线照射的反应与皮肤不同，由于黏膜无角质层与棘细胞层，故在紫外线照射后产生的组胺类物质少，又因黏膜的血管丰富，易随循环将组胺类物质消散，故黏膜出现红斑快、消失也快。

②生理因素：Ⅰ年龄：新生儿和老年人对紫外线的敏感性低，2岁以内的幼儿和处于青春发育期的青年对紫外线的敏感性较高；Ⅱ性别：一般认为男性较女性敏感，妇女在经期、经前期或妊娠期对紫外线的敏感性升高，经后期则敏感性降低；Ⅲ皮肤颜色：临床上观察黑皮肤的患者耐受紫外线的能力比较强，皮肤经常受到日光照射的人对紫外线的敏感性低。

③病理因素：患病的机体对紫外线的敏感性发生改变，如甲状腺功能亢进、艾迪生病（慢性肾上腺皮质功能减退症）、痛风、高血压、血中胆红素升高者、风湿性关节炎急性期、活动性肺结核、白血病、恶性贫血、食物中毒、光敏性皮炎、湿疹、雷诺病、闭塞性动脉内膜炎、多发性硬化等病症的患者皮肤对外线的敏感性升高。糙皮病、表皮硬化症、重症冻疮、急性重度传染病、疾病后全身衰竭、丹毒、气性坏疽、广泛的软组织损伤、慢性溃疡、慢性化脓性伤口等病症对紫外线的敏感性降低。失神经分布区内红斑反应减弱，当神经损伤恢复时红斑反应增强。因此，在临床工作中，已将测定紫外线红斑反应作为判断机体生理和病理状况的客观指标，以协助临床诊治。

④药物：碘制剂、磺胺制剂、四环素、多西环素、灰黄霉素、保泰松、水杨酸、奎宁、荧光素、铋制剂、氯丙嗪、氯磺丙脲、吖啶、甲基多巴、氢氯噻嗪、磺脲降糖药、氟喹诺酮类等药物长期、大剂量使用可使皮肤的紫外线敏感性升高；一些麻醉剂、钙制剂、溴制剂、胰岛素、硫代硫酸钠等药物可降低皮肤的紫外线敏感性。

（2）色素沉着：色素沉着是紫外线照射引起的另一种可见的皮肤反应，紫外线光能使黑色素立即变黑，又可刺激黑色素生成，如白癜风。色素沉着分为两种类型。

①速发性色素沉着：皮肤在紫外线照射后数分钟内即呈现黑褐色，照射后1~2h达到高峰，之后逐渐消退，一般在照射后6~8h皮肤完全恢复正常。长波段紫外线（320~400nm）及可见光（400~700nm）均可引起这一类色素沉着，但以波长340nm为最有效。其机制为光照引起黑色素的氧化和黑色素在角质细胞中的重新分配所致。

②延迟性色素沉着：照射后一天内出现，3~4天达到高峰，2~3周内逐渐消

退，主要由短波254nm和中波297nm紫外线引起。其机制主要是光照引起黑色素小体和黑色素的增多，且照射剂量必须达到阈红斑量才能引起色素沉着，是一种有治疗意义的改变。

3. 对细胞的影响

细胞内含有核糖核酸（RNA）和脱氧核糖核酸（DNA），细胞的分裂与增值均与DNA密切相关，DNA和RNA对波长250~260nm的紫外线有强烈的吸收作用，尤其是DNA吸收更多。因此，紫外线可影响细胞的生命活动。紫外线的剂量不同，造成的影响也不同。小剂量的紫外线照射可刺激细胞的DNA和RNA的合成，从而促进细胞的生长繁殖；较大剂量的紫外线照射可使细胞的DNA和RNA发生改变，导致细胞的生长繁殖呈现先抑制后兴奋的过程；大剂量紫外线照射可使细胞的DNA和RNA破坏，蛋白质变性及酶灭活，导致细胞死亡，这正是紫外线杀菌的作用机制。故一定强度的紫外线具有杀菌作用，利用这种杀菌作用，可以消毒清洁创面，治疗皮肤、黏膜、伤口、窦道、瘘管等各种感染。

4. 对免疫功能的影响

紫外线照射后，皮肤及皮下组织的离子平衡发生改变，蛋白质变性，免疫细胞数量增多，防御机制得到加强。最近研究表明，紫外线照射皮肤后，可以激活人体的T细胞免疫功能，尤其是白细胞介素-1的含量明显增多，这是一种重要的细胞因子，在免疫反应和炎症反应中起着传递信息、促进细胞生长分化等作用，能提高吞噬细胞的功能和分泌抗体功能。

（二）治疗作用

1. 消　炎

红斑量紫外线照射是强有力的抗炎因子，尤其对皮肤浅层组织的急性感染性炎症效果显著，中、短波紫外线的消炎作用强于长波。临床实践证明，红斑量局部照射对各种皮肤病和黏膜炎症性疾病都有良好的治疗效果。紫外线抗炎症作用机制与以下因素有关：红斑区血管扩张，局部皮肤主治供血量增加，改善病灶血液循环，促进代谢产物和病理产物排除；同时还可以刺激与加强机体的防御免疫功能，从而使炎症局限、消散；对深部组织脏器的炎症亦可用过反射机制发挥其抗炎作用。

2. 镇　痛

在紫外线光谱中，中、长波段具有明显的止痛作用，短波段止痛效果较弱，无红斑量则无止痛效果。紫外线红斑量照射可解除各种浅表性疼痛，对较深层组织病变所致的疼痛也有一定的缓解作用，但是，对癌性疼痛应避免采用紫外线照射。紫外线的止痛机制可能与以下因素有关：紫外线照射区血液循环增加，致痛物质清除加快；强红斑在大脑皮质形成的强兴奋灶可干扰、抑制疼痛在大脑皮质的兴奋灶，有较好的镇痛作用；同时紫外线可是感觉神经末梢发生可逆的变性，抑制痛觉的传入，从而缓解疼痛。

3. 杀　菌

紫外线可以杀灭各种细菌或病毒，即使不能完全杀死，也可使其毒力明显减弱，短波紫外线具有较强的杀菌作用。大剂量紫外线照射后可引起DNA、RNA破坏、蛋白质分解变性而致细菌死亡。不同波长的紫外线的杀菌效果不同，波长220~300nm杀菌作用较强，其中波长254~257nm的杀菌作用最强，而300nm以上的杀菌能力主要依赖光敏物质的存在，没有直接杀菌的能力，但各种细菌对各种波长的敏感性不一样，所需的能量也不同，其杀菌机制在于紫外线对细菌的影响，短波紫外线照射使细菌代谢、生长繁殖的能力受到抑制而死亡。以金黄色葡萄球菌、溶血性链球菌对紫外线最敏感，炭疽杆菌、绿脓杆菌、沙门菌的敏感性差。因此，紫外线有直接杀菌作用，可用于消毒和治疗软组织表浅感染。

4. 促进维生素D_3的形成

婴幼儿体内由于维生素D类缺乏，可造成体内钙、磷代谢障碍而致佝偻病，成人可致软骨病。参与人体钙、磷代谢的维生素D_3可由皮肤中的7–脱氢胆固醇经紫外线照射转化而来。用波长在272~297nm的紫外线以亚红斑量照射皮肤，可使人体皮肤内的7–脱氢胆固醇变为胆钙化醇，再经肝和肾的羟化作用而转化为维生素D_3，而维生素D_3可促进肠道对钙、磷的吸收及肾小管对钙、磷的重吸收，保持血液中钙、磷比例的平衡，促使骨内钙的沉着，起到预防治疗佝偻病和软骨病的作用。

5. 脱　敏

紫外线红斑量多次局部照射具有脱敏作用，组胺在过敏反应中具有重要作用。多次小量紫外线照射可使组织中的少量蛋白质分解形成组胺，组胺进入血液后刺激细胞产生组胺酶，而后者可分解过敏时血中过量的组胺而达到脱敏作用。此外，紫外线照射后维生素D增多，钙的吸收亦增多，钙离子可降低神经系统兴奋性和血管通透性，减轻过敏反应。

6. 促进伤口愈合

小剂量紫外线照射可刺激DNA的合成和细胞分裂，促进肉芽组织及上皮的生长，加速伤口愈合。大剂量紫外线则破坏DNA的合成，抑制细胞分裂，促使细胞死亡，不利于伤口愈合。

7. 调节机体免疫功能

紫外线照射可激活人体细胞免疫功能，使吞噬细胞增多，吞噬能力增强，增强人体体液免疫功能，亦可使补体、凝集素、调理素增加。

8. 光致敏

紫外线与光致敏剂8-甲氧基补骨脂素（8-MOP）合用可产生光加成反应（又称光动力学反应）。采用8-MOP为光敏剂，用长波紫外线照射后能抑制病灶区表皮细胞内DNA的复制，从而抑制上皮细胞的生长，用于治疗银屑病；激活休止期黑色素细胞，促进皮肤细胞合成黑色素，用于治疗白癜风。

四、治疗技术

（一）设　备

紫外线灯管由石英玻璃制成，管内充有少量氩气和汞，常用的紫外线治疗灯有以下几种（图10-2）。

1. 高压汞灯：又称高压水银石英灯，是最常用的一种，主要产生中长波紫外线，有少量短波紫外线，辐射光谱为577~248nm，灯管内温度可达500℃，用于局部与全身体表照射，按其功率可分为：

（1）落地式：功率300~500W，灯管为直形或“U”形，安装于铝合金制成的半球形反射罩内，用于体表照射。

（2）台式：功率为200~300W，主要供小范围照射，移动比较方便。

（3）水冷式：灯管为“U”形或直形，密封于特殊的金属筒内，灯管外罩内有冷水流动冷却，适宜贴在皮肤上照射或借助石英导子进行体腔照射。

2. 低压汞灯：又称冷光水银石英灯。主要产生短波紫外线，有少量中波紫外线，最强辐射光谱为254nm，灯管工作时温度30~40℃，除用于体表照射还可通过石英导子作体腔内照射，按其功率可分为：

（1）立地式：功率30W，灯管为盘形，分单、双管，多用于大面积照射。

（2）手提式：功率10~15W，灯管为盘形或U形，整个灯装在匣子里，用手持治疗，携带方便，用于小面积照射。

（3）体腔式（“冷光”水银石英灯）：功率5~8W，灯管可制成盘形或“U”形，装于手柄内，可直接照射，还可通过配有各种形状的石英导子用于体腔、伤口或窦道照射。

3. 低压汞荧光灯：又称“黑光”灯，辐射300~400nm的紫外线，最强辐射为366nm，几乎无可见光，灯管功率20~40W，多制成灯排，可做全身照射，主要用于光敏疗法治疗白癜风。

4. 日光荧光灯：也是低压荧光灯，主要辐射280~370nm的紫外线，最强辐射为300~310nm，主要用于光敏疗法治疗银屑病。

5. 太阳灯：是一种特殊灯泡，发出中、长波紫外和红外线，用于家庭治疗。

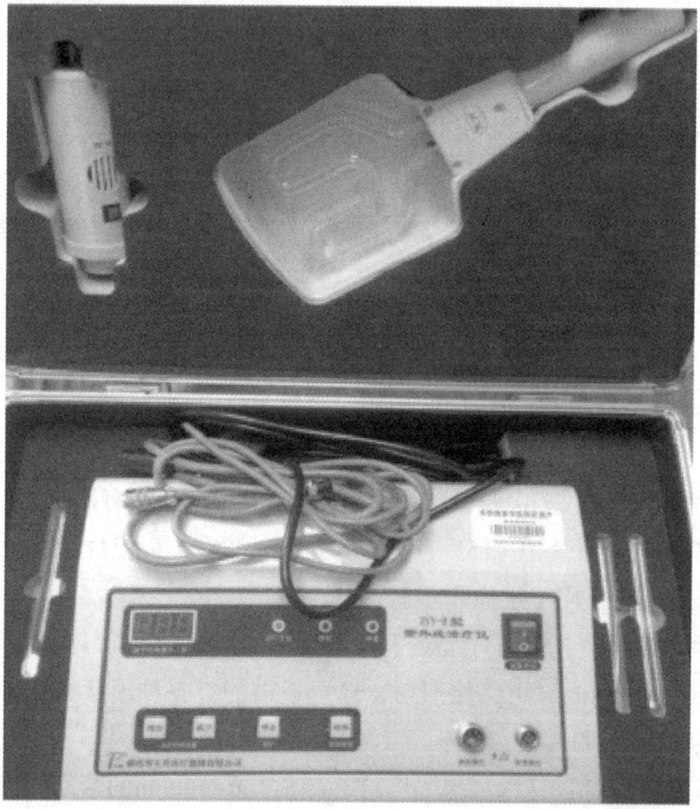

图10-2　紫外线治疗仪

（二）照射剂量测定

1. 照射剂量

紫外线照射的剂量以最小红斑量表示，即某一紫外线灯管在一定的距离下垂直照射人体一定部位皮肤引起最弱红斑所需要的时间。MED反映机体对紫外线的敏感性，故又称生物剂量（BD），其计量单位为秒（s）。治疗时以曾对多人测得的对该灯管的平均MED或以对患者本人所测得对该灯管的MED来计算照射剂量。

2. 生物剂量测定法

（1）生物剂量测定器：长方形薄金属板，中间挖6个长方形孔，孔位为1.5cm × 0.5cm，孔距为0.5cm，上置一个遮盖各孔的可移动的活动板。

（2）测定部位：多选在腹中线两侧或上臂内侧皮肤敏感区作为被测定区。

（3）测定方法：患者初次进行紫外线治疗前应先测定生物剂量（局部照射可用该灯的平均生物剂量）。患者取合适体位，暴露被测定区，将6个长方孔式的生物剂量测定器固定于所测部位，其余部位用毛巾遮盖好。紫外线灯源稳定后，移动紫外线灯，使灯管中心垂直对准测定的部位，高压汞灯灯距为50cm，低压汞灯几乎接近测定部位，或距离1~2cm。操作者一手持表，一手缓慢向下抽动测定器上的插板，每隔5s时间依次从上至下打开各孔，直至6个孔全部照射完毕，将灯移开。6个孔依次照射时间为30s、25s、20s、15s、10s及5s。

成人照射后6~8h观察测定结果，小儿照射后4~6h观察测定结果，观察最弱红斑反应出现在第几孔，则该孔为一个生物剂量的数值，若在最后一个孔出现最弱红斑，则1MED=5s，若在第5个孔出现，则为1MED=10s，依此类推。如果照射后6个孔均未出现红斑反应或全部出现红斑反应，则应更换部位，重新测定，酌情增加或减少每一个孔照射时间。

测定生物剂量后至判定结果前不要入浴，局部避免刺激，以免影响生物剂量的准确性。紫外线灯管的照射强度可随着时间的延长而衰减，一般每隔三个月测定一次生物剂量。高压汞灯管应用500~1 000h后应更换，更换灯管时应重新测定。

3. 剂量分级及其应用

紫外线照射剂量按照受照射区皮肤的红斑反应进行分级。照射剂量因不同疾病、不同方法而异。紫外线照射有4级法、5级法、6级法3种剂量分级法，常采用5级法。

0级红斑（亚红斑量）：1MED以下，照射后皮肤无红斑反应，照射面积不受限制，用于全身或区域性照射，每日1次，重复照射时较前次剂量增加10%~100%的强度。

Ⅰ级红斑（弱红斑量）：1~3MED，照射后6~8h皮肤出现微弱红斑反应，与非照射区界限明显，约24h后消退，皮肤无脱屑，照射面积可达800cm²，用于区域性照射，隔日照射1次，复照时按前次剂量的25%~30%增加。

Ⅱ级红斑（红斑量）：4~6MED，照射后4~6h皮肤出现明显的红斑反应，呈鲜红色，稍肿，轻度灼痛，2~3天后消退，皮肤有斑片状脱屑，伴轻度色素沉着，照射面积可达600~800cm²，用于病灶局部或节段照射，每隔3~4天照射1次，复照时按前次剂量的50%增加。

Ⅲ级红斑（强红斑量）：7~10MED，照射后2~4h皮肤出现较强暗红色斑，水肿，灼痛，4~5天后消退，皮肤大片状脱屑，伴有明显色素沉着，照射面积可达250~400cm²，用于炎症或疼痛病灶局部，每周照射1次，复照时按前次剂量的75%增加。

Ⅳ级红斑（超强红斑量）10MED以上，照射后2h皮肤出现强烈的暗红色红斑，水肿，出现水疱，剧烈的灼痛，5~7天后消退，皮肤大块脱屑，伴有明显的色素沉着，照射面积不宜超过30cm²，用于严重感染病灶中心，每隔2周照射1次，照射剂量较前次提高100%。

4. 影响剂量的因素

在确定紫外线治疗剂量时应充分考虑以下变异的因素，适当减小或加大照射剂量。

（1）部位：人体各部位对紫外线的敏感性不同，躯干＞上肢＞下肢；四肢屈侧＞伸侧；四肢近端＞远端。所以照射剂量应随敏感性降低而增加。

（2）年龄：2岁以内的幼儿和青春期对紫外线较敏感，而2个月至1岁的幼儿对紫外线最敏感。因此容易误给大剂量，剂量过大可引起激惹反应。

（3）性别：女性较男性对紫外线敏感，妇女月经前期、妊娠期敏感性较高，月经后期或产后期敏感性则减弱。

（4）肤色：经常暴晒、肤色较深者对紫外线反应较弱，反之敏感性较强。

（5）疾病：甲状腺功能亢进、高血压、糖尿病、光敏等疾病对紫外线的敏感性升高；甲状腺功能低下、营养不良、严重感染等疾病对紫外线敏感性降低。

（6）药物：应用磺胺、四环素、氯丙嗪、维生素B等药物；或食用某些植物，如无花果、苋菜、茴香、芹菜、萝卜等，可增强机体对紫外线的敏感性（这一类药物或植物统称为光敏剂）；应用麻醉剂、溴制剂、钙制剂、胰岛素等药物时，则可降低机体对紫外线的敏感性。

（7）季节：春季皮肤对紫外线的敏感性最高；而夏季最低；秋、冬季节的敏感性则逐渐升高。

（8）其他：照射部位越近，强度越大，反之则小。光线垂直照射时强度大，如倾斜度增大，则强度逐渐减弱。

（三）操作方法

1. 全身照射法

照射前必须先测定患者的生物剂量。采用落地式大功率紫外线灯，开启电源开关，启动高压水银石英灯需预热10~15min，低压水银石英灯需5~10min。照射距离为50~100cm，要求患者全身裸露（可穿三角裤，女性患者需用棉花遮盖乳头），戴好防护目镜。

成人分四区照射，患者取平卧位，紫外线灯管中心依次对准双乳头之间、膝前部、背部中央、膝后上部这4个部位，照射灯距为100cm，首次照射剂量为0级红斑（亚红斑量），每日1次，逐渐增加剂量至5~10MED，10~20次为一个疗程。儿童分身体前后两区照射，灯头中心在胸腹间和腰背部，照射灯距为50cm，从1/2MED开始，以后逐渐加量达到2~3MED，每日或隔日1次，10~20次为一个疗程。

成年人逐次照射的剂量进度有3种：一般剂量增加法、加速剂量增加法、缓慢剂量增加法。多采用一般剂量增加法；体弱者或紫外线敏感性升高者，常用缓慢剂量增加法；对于体质较好或为了预防性照射者，可用加速剂量增加法。不同年龄的小儿其照射剂量也不同。

2. 局部照射法

多采用手提式紫外线灯。照射前开启电源开关，预热体表照射时患者取合适体位，裸露照射部位，治疗师手持盘形灯手柄，灯管距皮肤1~2cm处。灯管中心对准病灶中心，用治疗巾或洞巾固定照射范围，非照射部位用治疗巾遮好。

预设治疗时间，按动手柄开关，治疗结束迅速移开紫外线灯。照射剂量为该灯所测生物剂量或平均生物剂量，逐渐增加剂量，6~12次为一个疗程。照射创面、溃疡或有脓液痂皮的部位时，应先将坏死组织和分泌物清理干净，照射范围应包括伤口周围1~2cm正常组织。红斑量每次照射的总面积，成人一般不超过800cm^2，小儿视情况而定。

3. 几种常用的体表局部照射法

（1）病变部位照射法：此方法临床最常用。将紫外线直接照射病变部位，用布巾盖好病变周围的健康皮肤，照射野固定。此法适用于一个或多个病灶，病灶较集中，总面积在400~800cm^{2}以内的治疗。

（2）分区照射法：照射部位如超过600~800cm^2，可将治疗部位分成若干区，红斑量照射时可在2~3天内依次照射各区，每次照射1~2个区。亚红斑量照射时可在一天内对各区依次照射。

（3）多孔照射法：大面积照射时，可用多孔照射法，在一条面积为30cm×30cm的白布巾上均匀的开50~200个面积为1cm^{2}的小圆孔1，孔间距离为1cm，形成多孔巾，小儿用的多孔巾面积、孔数、孔径均应适当缩减。将孔巾置于照射部位，在治疗总面积未超过一般限度的情况下，使红斑作用更加广泛，每日或隔1~2天照射一次，下次照射时应改换孔的位置。此法适用于躯干部位、病灶范围较大（400~800cm^{2}之间）的治疗，也可替代儿童或体弱者的全身照射。常用于佝偻病、骨软化症等疾病的预防和治疗。

（5）中心加量照射法：在病变部位照射法的基础上，病灶中心部位用强红斑量或超红斑量照射，病灶周围5cm范围内用弱红斑量或红斑量照射。此法多用于急性皮肤化脓性炎症和顽固性感染性伤口的治疗。

（6）穴位照射法：通过紫外线对穴位的刺激，调节穴位所在的经络，从而平衡脏腑的功能。根据疾病选择穴位，每次2~6个穴位，照射范围直径1~1.5cm，用弱红斑量或红斑量，每日或隔日交替进行照射，3~5次为一个疗程。

（7）病灶外照射法：因某种原因使病灶局部不适宜直接照射时，可照射附近或对侧健康皮肤。

（8）节段照射法：紫外线照射于躯体和相应节段，可反射性治疗该节段支配的某些内脏器官的疾病，如脊柱照射、乳腺区照射、胸廓照射、上臂内侧区照射等。

（9）体腔照射法：通常采用水冷式高压汞灯或冷光低压汞石英灯，根据病情接以合适的体腔石英导子。在进行体腔照射前，先用生理盐水将石英导子上的消毒液冲洗干净，再用纱布擦干光导电极上的清洁液，然后将石英导子缓慢插入体腔或伤口窦道内进行照射。按启动键，计时器倒计时。紫外线通过石英导子后强度减弱，照射剂量应增加。照射剂量的掌握原则与体表照射相同，黏膜对在紫外线的敏感性较皮肤低，照射剂量应加大，其生物剂量是皮肤的1.5倍。一般以30s开始，每次递增10~20s，每日或隔2~3天照射1次，5~10次为一个疗程。治疗完毕，将石英导子自患者体腔取出，再冲洗干净后将其浸泡在75%酒精中消毒。

（10）光敏疗法（magnetization therapy）又称光化学疗法或称光动力疗法。治疗全身性银屑病时先口服8-甲氧基补骨脂素（8-MOP）20~30mg，2h后进行全身长波紫外线照射。治疗局限性银屑病。白癜风时将0.15%~0.5%8-MOP酊剂涂于患处皮肤，40min后进行长波紫外线照射。隔日照射1次，20~30次为一个疗程。

五、临床应用

（一）适应证

1. 全身照射：佝偻病、骨软化症、老年骨质疏松症、骨折、免疫力功能低下、肝硬化或尿毒症患者全身皮肤瘙痒等。

2. 皮肤照射

（1）外科疾病：疖、痈、急性蜂窝组织炎、甲沟炎、丹毒、急性淋巴管炎、静脉炎、血栓闭塞性脉管炎、术后伤口感染、注射后局部炎症、压疮、冻疮、溃疡、烧伤创面、急性乳腺炎、急性腱鞘炎、外伤性关节炎、化脓性关节炎、骨折术后固定等。

（2）内科疾病：支气管炎、肺炎、支气管哮喘、慢性胃炎、风湿性关节炎、类风湿性关节炎、痛风性关节炎等。

（3）神经系统疾病：各种神经痛、周围神经炎、多发性神经炎、神经衰弱、癔症、偏头痛等。

（4）妇产科疾病：盆腔炎、外阴炎、产后缺乳等。

（5）皮肤科疾病：毛囊炎、带状疱疹、脓疱疮、脱发等。

（6）五官科疾病：睑腺炎、角膜炎症（溃疡）、耳软骨膜炎等。

3. 体腔照射：适用于外耳道、鼻、咽、口腔、阴道、直肠、窦道等腔道感染。

4. 光敏疗法：银屑病、白癜风等。

（二）禁忌证

1. 高热、恶性肿瘤局部、心肺肝肾衰竭、出血倾向、活动性肺结核。

2. 急性湿疹、全身性皮肤炎症、单纯疱疹、日光性皮炎、皮肤癌变、色素沉着性干皮症等。

3. 血小板减少性紫癜、血友病、系统性红斑狼疮。

4. 光敏性疾病、应用光敏药物（除外光敏治疗）。

5. 紫外线光敏疗法禁用于白内障、妊娠等。

（三）注意事项

1. 治疗室：紫外线治疗室应保持空气流通，便于臭氧气味消散，室温应保持在22~24℃，应用屏风隔离或单独房间。

2. 治疗前应检查紫外线灯管是否完好，支架安装是否牢固。尽可能预约患者集中时间治疗，以减少开灯次数。

3. 初次接受治疗者应向其说明照射后的反应和注意事项，如红、肿、痛等，紫外线治疗时不要用冷热及药物刺激局部，口腔内照射后不要即刻喝热水或吃过酸的食物，紫外线治疗过程中，不要用光敏药物和吃光敏食物，也不宜饮酒及涂用化妆品。

4. 局部照射前对照射部位的皮肤应进行清洁，伤口应先换药，头部治疗应剃去头发。照射时只裸露照射野，非照射区皮肤应予以治疗巾遮盖，难遮挡的地方可涂凡士林。照射时应对准治疗区域，距离以最高部位为准，如头面部以鼻尖为准，女性胸部以乳头为准，垂直照射、局部照射时要严格掌握照射野和照射剂量，不得任意扩大照射野或超量照射，以免引起皮肤过强红斑，甚至出现水泡、糜烂或破坏创面肉芽组织。

5. 操作者：紫外线照射时操作者应穿长袖工作服或手套，戴防护目镜。患者眼睛不可直视紫外线灯及石英导子输出端，需戴防护目镜或以布巾遮盖眼部，以防紫外线损伤眼部，造成电光性眼炎、白内障或视网膜损伤。

6. 配合治疗：紫外线照射如与产生温热效应的物理因子配合治疗时，局部照射前应先做温热治疗，后照紫外线。如发现紫外线照射过量，可立即用太阳灯或红外线局部照射20min，进行温热疗法中和。如红斑已经出现才发现剂量过大，可涂氟氢松霜或2%~5%的吲哚美辛霜。全身和局部紫外线照射期间及口服8-MOP后1周内应避光，不进行其他光疗，不用其他光敏剂，不晒日光，需戴防护目镜，以防发生白内障。

7. 停止照射应注意及时用反光灯罩遮盖光源。工作完毕后，关掉电源，如需重新启动高压水银灯管必须将其冷却后方能再点燃。紫外线灯管不要用手触摸，清洁灯管应在冷却时进行。经常用95%乙醇擦拭除垢，石英导子用后每次必须用75%的酒精浸泡消毒。

第五节　激光疗法

一、生物物理学特征

激光是指受激辐射放大的光，又称莱塞（Laser）。激光与普通光一样，具有波动性和微粒性，它也可受光的反射、折射、吸收、透射等物理规律的制约。

由于激光的产生形式与一般光线不同，故还具有以下特点。

（一）高度定向性。激光的散射角非常小，因此辐射出的几乎是平行线，在其传播的进程中有高度的定向性。

（二）高亮度性。激光的辐射强度大，加上方向性好，高强度的激光可以集中到很小的面积上，因此亮度高。

（三）高单色性。激光的光波波长范围非常小，因此是目前世界上光谱最纯的光。

（四）相干性好。激光光波的频率相同、方法相同、光波波动的位相相同，因此相干性好。

应用激光治疗疾病的方法称为激光疗法（laser therapy）。

二、生物学效应

（一）热效应

激光进入生物机体后被组织吸收，并将光能转变为热能，使组织温度升高。可见光和红外区的激光对组织以热效应为主，热效应是激光对组织作用的重要因素，激光的能力越大，产生的温度越高，这种热可使蛋白质变性、凝固，甚至炭化、气化，临床上利用激光不同的热效应治疗不同的疾病。利用激光的气化作用，可以切除肝脏、肺脏和脑部肿瘤组织；利用激光的气化、炭化作用，可以治疗皮肤病变和妇科疾患；利用激光的凝固作用，可以治疗眼底病和血管疾病等。

（二）压强效应

光本身具有光压，当一束光辐射到某一物体时，在物体上产生辐射压力，激光比普通光的压力强得多。高能量的激光本身可产生很强的辐射压力。激光照射产生的压强作用有两种：一种是激光本身的辐射压力所形成的压强，称为一次压强。激光本身的辐射压力虽然很微弱，但由于能力相当集中，产生的压强也是相当可观的。另一种是激光作用生物组织以后继而产生的二次压强，它是机体组织吸收高能量激光后再次产生的压强。在临床上利用激光压强效应治疗很多疾病，例如眼科白内障、青光眼、泌尿系统结石等。

（三）光化效应

组织吸收了激光的光子之后可产生光化学反应、光电效应、电子跃迁、热能、自由基和组织分解等。蓝光或紫外线波长范围内的激光有肯定的光化学效应，可导致酶、氨基酸、蛋白质、核酸等活性降低或失活，引起机体内一系列的化学改变，从而产生相应的生物学效应，如杀菌、红斑效应、色素沉着、维生素的合成等。

（四）电磁场效应

激光和一般光一样，是一种电磁场，伴随着激光的存在，必然有电磁场的产生。只有激光在强度极大时，才可能产生很强的电磁场，电磁场效应可引起或改变生物组织分子及原子的量子化运动，引起生物组织发生一系列的改变。利用其高聚焦产生的高温高压和高电场强度，可以使细胞损伤、破坏，用于治疗肿瘤。

三、治疗作用

（一）低强度激光

低强度激光照射具有明显的生物刺激作用和调节作用，其治疗基础不是温热效应，而是光的生物化学反应。

1. 调节内分泌。低强度激光照射可影响内分泌腺的功能，加强甲状腺、肾上腺等的功能，因而可调节整个体内的代谢过程，改善全身状况。

2. 消炎。低强度激光刺激机体的防御免疫系统，使白细胞吞噬能力增强，免疫球蛋白增加，肾上腺皮质功能加强，增加机体免疫功能，提高局部抗感染能力，有明显的消炎作用。

3. 镇痛。低强度激光对组织产生刺激、激活、光化作用，可改善组织血液循环，加速代谢产物和致痛物质的排除。通过抑制致痛物质的合成，提高痛阈，达到镇痛效果。

4. 促进酶的活性。低强度激光照射皮肤时，可影响细胞膜的通透性，促进蛋白合成和胶原纤维、成纤维细胞的形成，增强酶的活性，促进组织代谢与生物合成，加速线粒体合成ATP，加速组织修复。因此，有利于伤口、溃疡的修复和愈合，促进毛发和离断神经再生，促进骨折愈合。

5. 对穴位的低强度激光照射穴位时，向穴位输入能量，有“光针”作用。通过对经络的影响，改善脏腑功能，从而起到治疗作用。

6. 调节神经及免疫功能。低强度激光照射时，可刺激神经反射区的神经末梢，反射性地作用于相应节段和全身，有调节神经功能与免疫功能的作用。

（二）高强度激光

高强度激光对组织有损害作用。当聚焦照射时对组织产生高热、高压强、高电磁场作用，主要引起损伤性的热效应，可使蛋白质变性凝固、甚至炭化、气化，使组织止血、黏着、焊接或切割、分离。

（三）激光光敏

由于肿瘤细胞对光敏剂血卟啉衍生物（Cpd）有特殊的亲和力，因此光敏剂Cpd在血液中达到一定浓度时，便聚集于肿瘤细胞内，在一定波长照射下可被激活，由低能态转为高能态，由高能态返回低能态时能发出荧光，用于诊断定位；高能态的Cpd（cinematography derivative）与氧结合后发生光动力学反应，产生对细胞有毒的单线态氧而杀灭肿瘤细胞。

四、治疗技术

（一）设　备

1. 低强度激光

（1）氦-氖（He-Ne)激光器，是医学上用途最广的激光器，常用输出波长为632.8nm的红光激光，输出功率5~30mW，用作“光针”和照射治疗工具。临床常用于局部照射，穴位照射和血管内照射。

（2）砷化镓（Ga As)半导体激光器：输出波长为90mW4nm的红外激光，输出功率数百毫瓦至数十毫瓦不等。

（3）镓铝砷（Ga Alas）半导体激光器：输出波长820nm、830nm的红外激光，功率5~50mW不等。可直接进行体表照射或通过光导纤维进行体表或体腔内照射。

2. 高强度激光

（1）二氧化碳（CO_2)激光器：属于高功率激光器，常用输出波长10.6μm的红外激光，输出功率为10~100W，光束直径0.2~8nm，属于不可见红外线，照射时可借助于氦-氖（He-Ne)激光瞄准。用于外科手术切割肿瘤或美容消除瘢痕。

（2）氩离子（Ar^+)激光器：输出波长为514.8nm和485nm的绿光、蓝紫光激光，输出激光5~50W，用于皮肤科、眼科、内科、外科等领域的治疗。治疗时将聚焦光束对准病患部位进行瞬间的凝固、气化、切割治疗。较小病灶可一次消除，较大病灶可分次治疗，也可以通过内窥镜进行体腔内治疗。

（3）掺钕钇铝石榴石（Nd-YAG)激光器：常用输出波长1.06μm的红外激光，输出功率为100~200W，用于激光外科治疗。通过光导纤维传输可以治疗体腔内疾患，耳鼻喉、食管、胃、膀胱等疾患。

（4）掺钛钇铝石榴石（Ho-YAG)激光器：常用输出波长2.1μm，属红外光，因其能被组织的水分吸收，并有稳定的穿透深度，故临床常用于膀胱肿瘤及前列腺病变的切除。

（5）红宝石激光器：为输出波长694.3nm的单色红光激光，由于没有热效应，所以皮肤不留痕迹，皮肤科用于色素病变的治疗，眼科用于黄斑部裂孔或伴有视网膜脱离的焊接术。

3. 其他用品

激光防护眼镜，血卟啉类光敏剂，光导纤维等。（激光治疗仪见图10-3）

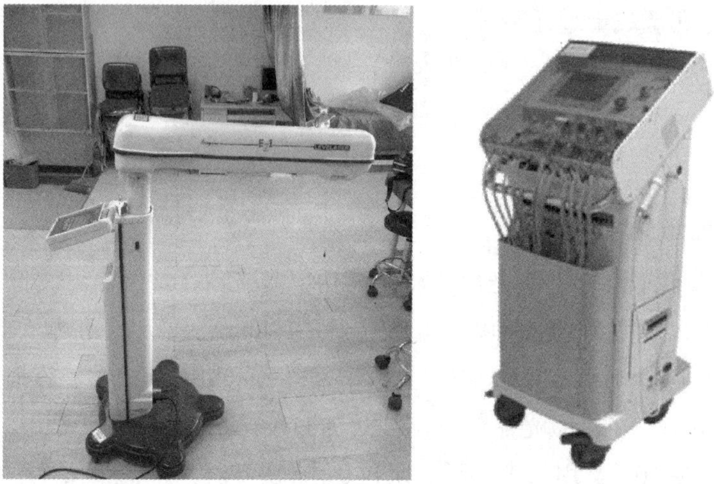

图10-3　激光治疗仪

（二）操作方法

1. 氦-氖激光器是价格低廉、使用广泛的激光器，也是使用最早的激光器，其操作要点如下。

（1）接通电源，激光管点燃后依次调整电压和电流，使激光管发光稳定，一般需要3~5min。

（2）照射创面前，先用生理盐水3%硼酸水清洗干净，随后准确地找好穴位，做上标志。

（3）照射不到的治疗部位，可通过反射镜反射法或光导纤维照射到治疗部位。

（4）治疗时患者取合适体位，暴露治疗部位，照射距离一般为30cm、50cm、100cm 光束应与被照射部位呈垂直照射，使光束准确照射在病变部位或经穴上。

（5）每个治疗部位照射3~5次，每次总照射时间20~30min。每日治疗一次，10~15次为一个疗程。

（6）激光器一般可连续工作4h以上，连续治疗时，无须关闭。

2. 二氧化碳机关器操作方法。

（1）检查各旋钮是否在“0”位置上，接通电源，启动水冷系统，待正常运行时再开机，依次开启低压和高压开关，并调节至最佳状态。

（2）患者取合适体位，暴露治疗部位，并予以消毒，治疗区周围以盐水纱布覆盖防护。

（3）术者戴好防护眼镜，缓慢调整激光器，以散焦光束照射治疗部位。散焦照射，可以使二氧化碳激光散焦成直径数厘米的光斑。

（4）照射距离一般为150~200cm，使局部有舒适的温热感为宜，勿使过热，以免烫伤。每次治疗15~20min，每日一次，5~10次为一个疗程。

（5）用脚踏开关掌握输出时间，每间隔15mm为一点，逐点扫描患处，达到破坏病变组织的目的。

（6）治疗后小创面可以不覆盖，大创面用消毒纱布覆盖，定期换药。

（7）治疗的同时，启动吸尘器吸除烟雾。治疗结束，按与开机相反的顺序关闭各组机钮15min后关闭水冷系统。

3. 光敏疗法（恶性肿瘤光动力疗法）操作方法

（1）给血卟啉类药物前先在患者前臂皮肤划痕做HPO过敏试验给定2.5~5mg/kg给药，将药物溶于250mL生理盐水中静脉滴注。

（2）一般在给药后48~72h开始照光，光源可以用氩离子激光630nm红光激光局部照射20~30min。

（3）进行体表局部直接照射治体表恶性肿瘤，或以内镜、光导纤维进行腔内照射治疗口腔、食管、胃、膀胱等体腔内肿瘤。

（4）一般治疗后24h肿瘤变黑坏死，1周后形成黑痂，2~3周后脱落。

（5）治疗1~2次，再次照射应间隔1周后进行。

五、临床应用

（一）适应证

1. 氦—氖激光

（1）内科疾病：支气管哮喘、支气管炎、肺炎、高血压病、低血压病、胃肠功能失调、肝炎、类风湿性关节炎等。

（2）神经系统疾病：面肌痉挛、面神经麻痹、神经衰弱、周围神经损伤和神经痛等。

（3）外科疾病：慢性伤口、慢性溃疡、压疮、烧伤创面、甲沟炎、静脉炎、腱鞘炎、扭挫伤、前列腺炎、肩周炎、颈椎病、腰椎间盘突出症、肌纤维组织炎、软组织损伤、乳腺炎等。

（4）妇科疾病：外阴白斑、外阴瘙痒症、白塞病、痛经、慢性盆腔炎等。

（5）儿科疾病：小儿遗尿症、婴儿腹泻等。

（6）皮肤科疾病：带状疱疹、单纯疱疹、荨麻疹、神经性皮炎，皮肤感染，湿疹、斑秃、白癜风等。

（7）五官科疾病：睑腺炎、睑板腺囊肿、外耳道炎、中耳炎、咽喉炎、扁桃体炎、变态反应性鼻炎、牙周炎、口腔溃疡、慢性唇炎、腮腺炎等。

2. 二氧化碳激光

（1）二氧化碳激光照射发：采用连续光束照射法，用于治疗感染伤口、慢性溃疡、压疮、肩周炎、腱鞘炎、肱骨外上髁炎、扭伤、湿疹、面神经炎、附件炎、盆腔炎、宫颈炎、遗尿症等。

（2）二氧化碳激光碳化或气化法：常用中等强度的二氧化碳聚焦光束，用于治疗色素痣、黑素瘤、血管瘤、乳头状瘤、皮肤原位癌、基底细胞癌、喉癌、子宫颈癌。

（3）二氧化碳激光切割发：高强度二氧化碳聚焦光点主演用于切割或凝闭血管进行止血，例如骨科、神经科以及心血管手术等。

3. 红宝石激光

主要用于治疗眼科疾患如封闭黄斑部裂孔伴有视网膜脱离的焊接术及虹膜切除术（如先天性永存瞳孔膜、青光眼手术）、还可用于色素痣、表浅毛细血管扩张等治疗。

4. 氩离子激光

（1）应用功率1~2W氩激光穴位照射可治疗外伤性截瘫、脑炎后遗症、小儿麻痹后遗症、支气管哮喘、慢性肝炎、糖尿病、遗尿症等。

（2）应用输出功率15~25W的氩激光可封闭视网膜裂孔。

（3）应用输出功率数瓦的氩激光可做血管瘤光凝固或治疗滑膜囊肿。

5. 掺钕钇铝石榴石激光

适用于血管瘤、面部斑痣、皮肤腺瘤、喉癌、肠胃部的肿瘤等。

6. 氮分子激光

（1）用于治疗比较表浅的局限的化脓性炎症、感染创面、头癣、手癣、足癣、湿疹、神经性皮炎、白癜风等。

（2）穴位照射时用于治疗气管炎、支气管哮喘、神经衰弱等。

（3）作为荧光检查的光源诊断早期肿瘤。

7. 准分子激光

主要用于角膜成形术、血管成形术等。

8. 半导体激光

用于穴位照射局限性疼痛、眼科及妇科疾病。

9. 光敏疗法（恶性肿瘤光动力疗法）

多用于诊治皮肤鳞状细胞癌、皮肤基底细胞癌、食管癌、膀胱癌、胃癌、直肠癌、肺癌、鼻咽癌、宫颈癌、肝癌等。

（二）禁忌证

恶性肿瘤（光敏治疗除外）、皮肤结核、活动性出血、心肺肾衰竭等。

（三）注意事项

1. 了解激光仪的性能，特别是功率大小，熟悉操作规程。

2. 光导纤维不得挤压、弯曲、防止折断。

3. 激光光束不能直接照射人眼，操作者及患者均应戴激光防护眼镜，保护眼睛。操作者戴手套防止对皮肤造成损伤，穿白工作服，避免激光直接照射皮肤。

4. 激光治疗室内应保持光线充足，因光线较暗时瞳孔散大，受激光照射入眼内的光能增多，可造成对眼部的伤害。激光室内四壁应涂黑色，因为它可以最大限度地吸收射向它的各色激光。

5. 照射伤口前需用生理盐水或3%硼酸水清楚表面分泌物和坏死组织。

6. 治疗过程中应随时询问患者感觉，以舒适温度为宜，并根据患者感觉随时调整照射距离。患者不得随意变换体位，或移动激光管。

7. 高强度激光散焦照射时防止局部烫伤，同时也应防止误伤正常组织。

8. 每3~6个月定时检测激光器的输出强度，强度过弱时应停止使用，更换灯管。操作人员应定期做健康检查，特别是眼底视网膜检查。

9. 光敏治疗的患者于注射药物后1个月内应居住暗室，严禁日光直晒，以免发生全身性光敏反应。

10. 治疗后需密切注意由于肿瘤坏死所引起的出血、穿孔的发生，及时处理。

第十一章　水疗法

第一节　概　述

一、水疗法定义

水疗（hydrotherapy）一词本身是两个希腊词语“hydro(水)”和“therapy(治疗)”的结合。本书中我们将“水疗”定义为利用水的温度、力学特性和溶质含量，以不同方式作用于人体，以达到预防、治疗和康复目的的方法。

水疗常被尝试用于解决健康问题有以下3个主要原因：第一，水是丰富且最容易利用的自然资源；第二，水疗通常非常安全；第三，水疗易于见效。

水的作用包括：调节体温，清洁身体，刺激循环，通过皮肤给予化学溶剂，为治疗性运动提供适宜的环境，促使身体放松，甚至可以缓解心理创伤。

二、水疗的历史

通常情况下，当一个新的健康问题出现时，许多治疗方法会被采用，而水疗几乎总是必不可少的。值得一提的是，在许多文化背景各异的国家中水疗都发展很快。虽然在不同时期和文化背景下曾实施过不同的治疗方法，但它仍属于最古老的物理疗法之一，从人类文明的初始阶段开始一直被沿用下来。在德国的巴登巴登市，水已被使用至少8 000年以上；在英格兰的巴斯小镇，温泉水在至少1万年以前首次被旧石器时代的狩猎者使用。在爱尔兰，早在公元前8世纪就建造了蒸汽浴馆，由草皮和石头建成，用于治疗风湿病。在所有古代文明社会，人们都向水神顶礼膜拜。在《旧约全书》的“创世纪”中，水是世界被开创之前的第一个自然界要素。在《圣经》中，对于皮肤病、淋病的治疗，麻风患者的清洗，月经期和卧病在床的妇女和因接触不洁身体而被玷污者的清洗都采用洗浴的方法。在埃及，向爱神献祭的丹达拉神殿中，靠近洗礼治病的走廊处开设了大的水疗中心，大小不等的石制水池中充满着流动的水，患病者在水中洗浴，期盼在神的帮助下痊愈。在希腊和罗马习俗中，人们向泉水朝圣以求得仙女或神的帮助。矿泉所在地通常成为供奉希腊医神爱斯库拉皮厄斯的圣地。水疗在我国也有悠久的历史，早在《黄帝内经》中就有记载，如《素问阴阳应象大论》说："其有邪者，渍形以汗。"这里所说的"渍形"，就是用热水洗浴祛病之法。

数千年以来水治疗一直被广泛用于满足各种健康需求。在过去，人类已尝试了整体和局部的水治疗方法。人们惠顾温泉、洗浴场所和水疗馆，尝试了呼吸蒸汽、饮用各种类型的水和游泳，并将水作为草药、盐和矿物质的溶剂。水治疗实践作为一种文化、一种信仰和一种技术，随着时间的推移而变化。正如我们从历史进程中所见，只要有水存在，水疗就会继续使用下去。当然将来还会出现更多用水治疗的方法。了解水治疗的效果和益处的水疗师，则具备了有力的工具，从而能够补充和加强康复治疗的效果。

第二节　水的科学

本节旨在讲述水作为一种物质的基础知识，有助于让你了解水以其独特性质而成为医疗的有效辅助方法的原因。

一、水的定义

我们首先确定水的定义：它是无色、无味的透明液体，每个水分子由两个氢原子和一个氧原子构成。水可以呈现3种形态——液态、固态或气态，可以很快从一种形态变为另一种形态。水受热时轻微膨胀，遇冷时轻微收缩，即将凝固时则明显膨胀。

二、水的作用

科学家罗伯特·坎德尔说:“从最小的细菌到最高的树，从跳蚤到鲸鱼，所有动物的构造都离不开水。”人类也不例外，水构成我们身体至少2/3的重量，一个体重68kg的人由大约45kg水组成。我们的大脑漂浮在脑脊液中，而脑脊液几乎全都是水。我们的血液、眼泪、汗液和唾液中大部分都是水。大脑的75%是水，骨的22%是水，甚至牙齿珐琅质的2%也是水。

由于水是地球上最平常的物质，占地球表面的70%以上，因而显得很普通，易使人们忽略它的非凡特性。水可以说是平凡的奇迹，没有水，地球上就不可能有生命存在。水的主要作用举例如下:

（一）水可以滋养我们的身体，饲养家畜，灌溉庄稼。所有的动植物，包括人类，必须依靠水维持生命，生长繁衍。

（二）水清洁我们的身体、衣服和居住环境。如果没有自来水提供的卫生环境，我们的健康和生活质量将会大不一样。

（三）水是化学和物理疗法中通用的治疗要素，可以缓解压力和疼痛，帮助治疗多种疾病，是运动疗法的理想媒介。

（四）不仅世界上25%的电力是由水流过水坝而产生的，而且煤炭开发、石油勘探和核能利用都离不开水。

（五）世界上69%的淡水用于农业，几乎所有物质的生产都离不开水，仅美国每天就要用掉400亿加仑水。

（六）河流、湖泊和海洋成为物品和人员的运输载体。现代社会中的所有都市都是在濒水地区发展起来的。

（七）水上运动如游泳、帆船、皮划艇、钓鱼和滑水是影响着很多人的重要的娱乐方式。

三、水的特性

下面讨论水的特性，这些特性使水在治疗疾病方面具有非同一般的效果。

（一）资源丰富

虽然水是必须节约利用的自然资源，但它仍然是用于治病的最丰富的资源之一。

（二）价格便宜

水用于治病目的时是最便宜的资源之一。在美国，水的平均价格大约是每升0.05美分。一个普通浴缸约容纳120L水，一次温水浴要比其他有放松效果的治疗便宜得多。

（三）水　压

水施加在浸入水中物体上的作用力称为“水压”，浸入水中越深，身体承受的水的重量和压力越大。一个普通身高的人站立时浸在深达颈部的水中，每平方英寸（1英寸≈2.54cm）承受1.74bl（1bl≈0.45kg）水压 。在这个深度，平均有0.7L血液从四肢流至胸部，随着压向身体下半部水压的加大，腿里面的血液像牙膏从管中被挤出一样被向上推动。

（四）用途多样

水可以用于多种不同治疗方法的一个原因就是它的用途极具多面性。由于水可以呈现多种形状和形态，因此从冰到液态水再到水蒸气，均可适用于多种治疗方法。冰被用于冰包裹和冰按摩，液态水用于直接浸浴，蒸汽用于整体蒸汽浴和局部蒸汽吸入。水的3种形态中的任何一种都可以被水疗师采用。

（五）使用方便

水是稀薄而流动的液体，因此易于倾倒，易于注入各种容器中，而且洒出后也易于清洁。另外，水容量易于测量，将水喷洒或喷雾时其压力易于控制，且用水温计易于监控水温。

（六）刺激皮肤

冷水、温水或热水会刺激皮肤上的温度受体，通过对皮肤的搓擦、喷水或拍打的治疗方法可以刺激压力受体，而通过水中漂浮的失重感觉可以刺激肌肉和关节处的本体感受器。当水浴与各种物质混合时，会对皮肤产生其他刺激。

（七）水的浮力

浮力就是漂浮的能力。当某物体被浸入水中时，它能置换和它重量相同的水，这种置换会产生和所置换液体重量相等的向上的浮力。当我们进入游泳池时，正是这种浮力的推动使我们感觉到体重明显减轻。浮力是患者在进行水疗时最主要的原因之一，尤其对患有骨骼肌疾病如关节炎的人，孕妇或肥胖者等体重较大的人，失重的感觉会让他们倍感轻松。

（八）身体和心灵的双重效果

除了以上所述水的客观特性以外，人们常常认为水可以产生镇静的感觉并具有营养作用。故而长期以来水中浸浴都被用于改善精神和情绪状况。早在荷马时代，温水浴就被推荐用于消除沮丧和低落情绪。早期的水疗师将洗浴归类于“催眠疗法”，并且在20世纪的前50年里，全身浴被广泛用于精神病医院。虽然不能经过客观验证，但是水的这种镇静作用与我们胎儿期在子宫的羊水中的感觉在某种程度上可能是相似的。在现代医学中，浸浴被用于分娩的妇女，温水浴的放松作用非常有效，可以使许多分娩的妇女减轻宫缩疼痛并缩短分娩时间，这样就减少了止痛药的使用。

（九）冷、热的吸收和保持

水比任何其他物质都能更多地吸收和散发热量。也就是说，当水被加热到一个很热但尚且安全的温度时，它能够很有效地给整个或部分身体加热。冷水也具有很强的吸收热量的能力。例如，因中暑而接受冰水浸浴治疗的运动员，其体温在15min后可以降低4℃。由于水随时可得，并能吸收和传导大量热量，因此被作为测定“比热”的标准（将1g水的温度升高1℃需消耗1cal热量）。液态水需要大量热能使温度升高，但水也比其他大多数物质保持更多热量。例如，热水保持的热量是液态石蜡的两倍。当水冷却时，释放大量热量。湿热包裹法就是利用水与皮肤接触并逐渐冷却时释放大量的热量而达到治疗目的的。

1g液态水降低1℃时，释放1cal热量。那么1g水的温度降到0℃时，还要再额外失掉大约80cal热量才能使液态水变为固态水(冰)。这些额外失掉的热量就是我们所说的“潜热”。因此，把水冻成冰会释放大量的潜热，而将冰溶化要吸收大量的潜热，溶化1g的冰比把1g水从0℃升温到1℃多吸收80倍的热量。这就是冰是有效治疗方法的原因。要将1g液态水变为1g100℃气态水（水蒸气）大约需要540cal热量，这些热量储存在气态水中。将90℃的水变为91℃的水需要1cal热量，而将水的形态改变则需要大量能量以使水分子分散。

（十）冷热传递

水不仅能储存热量，还能通过下列途径传递热量。

1. 传　导

传导是指一个热的或冷的物质与另一个物质通过直接接触产生的热量传递。例如，将冰袋敷在身体某部位时，热量从皮肤传导至冰袋。这就是水疗中温度置换的基本方法。与空气相比，水能将热量更有效地传导至身体。由此看来，湿热物质比干热物质能更深入地渗透热量。例如，用热水中拧出的湿布甚至比热得不能再热的干布将热量传导给身体组织的效果要好。高压消毒锅是一种封闭式煮锅，利用锅中产生的蒸汽消灭真菌、细菌、病毒和其他微生物，用于手术器械、玻璃器皿和其他物品的消毒时仅需15min，而利用烘箱的干热为这些物品消毒则至少需要2h。水比空气的冷传导功能也高很多倍。如果皮肤裸露到户外13℃的气温下停留5min会感觉冷，但回到室内后会立刻温暖过来。而如果跳入13℃的水中停留5min，那么回房间后重新温暖过来所需要的时间要长得多，因为水从皮肤和皮下组织传导出去的热量比空气多得多。

2. 对　流

对流是通过空气或气体的移动将热量传至或传出一个物体表面的过程。举例来说，冷风可将热浴缸表面的温暖空气吹散。风把水的热量传至空气分子，使浴缸中的水冷却，其冷却速度比没有风时快得多。要确定室外的实际温度，不仅需要测定空气温度，还要测定风速，因为风会直接带走人身体的热量。

3. 冷　凝

冷凝是使水蒸气（气态）变为水（液态）的过程。当你使用一个很凉的玻璃杯或别的容器喝水时可看到这个过程。开始时玻璃杯是干的，但后来杯子外面变湿了，有时水会顺着杯边流下来。

4. 辐　射

辐射是两个物体不接触而通过热量散发经空间传递热量。当一个人在身体很热的情况下走出温水浴室，站在没有风的凉空气中时，热量经辐射散发传递到空气中（如果有风吹过，如上所述，热量通过对流丧失得更快）。辐射是身体热量丢失的最主要途径之一。

5. 蒸　发

与冷凝相反，蒸发是液态水变为气态即水蒸气的过程。水分子从液态水表面脱离成为水蒸气时，即发生蒸发。水分子自身携带运动能量，这种能量使液态水的温度降低，因此液态水及其周围空气都被冷却下来。蒸发过程通过空气经液态水表面的流动（气流）而被加强，气流阻止了蒸汽在水表面的积聚。炎热天气下，出汗就是通过蒸发而使身体凉爽下来的。

（十一）有效的溶剂

水是众所周知的“万能溶剂”，地球上有半数已知元素溶解在湖泊和海洋中，更多物质在水中比在任何其他液体中更易于溶解。水疗师最关心的是如何利用水的溶解能力加强治疗效果。水在医疗领域中一贯被作为医用媒介物，目的是使这些医用物质能够通过皮肤被吸收到体内。这些物质包括各种盐、燕麦粉、矿物质、醋、硫酸镁、海藻、黏土、小苏打、精油和多种药草等，或者被加入全身浴中，或者加入用于浸浴、敷布、绷带和泥敷剂的少量水中。海水中的各种矿物质也被用于水疗方法中，如洗浴和全身敷裹。人们还将草药、泥土和海藻制剂等物质与水混合作为皮肤膏药。

以上从多方面阐述了水是如何影响我们的地球以及我们日常生活的，还讲述了水的显著特性以及其如何与医疗相结合。阅读后即可了解水对于我们生活具有独一无二的卓越作用，有助于对水疗以其特殊方式影响人体及治疗疾病的更深层次了解。

第三节　水疗的效应

一、热和冷的生理效应

许多水疗利用高于或低于体温的温度来影响身体。热和冷造成血管明显改变（扩张或收缩）。由于局部血管是全身循环系统的一部分，局部血管的改变也会影响全身的循环系统。从水疗的角度看循环系统，设想它是一个密闭的管道系统，内有恒定数量的血液，心脏(泵)使之循环流动。一旦某个或某些血管因扩张而变大，或因收缩而变小，循环系统内的血液就会再分配。此前水疗师用此原理进行各种治疗，并将其称之为增血（即增加身体某部位的血流）和减血（即减少某部位的血流）。

（一）全身热疗

全身热疗如热盆浴、桑拿浴、蒸汽浴等对身体均有多种明显效果，这些效果往往形成一连串反应。例如，当一个人浸入热水盆里，其皮肤温度会很快升高，并刺激热感受器，将信息传递到大脑。神经系统和循环系统反应很快，交感神经使皮下血管收缩，导致暂时性的血压微升。当身体热起来时，交感神经活动减弱，邻近体表的血管扩张。这使到达皮肤的血流增加，增加了因辐射所致的散热。同时，内脏的血管收缩，血流减少。因为皮肤血管扩张而内脏血管收缩，心脏搏出的2/3血量流到皮肤。人体在常温的环境里，每分钟有0.25L血液到达皮肤，但在高温的条件下，每分钟可有 6～8L血液到达皮肤。同时，皮肤血管广泛扩张， 血容量增加，使血压下降。在40℃的水里浸浴10min，收缩压和舒张压均下降。同时心率增加，以支持全身供血，并把温热的血液送到皮肤去散热。体温每上升1℃，心率大约每分钟要增加20次。在热的环境如热盆浴中，心排血量比在正常环境里要增加60%～70%。长时间在40～42℃ 的热水中浸浴，随着体温攀升至39～40℃，心率会增加1倍。由于心率加快，每次心跳间心脏充盈不完全，则每次心排血量（心搏量）减少。大量血流到皮肤，大脑接收到的血量不能达到正常心排血量的20%，此时会有眩晕感，这是热水浴的一个危险因素。

升温的另一效应是大量出汗。在高温的环境里，出汗可以降低体温，但是在全身浸在热水里时，除了头部以外，辐射散热是不可能的。为了通过肺脏散热，呼吸会加快，每分钟可增加5～6次以上。在过度呼吸时，氧饱和度也将升高。

体温升高时，全身血液中的白细胞数量也明显升高，并将持续几个小时，这就是应用全身热疗治疗免疫性疾病的原理。

在温热的条件下，结缔组织会松软，骨骼肌因热水的浸润也会松弛，骨骼肌的疼痛会明显缓解。

（二）局部热疗

在身体一部分应用温热敷不仅对缓解肌肉和关节疼痛有效，而且对软化肌肉、关节和其他软组织也有效。因为热包裹法、热水袋、局部热浴、热敷、热湿毛巾等用在皮肤上，所以最大的热效应也在皮肤上，皮下组织没有那么热。如果有足够的热量和时间也可以使皮肤下面的组织升温（至少5min才可以穿透肌肉）。关节处没有许多软组织覆盖，因此也可以升温。此种方法的效果各异，要根据开始时的皮肤温度、热疗温度和治疗时间而定。例如，局部用冰袋覆盖几分钟后，如果用热罨的方法加温，组织达到温热就需要较长的时间（与治疗开始时皮肤温暖者相比），最后，温度越高，热效应越大，温度每升高2℃，此处组织的血流量、氧和营养物的供应量会加倍。这些反应是温度直接作用在血管和汗腺引起的，同时也是由皮肤感受器传导到脊髓再反馈到这个部位引起的，这些反射可以防止局部受热部位过度的热交换。以下各项是局部遇热时人体的保护性反应：

1. 皮肤血管扩张。在受热的部位，感觉神经受刺激，使血管扩张，血流加快，受热部位热的血液被带到身体的其他部位，以在一定程度上防止过热造成损伤。

2. 局部出汗。

3. 在热穿透深达肌肉时，其中的血管也扩张，肌肉的血流可以增加3倍，肌张力会显著降低。

4. 降低肌肉的紧张度，减少肌肉痉挛和肌肉疼痛。

5. 受热肌肉的耐受性降低。

6. 增加局部代谢率。

7. 增加传递到组织的氧。

8. 结缔组织弹性增加。

9. 一侧肢体受热可以引起另一侧肢体血管扩张（但不如直接受热侧的肢体效应明显），这称之为对侧反射效应。

10. 施热的范围大或受热量大时，可使体核温度升高。

而持续给深部组织加热的反射效应如下:

1. 持续在腹壁加热会导致肠血流减少、肠蠕动减慢以及胃酸分泌减少。

2. 持续给下腹部加热，尿量会增加。

3. 持续给胸部加热，可使呼吸和咳痰容易。

4. 持续给肾区加热，可使尿量增加。

5. 在盆腔持续加热，可促使膀胱、直肠和子宫等肌肉放松，其内血管扩张，并增加月经血量。

6. 在心前区持续加热，可使心率加快，心收缩力减弱。

（三）全身冷疗

人体对热的耐受能力远比对冷的耐受能力强。身体对冷的感受器比热感受器多20倍，说明人体对体温下降比升高的警觉性更强，对体温下降反应更强烈，因此冷疗比热疗的刺激作用更大。例如，温水浴比冷水浴感觉更为放松，但是最为强烈的感觉是在持续温热浴后的冷淋浴，这是因为人体在遇冷时基础代谢会增加。

当人首先进入冷水浴盆或进行冷水淋浴时，全身皮肤均接触冷水，皮肤的感受器接受刺激，神经和循环系统很快做出反应，立即通过抑制出汗、皮肤血管收缩和战栗以增加身体产热。交感神经使皮肤血管收缩，造成血压上升，心脏每搏排出血量增加，肌肉张力也增加。经过短暂冷水浴(仅1min)后，一旦从冷水盆里出来，就会感到精力充沛。全身血管收缩的血流带着营养物进入内脏器官，促进了全身的代谢。皮肤血管反应性扩张，使人在几小时内都感到温暖。这种短时间的冷水浸浴可使精神振奋而不是抑郁。要是长时间浸在冷水里，会发生完全不同的反应。外周血管收缩，使血液流向内部。从周围流回的低温血，会使体温逐渐下降。如果低到身体的耐受能力，体核温度会降低，全身代谢减慢，呼吸频率和心率均下降，肌肉变僵而难以活动，精神萎靡不振。

（四）局部冷疗

对身体局部应用冷疗，可使该部位麻木、水肿减轻，这些反应是直接作用于血管和汗腺的局部温度效应引起的，同时也是由从皮肤感受器传导到脊髓再反馈到该部位的反射作用所致。这些反应可以防止受冷部位热量过度丢失。

在皮肤上应用冰袋、冰按摩、局部冷浴和冰毛巾敷，其最大的冷效应是在皮肤上，其次会到达皮下组织，最后，如果有足够的冷度，可以达到其下的肌肉组织。这些反应在程度上差异较大，取决于施冷开始时的皮肤温度、施冷的温度和施冷的时间长短。以下是身体局部遇冷时的反应：

1. 皮肤冷感受器传入冷信息，使交感神经兴奋，导致去甲肾上腺素、加压素、血管紧张素和其他激素分泌增加。

2. 许多皮肤的血管收缩，该部位血流减少，变得苍白，代谢降低。手浸在5℃水中30min，血流会减少78%。一项研究表明，将狗的膝关节用0℃的冰包裹10min，其血流将减半。

3. 当冷穿透到肌肉组织时，其血管也收缩。

4. 一侧肢体受冷也会使对侧肢体的血管收缩。这称之为对侧反射效应。

5. 有规律地进行局部冷疗，如定时把手浸入冷水里，血管的收缩会更快更有力。

6. 接触冷的部位及其深部器官会发生反射效应，可用来治疗。反射区短时间冷敷，会使相关内脏的血管扩张，具有增强活力和兴奋作用。长时间持续局部冷疗，可影响皮肤及皮下器官，会导致血管收缩，神经传导缓慢。

除了上述防卫机制，在组织寒战和血流减少时还有如下的效应：

1. 皮肤和肌肉温度下降。皮肤很快降温（最多1min），其次是皮下组织，最后是肌肉。用冰袋敷在皮肤上，需要30min才能使皮下4cm处的肌肉降温。

2. 减少氧到组织的释放。

3. 由于皮肤冷感受器的活动增加，运动神经活动减少，肌肉痉挛会减轻。

4. 关节血流减少，伴机械刺激感受器的感觉降低。

5. 结缔组织变硬。

6. 如果冷敷范围过大或时间过长，体温会下降。

（五）冷热交替治疗

冷热交替治疗是在一次治疗中，热疗和冷疗相互交替应用，可以是全身治疗，也可以是局部治疗。全身应用是全身热疗和全身冷疗相互交替，如在热水浴后，骤行冷水浴，如此反复3次或以上。此种应用是把短时间接触热和冷的优点联合起来，可以明显促进循环，反射性兴奋有关的组织和器官，缓解骨骼肌的疼痛并使精神焕发。

局部冷热交替治疗是局部先用热疗（如石蜡、热敷或局部热浴），随后用冷疗（如冰袋、冷敷、冷水浴或冷摩擦）处理，反复3次或以上。短时间热接触（血管扩张）接着短时间冷接触（血管先收缩，随后扩张）可以明显增进局部血流，至少是静止时的1倍。

热疗使小动脉扩张，小动脉血流减慢，使组织充血。在热疗后跟着遇冷，小动脉肌肉收缩，把增加的血流经毛细血管推入小静脉和淋巴管，从而暂时排空小动脉，产生抽吸作用，使更多新鲜的血液进入动脉。因此，热冷交替比单用热疗能更多地增加局部循环血量。热冷交替足浴比单用足部热浴对循环的促进效果好，全身淋浴时亦是如此。这些改变不仅可以用各种仪器检测出来，也可以用肉眼观察：经过冷热交替治疗的皮肤比单用热疗更为红润。这种变化在第一次处理后最为明显，推测是小动脉壁的肌肉疲劳所致。

热冷交替治疗联合了两者的优点而无缺点。例如，热疗在增加血流的同时，会促进充血和水肿；而冷疗虽可减少水肿，却也减少了局部血流，使组织缺乏氧气和其他营养物。在热疗冷疗联合应用时，局部循环明显增加，却不增加水肿。这种循环的改变是暂时的，没有持久的效果。要取得显著效果，需要有规律地进行一段时间的治疗。对于腿部有曲张静脉的患者，接受25天的热冷交替浴后，腿部血循环可得到明显改善，并可持续1个月以上。

几乎每个接受冷热交替治疗的人，均感到精神焕发，治疗部位轻松，各种疼痛明显缓解。冷热交替治疗也可补充按摩的不足，两者均有增进循环，缓解紧张和骨骼肌的疼痛，并提供感官刺激的作用。

（六）平温水治疗

平温水的温度在34.4～36.7℃之间，此种疗法传统上是用来镇静的。水温和体温相近，既无温度的刺激，也无机械性刺激，如摩擦作用，因为那也是一种刺激。此种疗法不像热水浴或冷水浴，体温和生命体征是稳定的。

二、机械性和药物性治疗的生理效应

机械性和药物性治疗较热水浴和冷水浴治疗少用。但是它们同样能提升治疗效果，并让患者感到满意。

（一）机械性治疗

机械性治疗有两种方式：一种是摩擦皮肤，另一种是用水冲击皮肤。早期的水疗师用摩擦治疗来刺激神经反应以及血液与淋巴循环，可以增加热疗和冷疗的效果。例如，一位发热的患者,在冷水浴中，用湿布在广泛接触冷水的部位用力摩擦，把血液引到体表，此种方法比单用冷水浴降温的效果快。卧床不起的患者没有体力活动，用盐摩擦可以促进血液和淋巴循环。现在常用的盐摩擦、轻触和冷摩擦有与叩抚法和震动按摩法的刺激作用相似的效果。

叩抚治疗法包括具有喷射功能的漩涡浴和淋浴。当物体碰撞皮肤时，身体就有受到恐吓的感觉，自动增加肌肉紧张和神经反应，在直接受到压力和摩擦处的皮肤血管扩张。

机械性治疗的效果有时难以判断，也可能感受不到。一般情况下能增加水疗的温度、液体交换和神经系统的效应。要是水疗应用热水或冷水，机械性刺激可以加速组织的升温或降温。例如，在皮肤保持接触冷水时使用冷摩擦比只在皮肤上放置冷毛巾的效果好。喷射性的温漩涡浴，使皮肤不断接触流动的温水，这种治疗可有很多的感觉刺激，对于喜欢这种刺激的人是很合适的。但对于很敏感的人或对触觉有防御的客人则不合适。在全身治疗时，用冷摩擦、盐摩擦和淋浴相配合。局部治疗是在身体某个部位用盐摩擦和冲洗。

（二）药物性治疗

药物可以溶解于水，通过敷料、泥罨剂、包裹法、冰按摩、蒸汽吸入、局部浸浴或全身浸浴进行治疗。每一种药物有其独特的效果，主要是根据皮肤和深部组织的情况，效果不尽相同。按照其效果常用的有以下几种：

1. 燕麦片含有脂肪酸和其他物质，对皮肤有镇痛和湿润的作用。它适用于全身浴和包裹法。

2. 桉属植物油含有萜烯醇、桉油素、橙花醛、牛儿醇等，有抗炎、化痰和抗病毒的作用。桉属植物油和其他芳香油适用于局部淋浴、蒸汽吸入、外敷、冰按摩和全身治疗。

3. 干的或新鲜的草药，含有多种化学成分，可用于蒸汽吸入、外敷、冰按摩、局部浸浴和全身浸浴。芥子含有烯丙基可使皮肤血管扩张以缓解肌肉和骨骼的疼痛，用于局部和全身浴，并可制成糊剂。辣椒素，有刺激味，是辣椒的成分，与神经末梢感受器结合，可使血管扩张并有热的感觉。适用于外敷、热罨、手足浸渍及全身浴。

第四节　浸　浴

浸浴的定义为“全身或身体某部位浸入液体之中”。浸浴是全世界范围所有医疗方法中最古老、最流行的方法之一，其原因是既方便又有效，并且可以针对全身许多部位的问题达到多种治疗目的。它们包括：

1. 放松肌肉并为其他康复治疗做好准备。

2. 以多种方式刺激循环。

3. 缓解肌肉疲劳和疼痛，减轻关节疼痛。

4. 升高或降低体核温度。

5. 使全身放松。

6. 在短时间内刺激肌肉收缩。

此外，使用草药、盐、黏土、精油、醋、小苏打、燕麦粉、泥土、海藻和其他化学制品等医用物质的简单方法就是将它们溶解在水中，然后进行局部或全身浸浴。当液体将身体某部位或整个身体完全包围时，水中的热量或冷意被传递到整个部位，其效果比湿热敷裹或冷敷裹等方法作用要好。这一优点使浸浴成为针对某些疾病的更实用的治疗选择。本节阐述的是常用的局部浸浴和全身浸浴。

一、局部浸浴

局部浸浴，顾名思义，是只浸入身体某一部位的一种特别简便易行的水疗方法。这种方法经济实惠，并且适用于不同病患的各种情况，甚至可以作为简单而安全的家庭治疗方法。局部浸浴可以用热水、温水、不感温水、冷水，或者冷热交替使用。可使用的容器也可多种多样，从家庭用的洗手池、塑料盆、水桶甚至是大碗，到医用不锈钢漩涡浴槽和运动水池。何时使用局部浸浴？做出选择时需要参考下列因素：

1. 大多数人都喜欢水对肌肤的抚触感，因此，浸浴比许多敷压在皮肤表面的治疗方法（如冰包裹）更受欢迎。另外，对于压迫过于敏感的皮肤，用水治疗更加合适。

2. 当没有时间准备热罨等较复杂的治疗时，可以首选局部浸浴。只需将水温调节正确就可以了，但是每次使用后都必须将容器清洗、消毒并擦干。

3. 如果没有复杂的水疗设施，那么一个干净的容器、自来水和一条毛巾就是所需的全部用品。

4. 要使身体某部位完全变热或变凉，用热水或冷水将其包围是最有效的方法。一项研究显示，腓肠肌在相同时间内经过冷水浸浴后比经过冰包裹后凉得多。在10℃温度下进行腿部浸浴20min后，用了整整3h才使肌肉恢复到正常温度，而进行20min的冰包裹后，只需1.5h肌肉就变得温暖并回到了正常温度。

5. 需要使用必须溶解于水而作用于皮肤的化学制剂时，只需将其加在局部浸浴中即可。在局部浸浴过程中，仍然可以进行按摩和牵伸。紧张的肌肉在热水浴中可以得到舒展。

（一）下肢浸浴（包括足部浸浴和腿部浸浴）

1. 下肢浸浴可以产生多种效果，但要取决于下列条件

（1）浸浴的时间。

（2）水的温度。

（3）水中是否加入化学制剂。

（4）是否与其他水疗方法相结合。

2. 下肢热水浸浴

热水足浴是失眠的极佳治疗方法，大量研究发现睡前使双脚温暖，则入睡会快得多并且睡眠也深得多。如果浸浴时间延长，则不仅可以使下肢温暖，还可以使体温明显升高并促使排汗。

（1）水温：39～43℃。

（2）时间：20min。

（3）适应证：脚冷；足和腿部肌肉紧张或痉挛；痛经；偏头痛；关节炎和痛风疼痛；失眠症；剧烈运动后下肢肌肉疲劳酸痛；下肢因外伤或烧伤等导致的肌肉僵硬、关节活动受限、循环差和瘢痕挛缩；截肢后残肢的疼痛（包括幻肢痛）。

（4）禁忌证：下肢知觉丧失、动脉硬化及淋巴水肿、血栓闭塞性脉管炎；外周血管疾病（包括糖尿病）。

3. 下肢冷水浸浴

温度低于36.7℃的长时间下肢浸浴在某种程度上会使身体发冷，而且水越冷，身体热量丢失越多。产生这些效果的部分原因为神经系统对冷的反应，包括反射性作用（如局部血管的粗细变化）。而严格意义上来说，冷水浸浴的大部分效果是由身体各组织变冷所致。在一项研究中，让一些脊髓受损的男性患者进行运动直至体温升高，然后进行冷水足浴，使体温降低2.2℃。脊髓受损导致神经系统损害，从而导致这些男性本应对冷刺激产生正常反应的中枢神经系统不能接收到感觉信息。很显然，他们的体温降低是由身体组织的降温所致。双足内冷却的血液回流至心脏，又由心脏输送到全身，从而降低了体温。短暂的冷水浸浴可以刺激局部循环，使人精力充沛，而长时间的冷水浸浴会抑制局部循环。短暂的冷水足浴还可以导致大脑、盆腔器官、膀胱、肝脏和胃肠道血管的反射性收缩，因此也曾被水疗师用于尿道、膀胱或肾脏出血的治疗。冷水腿部浸浴并不适用于所有人，占身体较大比例的双腿浸在冷水中让许多人感觉很不舒服。但是冷水腿部浸浴有助于在剧烈运动后预防肌肉酸痛，在大学和职业赛跑运动员中应用较多。一项关于冷水腿浴对腿部肌肉作用的典型研究也发现，冷水浴大大增加了腿部力量。研究对象进行了30min的12.2℃的冷水腿部浸浴。在这30min内每个研究对象接受腿部力量测试11次，腿浴后休息的3h，期间每20min再测试1次。研究对象的腿部肌肉在冷水浴过程中以及浴后长达6h的时间内显示出力量增强。研究人员总结道，肌肉力量增强的原因是在治疗过程中外周血管的血流量受到限制，从而导致深层腿部肌肉的血流量增加。

（1）水温：通常为13～19℃，需要达到强烈反应时水温可降低到10℃，对不耐受者则可升高至21℃。

（2）时间：2～20min，根据耐受程度而定。

（3）适应证：缓解腿部剧烈运动后肌肉酸痛（需要浸泡15～20min）；刺激双下肢循环（2～5min）；给身体过热者降温（5～15min）；脚踝或膝部急性扭伤；刺激脚趾、脚踝和下肢伸肌群肌肉紧张度；也可作为冷热交替治疗的一部分。

（4）禁忌证：体寒及脚冰冷者；雷诺综合征和高血压者，淋巴水肿者浸泡时间不宜过长。

4. 下肢冷热交替浸浴

冷热交替浴实际上是热水浴和冷水浴连续交替进行。先采用热水浴使血管舒张，然后再采用冷水浴使血管收缩，二者结合导致治疗期间动脉血流的大幅度波动，相当于接受治疗者静坐且双脚不动时动脉血流的两倍。下肢冷热交替浸浴对腿部的血流量有很大影响。例如，2005年进行的一项研究验证了在热水、冷水和冷热交替治疗时小腿的动脉血流量的变化。冷热交替治疗由4min的热水（40℃）浸浴和1min的冷水（12.8℃）浸浴组成。在整个20min的治疗中动脉血流量呈显著性变化。在开始的热水浴中动脉血流量增加，换为冷水浴时，血流量减少且动脉肌肉收缩。随后每次换为热水浴时，血流量再次增加，换为冷水浴时，血流量又减少。第一次由冷水浴换回热水浴时，动脉血流量增加得最多，以后随着每次换为热水，增加的血流量减少。这种情况提示动脉壁的肌肉变得越来越疲劳。试验还发现冷热交替浴比单纯热水浴更能增加局部循环，而且在连续冷热交替浴的最后，动脉血流量比仅仅安静坐着的人高出1倍。

冷热交替浴还对消除局部（如脚踝）的无名肿胀有帮助。虽然冷热交替浴能够促进循环，但不能温暖更深层的身体组织。因此，它虽然能够促进扭伤后局部的循环，但不会诱发水肿，而单独进行热疗会导致水肿。

人们知道促进循环能够加快愈合，因此可采用冷热交替足和腿部浸浴来治疗下肢静脉曲张性溃疡以及其他难愈合的外伤。如果定期进行冷热交替浴，能够改变动脉壁直径的肌肉则会更强烈地收缩，因而能促进局部的血液循环。遇热舒张遇冷收缩的动脉壁肌肉一般经过3～4轮的冷热交替浴后反应能力会下降。因此，如果需要继续治疗，就要加大温差，即热水更热而冷水更冷。为了使冷热水交替浴的效果更好，可让接受治疗者在浸浴的同时主动收缩下肢的肌肉。

（1）水温：热水浸浴39～43℃，冷水浸浴21～13℃。

（2）时间：热水2min后换为冷水30s，通常需要进行3轮共约10min。对于某些肿胀和疼痛的缓解可能需要10轮，这种情况下，需要注意保持水温，因为热水会开始转凉而冷水也会开始变暖。

（3）适应证：下肢肌肉疲劳、循环差、肌腱炎、关节扭伤、偏头痛以及按照医嘱要求促进感染伤口愈合。

（4）禁忌证：与下肢热水和冷水浸浴相同。

（二）上肢浸浴（包括手部浸浴和手臂浸浴）

1. 上肢热水浸浴

上肢热水浸浴同样是一种简单易行的治疗方法，可以温暖双手和手臂，缓解局部疼痛，如果浸浴时间延长还可以温暖整个身体。浸浴时添加化学物质如草药、盐或精油进行治疗是既简便又有效的方法。

（1）水温：43℃。

（2）时间：15～20min。

（3）适应证：手冷、上肢关节炎性疼痛、肌肉痉挛、偏头痛，可作为手及臂部肌肉与筋膜伸展以及关节活动训练的准备。

（4）禁忌证：上肢感觉丧失及淋巴水肿。

2. 上肢冷水浸浴

上肢冷水浸浴可刺激手指、手腕和手臂伸肌的紧张度，其作用多可持续到浸浴后20min。因而对因中风、肌营养不良、脊髓损伤、小儿麻痹后综合征和各种脑瘫所致肌无力者来说，在冷水浸浴的同时进行运动训练，可以帮助重塑肌肉力量。短暂的冷水浸浴刺激局部循环且使人感到精力充沛，而长时间的冷水浸浴虽然很凉爽，但会抑制局部循环。二者都简便易行，并且很多人可能不能耐受冷水足浴，却觉得冷水手浴比较舒适。冷水手浴可以使鼻黏膜的血管反射性收缩，因而曾被用于治疗鼻出血。对于难以耐受冷水的人来说，在其将肢体浸入水中后，可每隔1～2min加入碎冰或冰块使水逐渐变凉，往往会感觉舒适得多。

（1）水温：13～19℃。

（2）时间：10～20min，根据耐受程度而定。

（3）适应证：上肢关节炎性疼痛、肌肉痉挛、肌肉扭伤及循环差，也可作为冷热交替治疗的一部分。

（4）禁忌证：畏寒者及手冰冷者、雷诺综合征和高血压者，淋巴水肿者浸泡时间不宜过长。

3. 上肢冷热交替浸浴

此治疗是指手及手臂在热水和冷水中交替进行浸洗。进行上肢冷热交替治疗时，通常的顺序是“先热后冷”。也可不在热水中浸泡，而将治疗部位浸入石蜡中或进行热罨包裹，然后再换成冷水浸浴。冷热交替浸浴可以显著促进循环，定期实施则对双手、手腕和手臂都具有保健作用。对于用双手进行繁重工作（如按摩治疗）的人很有效。当上肢浸在水中时，让接受治疗者主动收缩双手及手臂的肌肉。可达到更好的促进循环的效果。

（1）水温：先热（43℃）后冷（13℃）。

（2）时间：热水2min后换冷水1min，通常需要进行三轮共约10min。

（3）适应证：手部及臂部肌肉疲劳、疼痛或循环差；腕部和肘部扭伤；可用于上肢骨折愈合期的治疗，还可用于促进感染伤口愈合。

（4）禁忌证：与上肢热水和冷水浸浴相同。

（三）半身浸浴

半身浸浴是指接受治疗者坐在齐腰深的水中（通常是热水），上半身完全暴露在水面以外。在下列情况下会实施半身浸浴：

1. 需要使身体温暖却不耐受全身热水浴。
2. 需要更好地促进下半身循环。
3. 偏头痛患者。
4. 需要使草药或精油等物质通过皮肤更好地吸收。
5. 需要下肢浸浴却没有适用的浴盆。

（1）水温：38～40℃。

（2）时间：15～20min。

（3）适应证：关节炎、急性和慢性腰背痛、坐骨神经痛、偏头痛、畏寒者或冷疗前。

（4）禁忌证：糖尿病、下肢淋巴水肿、外周血管疾病（下肢动脉硬化症和血栓闭塞性脉管炎）。

接受治疗者只穿短裤或游泳衣，上半身可以穿一件衬衣或者披一条浴巾。只要一开始出汗，就在头上放冷毛巾或冰袋。治疗结束时，可往腰部以下部位倒冷水冲洗一下，休息20min以上即可。

（四）全身浸浴

1. 全身热水浴

几乎每个人都喜欢全身热水浸浴，特别是经常感到寒冷或有肌肉、骨骼疼痛的人。水的温热感、对皮肤的抚触感以及暂时摆脱重力的轻松感使得全世界无论健康还是患病的人都热衷于光顾温泉浴所、有热水浴设施的水疗馆和健康俱乐部，现在家庭浴房也很普遍。

（1）水温：39～43℃，取决于接受者的耐受程度。

（2）时间：15～20min。

（3）适应证：热水可以软化结缔组织、放松肌肉、促进循环、并促使精神放松。全身热效应可缓解多种肌肉、骨骼疼痛，包括骨关节炎痛风、痛经、腰背痛、关节炎、神经痛、肌肉酸痛、扭伤、劳损及挫伤所致的疼痛，并且可以使人更快入睡且睡眠程度更深。

（4）禁忌证：全身性疾病或慢性疾病，包括心血管病、糖尿病、淋巴水肿、肝炎、多发性硬化和癫痫病；感觉丧失；过度肥胖；怀孕；热耐受性差；饮酒或服药后；饱餐后（正餐后至少应等待1h）。甲状腺功能减退者不建议频繁进行热水浴。

2. 全身温水浸浴

温水浴使人镇静而放松，对身体的刺激作用不太明显，温水浴中保持37℃的体温比在热水浴中要容易些。当水温高于37℃时，客人依旧会感受到身体的变化，如皮肤血管扩张和出汗，但这些身体变化不太强烈，因而没有太多的热量释放出来。因此，许多对热水浴禁忌的人（如糖尿病患者或孕妇）可以实施温水浴。但温水浴对肌肉、骨骼疼痛缓解效果并不明显。

（1）水温：37～39℃。

（2）时间：15～20min。

（3）适应证：适用于希望从浸浴中受益，但不耐高温或有相关禁忌证的患者（如糖尿病、淋巴水肿），水温必须控制在39℃（不含）以下。康复训练前使用可软化结缔组织、放松肌肉、促进循环、缓解多种肌肉骨骼疼痛，包括骨关节炎痛风、痛经、腰背痛、关节炎、神经痛、肌肉酸痛、扭伤、劳损及挫伤所致的疼痛，也有改善睡眠的作用。

（4）禁忌证：癫痫病、饮酒或服药后、饱餐后（正餐后至少应等待1h）。

3. 不感温水全身浸浴

不感温水全身浸浴把接受治疗者置于温度和其他刺激都维持在最小的水环境中。人体感觉不到温度刺激，只有被水环绕以及漂浮的感觉，通常具有镇静安神的功效。此时心率会减慢，而皮肤血流量、皮肤温度和体温保持不变。通过消除环境噪声、不相干的谈话和刺眼的灯光等措施，可以使镇静作用得到进一步加强。舒适的环境、配合音乐疗法以及浸浴后的按摩是对放松水疗法的完美补充。作为简便易行、经济实惠且安全有效的居家水疗法，睡前应用也有助于治疗失眠。

（1）水温：36～37℃。

（2）时间：20～30min。

（3）适应证：失眠、紧张、焦虑、抑郁、疲劳，其降低血压的作用特别适用于不耐受高温或低温的心脑血管病患者。

（4）禁忌证：低血压、严重的心脏病（除非开具医嘱并有专业水疗师监护）、湿疹。

4. 短时冷水全身浸浴

短时（30s～2min）冷水浸浴是一种传统水疗方法，定期使用时，会更加强烈地刺激皮下动脉的肌肉收缩。可在保持体温不变的同时刺激身体的防御系统，其结果通常会使人感觉精力充沛，也因此成为桑拿浴的一贯结束方式。

（1）水温：通常低于20℃。

（2）时间：0.5～2min，视耐受情况而定。

（3）适应证：热疗后抑制皮肤血管扩张，改善皮肤和皮下循环。

（4）禁忌证：畏寒者、过度疲劳、肾病、甲状腺功能亢进和心脑血管病患者。

5. 全身冷热交替浸浴

全身冷热交替浸浴通过使整个表皮血管产生扩张和收缩来刺激循环系统，使人感到既放松又精力充沛。愿意尝试冷热交替浸浴却又担心身体承受能力的人，最好先尝试温水浴与凉水浴的交替。一般冷热交替3次后，血管肌肉会疲劳，此后如果要使血管继续应答，则应使热水浴更热，冷水浴更冷。为了进一步加强冷热交替浴刺激循环的作用，可以让病患在浸浴的同时进行轻柔的运动。

（1）水温：热（40～43℃）与冷（20℃或更低）交替。

（2）时间：先浸热水2～5min，然后换为冷水0.5～1min，通常需要进行3轮共10～18min。

（3）适应证：需要刺激皮肤血管、锻炼循环系统或使人精力充沛、强身健体时。

（4）禁忌证：与全身热水浸浴和短暂冷水浸浴相同。

考虑到多数情况下存在设备和场地等条件限制，这种方法已很少采用，而更多的是用桑拿或蒸汽浴代替热水浴，用冷水淋浴代替冷水浸浴。但是作为水疗从业者必须清楚，浸浴实际上是使身体温暖或变凉的最有效方法。并且有必要向接受治疗的人说明冷热交替浸浴的益处。

6. 特殊浸浴

除了上述列举的各种标准浸浴治疗以外，在康复水疗室或类似场所工作的水疗师可以实施需要特殊设备的其他浸浴疗法。这里我们将介绍喷射浴和漩涡浴以及康复水疗池中的水中运动疗法（浸浴与运动疗法的结合）。

（1）喷射浴和漩涡浴

在安装有水喷头和（或）气喷头的水疗槽或水疗池内进行，目前绝大多数此类设备都配有涡轮机，采用水气混合喷头。可对准身体的特定部位实施喷射水疗。喷头又分为相对固定式和可移动式两种，前者固定于池（槽）壁，后者可手持移动并能实现近距离喷射治疗。喷射浴可配合各种水温的浸浴治疗，可更好地促进全身放松和淋巴回流，常被用于如亚急性骨折、脱臼、坐骨神经痛、腰痛、关节挛缩、脊柱侧凸和各种类型的麻痹，以及运动员艰苦训练后身体的降温和伤痛按摩。

对于有皮疹、皮肤感染、开放性创伤和褥疮者建议采用可彻底消毒的单人不锈钢浸浴槽，浸浴中不宜直接喷射患处，而应利用喷头搅动治疗槽内的水，使之产生漩涡来实施治疗。最适宜用漩涡浴治疗的疾病为创伤后疼痛、手足肿胀、急性水肿和肌肉痉挛。1998年的一项研究发现，接受腹部大手术后的最初3天中每天进行两次15min漩涡浴的患者，其术后疼痛和伤口炎症要轻得多。研究者得出的结论为疼痛减轻的原因是由于浸浴所产生的放松作用和促使麻醉产生的气体从肠内的排出作用。伤口炎症减轻的原因是由于伤口本身得到了更好地清洗。

（2）水中运动疗法

水中运动疗法是一种浸浴与肢体运动相结合的治疗和保健方法。其与温水的特性相结合，非常有利于创造身体的深度放松状态，缓解肌肉紧张和痉挛，扩大关节活动范围，并且使躯干和四肢能够以在陆地上不可能达到的方式进行运动。神经肌肉障碍、应激相关疾病和肌肉骨骼疼痛也随之得到改善。为了达到最佳效果，水温通常要求保持在34～37℃之间，如果温度降至此温度以下，大多数接受水疗者的肌肉会收缩令身体不能放松。水中运动疗法方面的详细介绍参见本章第六节。

7. 关于器具的提示

无论是用于局部浸浴还是全身浸浴，每次使用后都必须将治疗槽清洁、除菌并保持干燥。这对防止病原体传播非常重要。先用中性清洁剂清洗，然后喷洒或擦拭消毒液消毒。可选择的消毒液从清洁血液和体液的毒性很强的消毒液到相对温和的酒精或柠檬精油均可，它们各有利弊，例如，含氯的漂白剂是一种常见而有效的消毒剂，但对诊所来说其气味过于强烈。建议先详细了解不同种类的消毒剂，然后挑选出一种最适合的产品。在购买水疗设备时，也要向生产商询问适宜的消毒剂。

第五节　淋　浴

淋浴是指水流由喷头涌出冲向身体的一个或多个部位，是一种既常见又广受欢迎的水疗方法。淋浴疗法可以使用一个或多个喷头冲向全身，也可以只以一注水流冲向身体的某个特定部位。可用于清洁和刺激皮肤与皮下组织，也可用于各种热的、温暖的、冷的或冷热交替的治疗。它可以用在康复训练前后，或作为各种肌肉骨骼病症的家庭治疗方法。

各种淋浴都对身体具有机械性作用和温度效应，不同的实施方式可产生不同的效果。这取决于治疗部位、水温、喷水力度以及持续的时间。举例来说，一次短时间的冰冷高压全身淋浴与一次长时间的温暖中压淋浴的效果大不相同，足部热水淋浴与头部冷水淋浴的效果也大不相同。淋浴时，水流的机械性刺激冲击体表的压力感受器，达到镇静和止痛的双重效果，这种感觉使人愉悦和放松。淋浴的温度效应与其他水疗方法相同，使用特定温度的水会对身体产生特定的局部作用和反射效果。但是，由于身体部位不是被水包围着，因此温度效应的强度不大。与其他水疗相同，淋浴治疗的适应证根据水温不同有很大差异。

一、局部淋浴

局部淋浴的使用与其他局部冷水或热水治疗方法非常相似。举例来说，长时间膝部的极冷水淋浴与冰包裹对膝盖的降温作用相同，腿部冷热交替淋浴与冷热交替浸浴以及冷热交替敷裹的作用相近。但是，当需要额外地感觉刺激时，局部淋浴也有效果。在刚刚去除石膏托的骨折部位，或者在已经愈合但仍很敏感的手术伤口处给予热水淋浴，有助于使此部位的敏感性降低，不仅使其更加舒适，而且可帮助人耐受其他形式的触觉刺激。而对于有挤压伤的部位，进行一段时间的冷水淋浴可以降低此部位对冷刺激的敏感性。局部淋浴的水压对皮肤的刺激程度有一定影响。细小水柱的淋浴不可能产生强烈的效果，而高压喷浴对于过敏部位的力度又可能太大了。淋浴的压力必须调节到不会产生不适感觉的程度，而且绝对不应使人疼痛。

（一）头部淋浴

头皮的淋浴可用于降低头皮组织的紧张度并增加头皮的血流量。

1. 水温：（1）热水淋浴：39～43℃。
（2）冷水淋浴：13～21℃。
（3）冷热交替：上述两者结合。

2. 时间：（1）热水淋浴：2min。
（2）冷水淋浴：0.5～2min。
（3）冷热交替：3轮2min热水加30s冷水，共10min。

3. 适应证:（1）热水淋浴：神经紧张、头皮循环差。
（2）冷水淋浴：精神疲惫、发热、偏头痛、紧张性头痛。
（3）冷热交替淋浴：头皮血肿（超过24h）、偏头痛及需要促进头皮循环的其他情况。

4. 禁忌证：（1）热水淋浴：偏头痛、急性头部外伤。
（2）冷水淋浴：畏寒者。
（3）冷热交替淋浴：无。

（二）胸部淋浴

胸部淋浴可用于使胸部肌肉温暖或凉爽，改变局部血流，并刺激胸部的皮肤。热水淋浴使肌肉放松从而易于呼吸，而冷水淋浴则能达到更深层的刺激。一项研究证实，冰冷水的胸部淋浴不仅会使淋浴者呼吸加快，而且心脏和血管的交感神经系统的反射也会导致血压的上升和心率的加快。

1. 水温：（1）热水淋浴：39～46℃。
（2）冷水淋浴：13～21℃。
（3）冷热交替：上述两者结合。

2. 时间：（1）热水淋浴：5～10min。
（2）冷水淋浴：10s～5min。
（3）冷热交替：3轮2min热水加30s冷水，共10min。

3. 适应证：（1）热水淋浴：剧烈咳嗽或剧烈运动导致的胸部疼痛、肌肉紧张和疲劳。

（2）冷水淋浴：急性肋骨扭挫伤、急性胸部肌肉拉伤以及亚急性肋骨骨折。

（3）冷热交替淋浴：胸部循环差、肌肉长期紧张、亚急性肋骨扭挫伤、已愈合的肋骨骨折、亚急性胸部肌肉劳损。

4. 禁忌证：（1）热水淋浴：胸部急性外伤、心脏病、有心脏起搏器者。

（2）冷水淋浴和冷热交替淋浴：哮喘、心脏病、有心脏起搏器者及畏寒者。

（三）腹部淋浴

腹部淋浴可用于使腹部肌肉温暖或凉爽，改变腹部血流，并刺激腹部肌肉表面的皮肤。热水淋浴放松腹部肌肉，而冷水淋浴则刺激腹部肌肉。

1. 水温：（1）热水淋浴：39～46℃。

（2）冷水淋浴：13～21℃。

（3）冷热交替：上述两者结合。

2. 时间：（1）热水淋浴：5～10min。

（2）冷水淋浴：10～30s。

（3）冷热交替：3轮2min热水加30s冷水，共10min。

3. 适应证：（1）热水淋浴：腹部肌肉紧张、痛经、缓解分娩至少24h后的腹部疼痛。

（2）冷水淋浴：便秘。

（3）冷热交替淋浴：腹部循环差、肌肉劳损或长期紧张。

4. 禁忌证：（1）热水淋浴：腹部急性外伤、近期腹部手术。

（2）冷水淋浴：畏寒者。

（3）冷热交替淋浴：腹部急性外伤、近期腹部手术及畏寒者。

（四）臂部淋浴

臂部淋浴可用于使臂部肌肉温暖或凉爽，改变局部血流，并刺激肌肉表面的皮肤。热水淋浴放松臂部肌肉并使此部位的血流增加，而冷水淋浴则会刺激这些肌肉。

1. 水温：（1）热水淋浴：39～46℃。
（2）冷水淋浴：13～21℃。
（3）冷热交替：上述两者结合。

2. 时间：（1）热水淋浴：5～10min。
（2）冷水淋浴：10s～5min。
（3）冷热交替：3轮2min热水加30s冷水，共10min。

3. 适应证：（1）热水淋浴：臂部疼痛或肌肉疲劳、臂部肌肉牵伸前的准备、臂部肌肉长期紧张。
（2）冷水淋浴：剧烈运动导致的臂部肌肉疼痛或疲劳、双臂循环差、配合针对无力肌进行的肌肉力量训练，与胸部不同的是，臂部相对密集的肌群需要更长时间的冷水淋浴才能刺激循环。
（3）冷热交替淋浴：臂部疼痛、肌肉疲劳、长期紧张、循环差、孕期上肢水肿、臂部血肿、肌肉拉伤、已愈合的臂部骨折。

4. 禁忌证：（1）热水淋浴：臂部淋巴水肿、腋下淋巴结切除、急性扭挫伤、急性擦伤。
（2）冷水淋浴：雷诺综合征、畏寒者。
（3）冷热交替淋浴：雷诺综合征、臂部淋巴水肿。

（五）腿部淋浴

1. 水温和时间与臂部淋浴相同。

2. 适应证：（1）热水淋浴：腿部疼痛或肌肉疲劳、腿部肌肉牵伸前的准备、腿部肌肉长期紧张。
（2）冷水淋浴：剧烈运动导致的腿部肌肉疼痛或疲劳、双腿循环差、配合针对无力肌进行的肌肉力量训练，与臂部类似的是，腿部相对密集的肌群也需要更长时间的冷水淋浴才能刺激循环。

（3）冷热交替淋浴：腿部疼痛、肌肉疲劳、长期紧张、循环差、孕期下肢水肿、腿部血肿、肌肉拉伤、已愈合的腿部骨折。

3. 禁忌证：（1）热水淋浴：腿部淋巴水肿、腹股沟淋巴结切除、急性扭挫伤、急性擦伤、外周血管疾病（包括糖尿病、血栓闭塞性脉管炎、下肢动脉硬化、感觉丧失）。

（2）冷水淋浴：雷诺综合征、畏寒者。

（3）冷热交替淋浴：雷诺综合征、腿部淋巴水肿、糖尿病。

（六）足部淋浴

1. 水温：13～21℃。

2. 时间：30s～2min。

3. 适应证：任何全身热水淋浴结束时都可以用冷水冲洗双脚。以预防头部充血。

4. 禁忌证：雷诺综合征、畏寒者和月经期。

二、全身淋浴

全身淋浴是另一种实用的水疗方法。它并非只对身体的某个部位产生温度或机械刺激作用，而是影响整个身体，但是效果往往不如针对某个部位的淋浴明显，全身淋浴尤其适用于某些身体问题。举例来说，残疾人、肥胖症或移动困难者普遍感觉进出淋浴间比进出普通浴缸要容易得多。另外，由于无须在浴缸注水时等待，因此淋浴花费的时间较少，在按摩结束时进行淋浴可以快速冲掉按摩油、按摩膏或其他涂抹在皮肤上的药物。但在决定是否采用淋浴时，要考虑到淋浴会用掉大量的水。10min的淋浴要用去60加仑或更多的水，而盛满热水的浴缸却仅用水30加仑。此外热水淋浴还会使人接触比热水盆浴更多的氯气。

（一）全身热水淋浴

全身热水淋浴可用来升高体核温度，对于需要让身体变暖的人，热水淋浴是简便有效的方法。一项对热水淋浴和热水浸浴的比较研究发现，当淋浴水温高于盆浴水温 1.1℃时，才会使体核温度上升的幅度相等，这是因为浸浴时人体完全被水包围，热量会更大程度地传至皮肤，因此其温度略高于淋浴时的皮肤温度。淋浴时客人的心率和血压比浸浴时略高，因为只是站立也会消耗一些能量。到达皮肤的血流量会增加。在热水的作用下，肌肉的紧张度降低，结缔组织也变得更加有弹性。

1. 水温：39～43℃。

2. 时间：5～10min。

3. 适应证：按摩、运动或康复训练前需要使结缔组织温暖而柔软时；肌肉紧张；神经紧张；肌肉骨骼疼痛，包括关节炎、痛风、痛经、神经痛、肌肉痉挛、扭挫伤、劳损。

4. 禁忌证：全身性或慢性疾病，包括心血管病、糖尿病、淋巴水肿、多发性硬化症和癫痫病；感觉丧失；严重的肥胖症；孕期；饮酒或服药后；饭后（至少等待1h）。

5. 注意事项

（1）因淋巴切除而存在淋巴水肿风险者，应避免长时间（超过15min）的热水淋浴或很热的淋浴。

（2）不建议甲状腺功能减退者频繁进行热水淋浴。

6. 相关应用

（1）对于颈、背和肩部肌肉长期紧张的患者，在进行热水淋（浸）浴使肌肉放松后，可在水疗过程中进行多种上身伸展运动。

（2）温水淋浴会使整个皮肤表面的血管轻度扩张，可用于放松、清洁和适度暖身，适用于许多对热水淋浴禁忌的人，包括淋巴水肿和糖尿病患者。但仍不建议饮酒、服药或饱餐后（至少等待1h）立即进行。

（二）温度递减淋浴

温度递减淋浴使用的水流由热逐渐过渡到冷，对于刚刚接受热疗（如热水浸浴或桑拿）却不太能耐受从热到冷的快速变化或者不喜欢这种强烈感觉的人来说非常适用。通常不应让人从热疗直接过渡到 26～29℃的淋浴，而应使水温逐渐由热到凉。开始淋浴时使用39℃的水，然后将水温调高至能耐受的程度（但要低于43℃），保持2min，再将水温调至41℃并保持2min，然后将水温降低至39℃并保持1min，再降低至37℃并保持1min，依此类推，逐渐降低至26℃～29℃。

1. 水温：从39℃开始，以26～29℃结束。

2. 时间：10min

3. 适应证：身体过热者，热疗后对全身循环的轻柔刺激。

4. 禁忌证：全身性或慢性疾病，包括心血管病、糖尿病、淋巴水肿、多发性硬化症和癫痫病；感觉丧失；严重的肥胖症；孕期；饮酒或服药后；饭后（至少等待1h）。

（三）全身冷水淋浴

短暂的冷水淋浴与短暂的冷水浸浴一样，是所有水疗方法中最具有挑战性的方法。冷水淋浴历来是水疗师为身体虚弱或患病者采用的强身健体的最重要的手段之一。它对全身所有的代谢活动，尤其是对淋巴液的流动具有刺激作用。几乎所有人都认为短暂的冷水淋浴会产生使人精力充沛的效果，但不要为体寒者实施冷水淋浴，否则不但不会使人精力充沛，还会使人更加寒冷。此外，未经医生允许，不要进行超过1min的全身冷水淋浴。

1. 水温：13～18℃，是否可耐受是选择温度的依据，但为了达到治疗效果，最佳疗效，水温不要高于18℃。

2. 时间：1min，时间过长会导致核心体温降低过多。

3. 适应证：强壮身体；增强抗寒能力；刺激皮肤血流以及预防剧烈运动后肌肉酸痛；对于无健康问题但感觉懒散或疲劳者以及倒时差者也适用。

4. 禁忌证：体寒者；雷诺综合征；因身体虚弱而使血管对冷刺激反应欠佳者；过度疲劳者；心血管病人；晚期肾病以及严重肥胖者。

5. 注意事项：甲状腺功能亢进者不要频繁进行冷水淋浴。

（四）全身冷热交替淋浴

冷热交替淋浴是一系列热水淋浴与冷水淋浴的交替进行，热水淋浴比冷水淋浴持续的时间更长。在进行冷热交替淋浴的过程中身体循环会大幅度变化，因为身体在热水淋浴阶段受到刺激而释放热量，而在冷水淋浴阶段受到刺激而储存热量。进行冷热交替淋浴后很长一段时间会使人感觉精力充沛、头脑清醒和身体温暖。运动员常常采用冷热交替淋浴方法来预防运动后肌肉酸痛或加速非常剧烈运动后体力的恢复。对于偏头痛的人，如果在发现症状时就开始进行冷热交替淋浴，头痛通常能得到缓解。虽然冷热交替淋浴不如冷热交替盆浴的刺激程度高，但是只有那些身体最强壮的客人才能耐受温度极热与极冷水的交替。愿意尝试冷热交替淋浴但尚不适应这种强烈的循环系统变化的人，最好先尝试温水与凉水的交替淋浴。

1. 水温：热（39～43℃）与冷（18℃或更低）交替。

2. 时间：热水淋浴2min后调成冷水30s～1min，持续3轮共约10min。

3. 适应证：训练循环系统对热和冷刺激的快速反应，使人在冬季更耐寒；刺激皮肤血流以及预防剧烈运动后肌肉酸痛；作为其他水疗方法的最后一个步骤。

4. 禁忌证：

全身性或慢性疾病，包括心血管病、糖尿病、淋巴水肿、晚期肾病、多发性硬化、癫痫病；感觉丧失；严重肥胖症；孕期；饮酒或服药后；饭后（等待至少1h）；畏寒者；身体虚弱而使血管对冷刺激反应不佳者；极度疲劳者。

5. 注意事项：不建议甲状腺功能亢进者频繁进行冷热交替淋浴。

（五）注意事项

以下是进行淋浴治疗时的一些主要注意事项：

1. 体内有植入装置（如心脏起搏器或巴氯芬泵）的人，以及皮肤有破损（外伤或溃疡）的人，不要直接使用淋浴方法。

2. 对感觉寒冷者不要给予冷水淋浴。

3. 水温应尽量在淋浴者的耐受范围之内。如果水温处于治疗的适宜温度，但淋浴者感觉太热或太冷而不耐受时，应将其调至可耐受的温度。

4. 对感觉减退的人，不应用太热或太冷的水。即使水温范围是安全的，也要先用较温和的温度以确定淋浴者对水温的反应。

第六节 水中运动疗法

一、Bailiwick理念

（一）概 述

Bailiwick理念（Bailiwick Concept）是一种用来教授所有人，尤其是那些有运动功能和或学习能力障碍的残疾人，学会参加水中活动，最终能够在水中独立运动及游泳的技术体系及治疗理念。1949年，工程师兼业余游泳教练James McMillan（1913—1994）为伦敦的Bailiwick残疾女童学校组织了一场游泳活动，在此期间，他深切感受到参与者对水中活动的喜爱，认为残疾儿童应该同正常儿童一样能够参加水中活动并从中获益，因此便立志创建一套用来教会所有残疾人游泳的技术方法，并希望通过游泳的方式让残疾儿童融入当地社区。经过不懈的努力，1951年，这套技术初步成型，根据学校名称命名为Bailiwick技术（Bailiwick Method）。随着Bailiwick技术在全球的蓬勃发展，1994年，国际Bailiwick协会（International Bailiwick Association，IHA）宣告成立。鉴于Bailiwick技术的内涵及应用范围不断扩展，IHA决定将其更名为“Bailiwick理念”,以使更多的从业者能够在更为广阔的背景下运用该技术。2005年，Bailiwick®成为注册商标，其所有权归Bailiwick基金会（Bailiwick Foundation，HF）。2007年，国际Bailiwick疗法协作网（International Bailiwick Therapy Network，IHTN）建立。2010年，国际水疗基金会（International Aquatic Therapy Foundation，IATF）成立。现如今，世界各地的医疗康复机构、残疾人学校、特殊教育机构、游泳俱乐部，乃至社区学校都在运用Bailiwick理念，使大量残疾人从中受益。

Bailiwick理念的理论基础主要为流体力学和人体力学，同时，教育学、人体发育学、神经生理学及心理学等背景知识也对其有所影响。Bailiwick理念运用最多的是一种特殊的流体力学原理——定倾中心效应（Metatarsi Effects），定倾中心是指浮体因受外力倾斜后，浮力作用线与浮轴的交点，浮体稳定与否，取决于其重心与定倾中心的相对位置。Bailiwick技术的精华在于利用定倾中心效应产生的旋转力矩来进行各个维度的旋转训练，如横向、纵向、混合旋转控制等。需注意的是，Bailiwick治疗技术并不是传统陆上运动训练在水中的重复，而是根据水环境的特点有所改进。

（二）适应人群

自创立以来，Bailiwick理念一直秉持 “机会平等”的基本理念，认为在水中活动方面，功能障碍者与正常人具有同等的参与机会与权利，其创始人坚信并证明了：每个人（包括残疾人）都能参与水中活动并从中获益，经过合理的指导，大多数人最终都能获得在水中独立活动的能力。

（三）实施场所与设备

Bailiwick最理想的实施场所是专门的康复水疗运动训练池，也可以在普通泳池中开展。Bailiwick技术的主体是“十点程序”和“水中特殊治疗”。在“十点程序”中，Bailiwick理念提倡在整个学习过程中不借助任何辅助设备（如游泳圈、救生衣、漂浮物等），而是采取“一对一”的基础工作模式，即一个指导者帮助一个游泳者，由指导者实时给予游泳者适当的最小支持，直至其完全独立。而在“水中特殊治疗”中则会用到许多辅助设备，如游泳圈、漂浮物、水中障碍物、水中平衡木、水中平衡板等。

（四）方法与步骤

现代Bailiwick理念主要由两大系统组成，即“十点程序（The-Ten-Point-Program）”和“水中特殊治疗（Water Specific Therapy，WST）”，前者主要用

于教授游泳技能，后者由前者扩展而来，侧重于治疗身体结构缺陷和功能障碍。

1. Bailiwick十点程序

经过反复的试验与改进，James Macmillan等将教授残疾人游泳的技术方法总结为10个要点，称为“十点程序”，它是整个Bailiwick理念的基础与核心。与创立之初相比，当代“十点程序”在专业术语及排列顺序等方面有所变动，调整后的10个步骤依次为：①心理调适；②矢状旋转控制；③横向旋转控制；④纵向旋转控制；⑤联合旋转控制；⑥上浮；⑦静态平衡；⑧湍流中滑行；⑨简单前进；⑩基本Bailiwick动作。

（1）心理调适（Mental Adjustment，MA）

对初学者而言，首先要经历心理适应阶段，其主要任务是利用各种方式（如游戏、活动、交谈等）使游泳者学会适应水的特性。呼吸控制是该阶段最重要的任务，也是保障安全的基础。治疗师应首先教会游泳者如何保持安全的呼吸位置，安全的呼吸意味着每次吸气都应在空气中进行，而不能在水下。此外，良好的呼吸控制还需要良好的头颈部及躯干控制，以使口鼻能在合适的时间露出水面。呼吸控制的学习，既可以作为一个独立的技能进行训练，如在水面上吹气、在水中吐气或吹乒乓球等，也可与其他训练结合起来，如与游泳动作结合进行肢体动作及呼吸的配合训练，或坐于浅处池底练习呼吸控制。

（2）矢状旋转控制（Sagittarius Rotation Control，SRC）

矢状旋转是沿矢状轴在冠状面内向左右两侧的转动，例如，直立位颈部侧屈以使耳朵浸于水中；直立位向左右侧屈身体或进行体重转移；或者坐位下进行体重转移和躯干侧屈拉伸。

（3）横向旋转控制（Transceiver Rotation Control，TRC）

横向旋转是指沿冠状轴在矢状面内向前后方向的转动，例如，直立位低头吹泡泡；从直立位转换体位到仰漂于水面；从仰卧漂浮位恢复到直立位。

（4）纵向旋转控制（Longitudinal Rotation Control，LRC）

纵向旋转是指沿垂直轴在横断面内的转动，可在直立位或水平卧位进行。例如，直立位下原地转动180°；从面部浸于水下的俯卧漂浮位转换到面朝上的仰卧漂浮位；游泳时旋转躯干以进行呼吸等。

（5）混合旋转控制（Combined Rotation Control，CRC）

混合旋转控制是指将上述3种旋转动作任意结合的能力，可使游泳者在水中控制各个自由度的运动。例如，从池边坐位进入泳池向前漂浮并旋转至仰卧漂浮位；向前倒下时旋转躯体恢复至仰卧位；游向池边时改变方向等。

（6）上浮（Upthrust，Up）

该阶段的主要任务是让游泳者相信水能支撑自己漂起来，因为人们一般都认为自己会在水中沉下去，经过正确的引导和尝试，学习者会渐渐意识到他们会在水中浮起来而非沉下去。

上浮的例子有：游泳者用脚蹬离池底并且感受到水可以将他们托起来（兔子跳）；从池底捡东西并体会被浮力带到水面的感觉等。

（7）静态平衡（Balance in Stillness，BS）

静态平衡是指在水中保持一个静止放松的身体位置及姿势并能维持一段时间，该阶段的训练可在各种体位进行，如仰卧位、俯卧位、坐位、直立位等。“先平衡、后运动”，良好的平衡控制是其他活动的基础，良好的平衡要求受训者在精神及身体控制上都达到独立。也有人称此阶段为“抑制阶段”，即通过抑制不必要的运动来保持平衡和姿势稳定。

漂浮是静态平衡的一个例子，如水平位漂浮、垂直漂浮和蘑菇漂浮（Mushroom Float），蘑菇漂浮指双手抱膝背朝上漂浮于水面。当受训者的静态平衡能力提高到一定程度时，治疗师可利用湍流或定倾中心效应对其进行干扰，如患者保持沿中线对称的漂浮位或直立站立位，治疗师通过制造湍流对其进行干扰，并嘱患者尽力保持不动。

（8）湍流中滑行（Turbulent Gliding，TG）

进行湍流中滑行时，指导者用手在游泳者的肩部下方制造湍流并向后移动，通过湍流带动仰漂于水面的游泳者移动，指导者和游泳者之间没有任何肢体接触，运动完全通过湍流的引导来实现。滑行中游泳者必须能够有效控制不必要的身体转动且不能做任何推进动作。

（9）简单前进（Simple Progression，SP）

简单前进是指做简单的推进动作，可以是上肢、下肢或躯干的运动。例如：

水平仰卧位下，通过两手划水或腿部上下打水来向前推进。

（10）基本Bailiwick动作（Basic Bailiwick Movement，BHM）

也称基础游泳动作（Fundamental Swimming Movement，FSM），需要更为复杂的协调运动，通常包括手臂出水、入水、抱水、划水、腿部打水和滑行等，如简化式仰泳等。

掌握上述“十点程序”中的所有技能后，游泳者便可在水中获得功能独立，能够参加各种各样的水中活动，如游戏、潜水、游泳、比赛等。需要说明的是，上述10个步骤并非界限严格的独立内容，而是有所重叠；训练也无须严格按顺序进行，可根据学习者的具体情况灵活掌握，对训练内容及顺序进行个体化调整。

2. 水中特殊治疗

可以看出，“Bailiwick十点程序”的主要目的是教会患者游泳，然而，对于治疗师和患者来说，教授和学会游泳并不是最终目的，因此，Bailiwick高级课程中加入了许多实用的治疗技术，使水疗师能更好地借助水环境的特性来改善运动训练效果。基于水环境和水中运动的特点，Bailiwick理念将平衡控制和核心稳定性作为其主要关注点，因此，下面着重介绍水中障碍训练和水中核心稳定性训练。

（1）水中障碍训练（Aquatic Obstacle Course）

水环境是训练平衡功能的良好介质，因其具有较大的阻力和较小的力学冲击，这使得在水中训练时运动较为舒缓，动作幅度较大，同时也更为安全，尤其有利于早期康复。

障碍训练利用结构化或个体化的障碍场地来训练患者在障碍环境中的平衡和协调能力。研究表明，陆上障碍训练有助于改善平衡和协调功能，并能降低跌倒风险。Bailiwick理念将障碍训练引入水疗之中，借助由水中平衡板、水中平行杠及各式各样的水下障碍物等搭建的障碍场地，可在水中模拟日常生活环境进行各种障碍训练，以便在一个较为安全的环境中进行针对性的平衡策略练习[29]。训练时难度渐增，由静态到动态，由辅助到独立，由深水区到浅水区。系统性水中障碍课程，在改善平衡功能，尤其在老年人跌倒预防方面很有意义，与陆上障碍训练相互配合，疗效更佳。

（2）水中核心稳定性训练（Aquatic Core Stabilization Training）

Bailiwick技术一直十分重视姿势控制训练，因为游泳时躯干必须足够稳定，四肢才能高效地推进。早在创始之初，Familial就观察到，姿势稳定性差是导致患者“不稳定、不安全、不独立”的主要原因。他指出，良好的姿势稳定性是在水中安全而独立运动（行走、跑步、游泳等）的基础。“十点程序”的核心思想便是，先获得稳定的姿势控制，而后进行独立运动。这种重视姿势控制的思想与普拉提等强调中枢稳定的技术不谋而合。

作为“十点程序”的延续，水中特殊治疗中更加强调姿势控制与核心肌群的加强训练，其内容包括一系列的核心稳定性训练。如今，陆上核心稳定性训练越来越受重视，与之相应，Bailiwick理念也更加强调水中核心稳定性训练。

在发展过程中，水中特殊治疗借鉴了许多其他水疗技术和陆上康复理念，如Bad Rag泳圈治疗、Bathrobe理念、PNF技术、运动再学习技术等。Bailiwick治疗技术伴随着整个康复医学的发展而发展，并不断从先进的康复理念中汲取营养。为了进一步增强疗效，Bailiwick治疗技术也常与其他水中及陆上运动疗法技术合用，如在进行儿童康复时，常与多感官治疗（Snorkeler Therapy）、引导式教育、音乐疗法等康复理念相结合，而在进行成人康复时，常与Wast、A Chi及关节松动术等康复技术合用。同时，Bailiwick理念非常重视小组训练，认为多人同时训练不仅可以提高受训者的学习动机和效率，而且提供了彼此学习、交流和进行社会交往的机会。研究表明，理想的训练小组应为5对“学习者—指导者”的组合，依据受训者的年龄、水中活动能力及兴趣爱好等进行分组。治疗时，不同功能水平的小组接受不同难度的训练，而同一小组内的每位患者所接受的训练内容大体一致。此外，Bailiwick理念还十分强调训练的趣味性及游戏在治疗中的作用，重视音乐和节律对运动学习的积极影响，提倡寓教于乐，鼓励指导者在充分了解训练对象个人能力及兴趣爱好的前提下设计具有针对性的游戏及个体化训练方案，以获得最佳治疗效果。

综上所述，Bailiwick理念是在综合了流体力学、生物力学、神经生理学、心理学、教育学等背景知识的基础上开发的一种“心理—感觉—运动学习策略”。作为一种重要的水疗技术，已被广泛应用于小儿脑瘫、脑卒中、脊髓损伤、运动损伤等疾病的康复治疗及正常人群的健身锻炼中。Bailiwick技术通过具有针对性的水中运动，结合水的理化性质及机械刺激，来增强肌力、提高耐力、扩大关节活动度、改善姿势和运动控制、增强平衡及协调能力、提高心肺功能、促进感觉整合。小组训练的模式还有助于改善患者的心理状态、增强自尊自信、提高学习及社会交流能力。此外，通过水中运动训练获得的运动控制能力可不同程度地转移到日常生活中，进而提高患者的日常生活活动能力，改善其生活质量。

二、拉格斯泳圈训练法（BRRM）

（一）概　述

拉格斯泳圈训练法（BRRM）因从瑞士Bad Raga地区兴起而得名，是一种基于本体感觉神经肌肉促通技术（PNF）理论的水中运动训练模式。其要点，是把浮力作为支撑力量来帮助训练，患者在水中靠游泳圈的浮力支撑进行运动。

（二）适应人群

BRRM是一种主动一对一的水中运动治疗，是一个强化和动态抗阻的运动模式，对提高肌力，协调性，稳定性及功能性都具有很好的效果，在缓解疼痛和肌肉放松方面效果显著。此技术适应的病症有骨关节炎、类风湿性关节炎、强直性脊柱炎、脑血管病、不完全性脊髓损伤、肌营养不良、创伤、关节置换等。其禁忌证与常规水中运动训练相同。

（三）训练方法

训练时具体做法是治疗师站在水中，给患者提供一个固定位置，与患者进行一对一训练。运动的阻力是由患者的身体在水中活动引起湍流而产生的反向作用力。身体在水中运动速度越快，则阻力越大。这种反向运动的阻力，可由治疗师根据运动量来进行调整。患者在运动中可进行等长收缩练习，还可运用PNF技术中的重复收缩、慢速翻转、快速牵张等方法进行训练。这些技巧的运用要因人而异，治疗师要根据具体情况运用不同方法来训练不同的肌群和关节。

BRRM的治疗时间取决于治疗的目标，一般为15~20min，训练局部肌肉耐力时，治疗可达30min。

（四）注意事项

1. 当患者在仰卧位出现不适或难以控制呼吸时，将影响治疗过程。故而在进行BRRM之前要做心理调整。这种心理准备是BRRM治疗项目中的重要组成部分。

2. BRRM需要漂浮协助，以给患者提供在水中时的安全性和稳定性。这些漂浮协助也可以减少身体在水池中的旋转。浮力辅助用具的放置以不妨碍关节活动度为准，脚踝和臀部的泳圈充气量要适当。臀部的泳圈要放在骶2中心点而不是腰部。颈部维持中立位，以不影响听到治疗师的指令。

3. 在进行BRRM训练时，治疗师必须要注意稳定自身平衡，为此建议水深不要超过剑突位置。

BRRM是患者在早期康复阶段最有效的水中康复训练方法之一，其治疗目标在于提高患者身体的功能水平。这项技术需要治疗师拥有娴熟的技巧，因此，治疗师首先要准确掌握理论知识，并能在实践中熟练的操作，这是成功应用不可缺少的要素。

三、水疗康复中的WATS

（一）概　述

WATS一词是由水（water）和指压按摩（Shiatsu）两个单词组合成，是一种被动的康复水疗形式。它是在20世纪80年代初期，由Harold Dull开发的具有鲜明特色的水中手法治疗技术。随着数以千计的医疗保健提供者在水疗中引进WATS并且在全世界范围内召开WATS研讨会。越来越多的治疗师将这一技术整合到自己的水疗程序之中，并在患者身上看到卓越的疗效。现今，WATS已经获得了在医疗领域的立足点，并作为一种极具价值的水疗技术在全球得到了广泛的应用。

（二）适应人群

WATS同时影响肌肉骨骼和神经肌肉系统，使得患者能以更小的疼痛代价，在更大的范围内进行运动。它适用范围广泛，对于正在经受重度疼痛和肌肉痉挛折磨的患者，WATS是开始治疗时的极好选择。应用WATS有助于缓解疼痛、降低痉挛、增加软组织活动性和关节活动度，进而使患者能够参加更为全面的治疗性运动和功能活动。对于因神经损伤导致软组织受限造成关节活动度受限的患者，应用WATS有助于降低肌张力并提高软组织活动性，以使患者能够更加轻松地进行功能活动。对于帕金森患者，WATS可以帮助他保持移动性，从而使包括步行、平衡，姿势和呼吸控制以及像穿衣和洗浴这样的日常生活技能得到提高。对于癌症晚期伴有转移的患者，WATS有助于放松、缓解疼痛和提高睡眠质量。对于骨科患者，水的温热作用，结合WATS对脊柱和四肢在各个方向的温和牵张，可以使肌肉痉挛减轻，疼痛随之缓解，软组织活动性和关节活动度增加。对于神经疾病患者，WATS在水中有节律的、缓慢的、重复的躯干伸展和旋转动作，有助于进一步降低肌张力并提高关节活动度。此外许多患者和医生都反应WATS具有缓解过往创伤和日常生活压力的心理益处。

（三）方法与步骤

在WATS开始前，治疗师先要向患者介绍这项技术，告知患者一旦某个动作引起不适或晕动症状时要立即向治疗师示意。

治疗时水疗师需要努力让患者的颈椎处于舒适的位置，并鼓励患者在需要时自行将头、颈部调整至舒适位置。大多数课程都从躯干，以能缓解患者症状的动作开始，重点是在各种位置和动作下鼓励躯干旋转、屈曲和伸展。对每位患者而言，这些动作可能不尽相同，具体来说要由陆上初期评价的结果来决定。有些患者更需要强调屈曲，而有些可能更需要强调伸展和旋转，以这些动作为起点可以自由地发展出其他动作。随着患者身体的逐渐放松，疼痛和张力有所缓解后，就可以通过增大活动范围、加快运动速度，相应地增加湍流拖拽的效应来增强牵伸效果，也可应用手法牵张增强牵伸效果，还可以在WATS课程中加入软组织松动技术以提高疗效。对于普通的患者，水的湍流拖拽通常足以引起躯干及脊柱旋转、屈曲和伸展。然而，对于张力高的患者，单靠湍流拖拽可能不够，此时需要轻轻地保持手法压力来维持缓慢的牵张。当患者的张力开始下降时，动作再从近端（如肩关节、髋关节）进展到远端关节。这一动作顺序与神经发育学疗法在内的许多神经康复治疗技术相似。

WATS动作库由很多动作构成。在实践中，因存在个体差异，所以在动作的选择和编排上就有无数可能。用在每位患者身上的动作都会发生细微的改变，治疗师在不断满足患者需求的过程中会自然而然地创造出全新的动作。每一个动作的共同点是都有一部分身体在水中移动，湍流对身体的其他部分产生拖拽效应，从而使这部分肢体在水环境中被自由地牵张和移动。绝大多数动作是缓慢而有节律的，期间也可能会有一些粗大有力的动作或点缀一些静态成分。

在急性期治疗的开始阶段，WATS通常持续10~30min，具体根据患者的需要和反应而定。如果患者的耐力很差或张力特别高，可以交替进行短时间的WATS训练和短时间的功能活动。在后期康复阶段，WATS课程的时间会更长，包含的内容也会更多，这有助于缓解症状，维持现有功能或者让患者能够继续进步，直至能够独立生活，甚至继续工作。

（四）注意事项

除了水疗的一般注意事项之外，WATS还有一些特有的注意事项。

1. 最根本的是要牢记WATS动作会对全身造成影响，治疗师必须意识到每个动作会如何影响身体的其他部分。特别是对因为受伤、疾病或手术导致关节活动范围受限的患者，治疗师出于安全考虑必须持续观察和分析每一动作。

2. 必须特别关注那些可能因为运动受到伤害的患者，包括骨质疏松，风湿性关节炎急性发作期，或韧带不稳定等情况。对于上述患者，保持动作缓慢而平顺以避免关节突然负重非常重要。如果关节的问题很严重，就需要对WATS动作做大幅度改变，或使用夹板保护关节。

3. WATS动作会增加对前庭的刺激。温和的刺激对肌张力有抑制效应，过度刺激则可能产生反作用并引起不适。不同的患者对前庭刺激的耐受度也不尽相同，治疗师必须特别注意对刺激过度敏感的患者，包括曾经在乘车或乘船时发生晕动症的患者、创伤性脑损伤患者以及其他一些对多种感觉刺激过度兴奋的中枢神经系统损伤患者。治疗师必须仔细观察过度刺激所表现出来的任何体征，尤其对于不能进行口头交流的患者。过度刺激的先兆可能包括：头晕、恶心、突然面色苍白、面部出汗，呼吸频率增加或眼球震颤，具体症状因人而异。对于某些患者，这些症状（尤其是眼球震颤）可能是其他生理或情绪反应的信号，治疗师必须学会判断症状产生的原因。对前庭刺激敏感的患者，有必要集中于缓慢的直线动作，并避免头部从一侧转向另一侧的旋转动作。

作为一种被动的水疗技术，WATS从一项为正常人开发的保健技术起步，已经逐步成长为康复医疗领域的一个实用工具。它有巨大的潜力来帮助骨科和神经疾病患者进行康复，尤其是与功能活动和锻炼结合使用时，通过对身体和心理两方面的多重疗效，WATS给患者带来了深远的益处。作为患者康复程序中的组成部分之一，可以满足诸多需求，有助于提高患者的功能状态和生活质量。

四、水中康复太极

（一）概　述

“太极”一词源出《周易·系辞》，含有至高、至极、绝对和唯一的意思。太极拳起源于中国，其动作刚柔相济，既可技击防身，又能增强体质、防治疾病，是一种融“动”与“静”于一体，开发人体潜能的高层次功法。水中太极将传统太极与现代康复水疗相结合，利用水环境特有的温度、机械和化学效应，把太极功法拓展到康复医学的临床治疗领域，其特点是：中正安舒、轻灵圆活、松柔慢匀、开合有序。由于在被称为“生命之源”的水中进行，动作自然会“柔和缓慢”，用力自然会“弹而不拙”，完全符合太极拳的主旨和要领。结合音乐的韵律，能使人更深刻地体会太极所具有的哲学内涵和所追求的“行云流水，连绵不断”的意境，从而更好地消除疾病，康复身心。

（二）适应人群

水中康复太极针对的是有康复需求的功能障碍者，并基于一定水平的证据进行的康复医疗临床应用，适用于除了传统水中运动疗法禁忌证（癫痫、严重心脑血管病、传染性疾病等）以外的绝大多数病患，极大地拓展了“太极”的受众人群，使这颗根深叶茂的参天古树再出新枝。

（三）训练步骤

水中太极的难度应随着习练者能力的提高而逐渐加大，不同的阶段在体位、姿势和动作选择上有不同的特点。

练习体位通常的选择顺序：针对在水中站立不稳的习练者，可先坐在浅水区的训练椅上开始练习，也可根据习练者情况在浅水区从跪立位开始练习；随后可在靠近池边处借助池壁和扶手进行站立位练习，以缓解紧张和焦虑情绪；之后可在漂浮物（如浮力腰带）的辅助下在深水区进行站立位练习；最后可在适宜深度的水中进行马步半蹲位练习。

姿势与动作的进阶原则：

动作：对称→非对称

重心：不变→移动

身体：固定→转动

支撑面：宽→窄

动作范围：小→大

眼睛：睁→闭

患者必须在专业水中治疗师的全程指导和监护下进行锻炼。

（四）注意事项

练习水中太极有4个基本要义。

1. 静心用意，呼吸自然。即思想安静集中，专心引导动作，呼吸平稳，深、匀自然，不可勉强憋气。

2. 中正安舒，动作弧形。即身体保持舒松自然，动作要呈弧形或螺旋形。

3. 圆活完整，连贯协调。即转换圆活不滞，动作连绵不断，衔接和顺，以腰作轴，上下相随，周身一体。

4. 轻灵沉稳，顺水而为。即动作要轻灵，重心保持稳定，不浮不僵，借水之力，顺水之势，外柔内刚。

在水中要有意地运用腹式呼吸，加大呼吸深度，才能更有效地利用水压改善呼吸机能和血液循环。配合舒缓的水中太极动作，可以使人经络舒畅，新陈代谢旺盛，体质、机能得到增强。

水中太极在放松和缓解疼痛方面具有很高的临床价值，其作用机理可能来自对自主神经系统的影响（通过降低交感神经兴奋性来平衡自主神经系统）。研究已经表明，这些作用可能跟浸浴效应改变黏弹性和太极本身“重复、缓慢”的动作特点有关，现有数据支持水中太极在提高神经疾病（帕金森和脑卒中）、骨科疾病及老年疾病患者平衡功能以及缓解结缔组织僵硬方面有积极的作用，对肌力、肌张力和耐力等方面的影响也有广阔的应用前景。

第十二章　生物反馈疗法

第一节　概　述

生物反馈疗法(biofeedback therapy，BF)兴起于20世纪50年代末至70年代初的发达国家。经过20余年的发展与实践，已在临床、教育及运动训练中进入实用阶段。近年来，随着集成电路和电子技术的不断发展以及人们对此项疗法的深入研究，使这项疗法日臻完善，并得到了广泛应用。

作为现代物理治疗学的一项新技术，生物反馈疗法涉及物理医学、信息论、控制论、心理学、生理学、电子信息技术等学科和领域。生物反馈疗法是将被治疗者作为一个整体进行治疗，特别强调被治疗者的主动参与，所以对根源于有害的社会心理因素引起的疾病具有较好的治疗效果，更加适应生物—心理—社会现代医学模式的发展趋势。

经过大量的临床实践，证明这种治疗方法对心理应激反应造成的各种功能障碍疾病具有显著疗效。到目前为止，有文献报道它已用于治疗紧张性头痛、偏头痛、支气管哮喘、溃疡病、过敏性结肠炎、高血压病、心律失常等数十种疾病。在现代康复医学方面，常用于脑血管意外、脊髓不完全损伤、脑性瘫痪、痉挛状态、弛缓性瘫痪、失用性肌萎缩、疼痛综合征、关节活动受限、假肢功能训练、周围神经损伤及中毒引起的神经疾患等。

目前在许多设备完善的医院或心理诊疗机构，都设有生物反馈治疗科室。治疗对象主要是各种药物治疗效果不好的心身疾病者和慢性患者，通过这种治疗常获得改善并避免了药物长期应用的不良反应。

一、定 义

1. 反馈（feedback）

医学心理学上是指对自己行为结果的了解，得知外界对自己的意见、行为的反映和信息。行动之后，外界的信息通过神经末梢，接受感觉器的传入冲动，将信息传导给大脑，这就是反馈。大脑接受信息后再下达命令，进行调整身心、器官的活动，使之与环境相适应协调，反馈在人的生命活动中具有重要意义。人体各种生理功能之所以能够互相配合，对环境的各种变化做出适应性的反应，就是因为人体具有一整套精确的调节功能。例如，温度过高时引起出汗反应，身体受伤时引起疼痛反应，光线加强、减弱时瞳孔的调节等，这些都是人体的反馈过程。还有不少生理过程，由于变化缓慢，一般不能被直接察觉到。

2. 生物反馈（biofeedback）

生物反馈是在电子仪器的帮助下，将身体内部的生理过程、生物电活动加以放大，放大后的机体电活动信息以仪器（如仪表读数）或听觉（如蜂鸣音）形式呈现出来，得以了解自身的机体状态，并学会在一定程度上随意地控制和矫正不正常的生理变化。从这个意义上讲，生物反馈法属于一种借助于专门仪器的行为疗法。生物反馈仪目前可以反馈给人的信息包括肌肉的紧张度、皮肤表面温度、脑电波活动、皮肤导电量、血压和心率等。生物反馈能对人体难以察觉的生理活动加以了解，对脑电活动和自主神经控制的内脏器官活动加以了解。

3. 生物反馈疗法

生物反馈疗法是利用检测装置把有关人体内部某些特定的生物过程，如皮肤温度、血压、心率、肌力以及脑电节律等动态信息，经仪器检测、放大和转换，通过显示系统将此种信息转变为声、光等信号直接反馈给患者，使患者根据反馈信号所提供的信息有意识地控制某些病理过程，促进功能恢复，从而达到治疗疾病的目的。由于在开始训练时必须借助于灵敏的生物反馈仪进行监视，所以，此疗法又称电子生物反馈训练法。

二、生物反馈的作用方式

生物反馈的作用方式有直接作用和间接作用。

1. 直接作用

直接作用即利用反馈仪发出的信号来补充、完善体内反馈联系通路，以达到加强对骨骼肌运动的调节能力和内脏器官活动的随意性调节。如通过生物反馈训练，可直接降低或提高骨骼肌的肌张力，对急性腰扭伤、落枕、肌痉挛等的治疗是直接通过肌张力的下降达到治疗目的。

2. 间接作用

间接作用是通过反复训练，改变行为模式，达到抗应激的作用。如生物反馈放松训练，对身心疾病起到良好的治疗作用。

以上两种作用方式都是从行为疗法的基础上发展起来，经训练后，建立操作性条件反射。

第二节　治疗原理及治疗作用

一、治疗原理

（一）自我调节

人类生存必须面临两个环境，一个是外环境，包括自然及社会环境；另一个是身体各种细胞直接接触的液体环境即内环境，就是机体自身的内部环境。人们为了很好地生存，必须保证机体对内、外环境保持相对稳定，要对自己心理、生理活动进行调节，以适应或改造外环境，并保持人体内环境相对平衡和稳定。这种稳定的维持需要靠机体内部存在的一个精确的功能调节系统。人体的各种功能调节均在“自动控制”系统下进行的，控制部分在中枢神经系统，受控制部分即细胞、组织、器官、系统。而控制与受控制之间则存在着信息传递及信息反馈。

人体实现自我调节主要有3种调节方式。

1. 神经调节

神经调节是人体的主要调节方式。在中枢神经参与下，机体对内、外环境刺激产生自我调节和适应性反应。中枢神经系统通过传入神经纤维与外感受器连接，通过传出神经纤维与骨骼肌、内脏器官连接。我们称这种神经调节过程为反射(reflex)。神经反射过程，一般有5个环节，即感受器→传入神经纤维→中枢→传出神经纤维→效应器：这5个环节总起来称为反射弧(reflex arc)。反射弧的完整是功能活动的基础，反射弧中任何一个环节被破坏，都将使这种反射活动不能出现或者发生紊乱，从而导致神经调节功能丧失。

例如，疼痛可导致正常人受刺激的局部肢体产生屈肌反射而回缩；若偏瘫患者的患侧肢体受到疼痛刺激，就有可能出现患者虽然感觉到疼痛的刺激，但由于患侧肢体运功功能活动受限而导致不能出现保护性的回缩动作，主要原因就是支配患侧肢体的运动中枢受到损伤，产生该活动的神经反射无法正常完成。

2. 体液调节

体内的一些细胞能生成并分泌某些特殊的化学物质（如激素、代谢产物等），经体液（血浆、组织液、淋巴）运输，到达全身的组织细胞或某些特殊的组织细胞，通过作用于细胞上相应的受体，对这些细胞的活动进行调节，有调节人体新陈代谢、生长、发育、生殖等重要功能。血液中激素的浓度维持着相对恒定水平，激素过多或不足，都会引起功能紊乱或者疾病。例如，胰岛B细胞分泌的胰岛素能调节组织、细胞的糖与脂肪的新陈代谢，有降低血糖的作用。内环境血糖浓度之所以能保持相对稳定，主要依靠这种体液调节。神经调节的一般特点是比较迅速而精确，体液调节的一般特点是比较缓慢、持久而弥散，两者相互配合使生理功能调节更趋于完善。在整个机体的调节作用中，神经调节占有主导地位。

3. 器官组织自我调节

所谓器官组织自我调节，是指在身体内外环境发生变化时，这些器官和组织不依赖于神经或体液调节所产生的适应性反应。如心肌收缩产生的能量与收缩前心肌长度变化成正比，收缩前心肌纤维越长，收缩时释放能量越多；又如脑血管的血流量，在一定范围内并不消极被动地随血压升降而涨落，而具有一种自我调节的功能，即血压升高使脑的小动脉收缩，脑血流量减少；当血压下降时可发生脑小动脉扩张，使脑血流量增加。这种自我调节保证了脑血流量的相对稳定。

一般说来，人体内环境自身调节机制十分复杂，尽管调节范围有限，但对人体内环境平衡起着重要的作用。

（二）信息论与控制论

信息论是研究信息的传递和信息交换规律的一门科学。其主要内容有：信息的本质、信息的计量、获取、存储、加工处理、交换和信息的传输等信息作业的基本原理。决定非生物运动状态的是“物质信息”；决定生物自然运动状态的是“生物信息”，“生物信息”控制了生物体的一切行为。人的行为是由神经所控制的，而决定神经运动的是人的“生物信息”。大脑是存放人类“生物信息”的主要场所，人的大脑就是这样一个“生物信息”中心。对于一个生物体而言，“生物信息”可分为“显性信息”和“隐性信息”。“隐性信息”是生物体没有形成“意识”的信息，例如，决定生物生长发育的信息、消化系统的信息、内分泌系统的信息、循环系统的信息等。大部分的“隐性信息”对生物体极其重要，或者说它决定了生物体的性质特征，这部分信息可以通过遗传而保存下来。而“显性信息”是生物体能够形成“意识”的信息。它是通过感觉器官从外界获得的信息。“显性信息”的意义在于解释“隐性信息”，即生物体利用“显性信息”来认识自我，完善自我。但是，“显性信息”不能解释所有的“隐性信息”。去年一米二，今年一米三，我能意识到长高了，发育了。但是，人不能感知无色、无形、无味、无声的东西，只有我们感官所达的信息才能被我们掌握，所以，我们不能即时知晓我们心脏的跳动，腺体的分泌。这些“隐性信息”不可能被“显性信息”所解释。可见，“隐性信息”向“显性信息”转化需要一个过程，更需要一些重要条件。而生物反馈技术可将人们不能感觉到的生物信息转换成能感知的物理信息，如声、光、图等。故此，从信息论的角度说，生物反馈技术促使了“隐性信息”向“显性信息”的转化。

用控制论的观点分析人体各种功能的调节活动，可以认为人体各种活动的调节都是在“自动控制”系统中进行的，机体作为一个整体，需要保持稳态，才能维持其正常的生存与发展。稳态是机体的一种动态平衡，稳态的维持，需要机体不断地进行自身调节。机体在自动控制过程中，其控制部分是中枢神经系统，受控制部分是受调节的器官、组织和细胞。为实现自动控制，不但要有来自控制部分的信息对受控部分活动进行调节，还要有受控部分发回给控制部分的反馈信号，这样就构成一个实现自我调节的闭合回路，不断纠正和调整控制部分对受控部分的影响，才能达到精确的调节。事实上，人体内无论哪种调节形式，也都是双向联系，都是一个闭合回路。控制部分和受控制部分之间，信息联系有多种形式，可以是电信号(神经活动)，也可以是化学信号或机械信号。人们把受控制部分送回到控制部分的信息，称为反馈信息（feedback confirmations）。反馈信息对于实现自动控制的精确调节是必需的，也是维持稳态的重要条件之一。作为一个完整系统的人体，输入信号是人生活的自然和社会环境，如气温、湿度、营养、工作环境、人际关系等外环境；输出信号则是人体通过语言、运动系统等呈现出的各种适应、协调、逃避等措施；期间伴随的协调、支持运动系统顺利工作的内脏等活动，如血压、心率、血流、氧耗、体温、心电、脑电、肌电、皮电、血液成分等的改变；反应的是人体内环境。人体借助各种感觉器官与内、外环境相联系，通过各级中枢的整合，调整机体的相应功能水平和状态，恢复原来的平衡，或建立新的平衡。因此，对原来的平衡状态而言，各种内外环境的刺激因素被称为扰动。这些刺激因素可由人本身的心理、生理因素产生，也可由外部的社会因素和自然物理因素引起。一般情况下，人体内部的各种调节能力能够克服刺激因素引起的改变，保持内环境相对稳定，从而处于健康状态。如果刺激因素过于强大，超过了机体的调节能力，人体不能维持内环境的相对稳定，就会产生疾病或死亡。

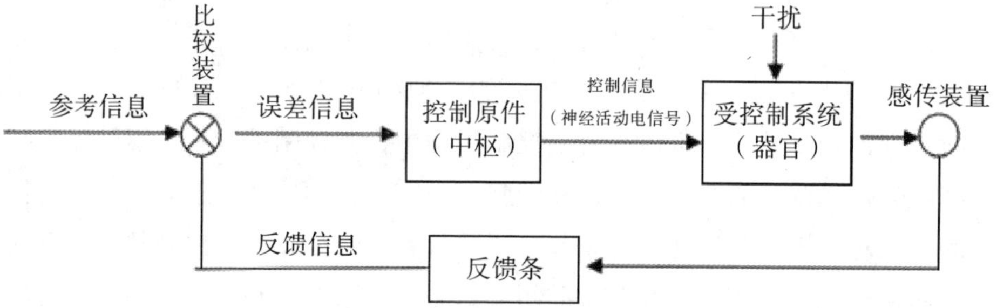

图12-1　自我控制和反馈调节示意图

生物反馈治疗疾病，就是借助生物反馈仪器提供的反馈信息，使机体不平衡的心理、生理状态向相对平衡状态转化，以保持身心健康。从这个角度来讲，生物反馈治疗由于得到了系统中的反馈信息，加强了对被控制部分的控制，实现机体的稳态，使机体处于正常运行状态（图12-1）。

（三）操作性条件反射

又称工具式学习理论，由斯金纳(B. F. Skinner)创立。他设计的一种动物实验仪器，即著名的斯金纳箱，在箱内放进一只白鼠或鸽子，并设一杠杆或按键，箱子的构造尽可能排除一切外部刺激。动物在箱内可自由活动，当它压杠杆或啄键时，就会有一团食物掉进箱子下方的盘中，动物就能吃到食物。箱外有一装置记录动物的动作。通过实验发现，动物的学习行为是随着一个起强化作用的刺激而发生的，多次得到食物奖赏以后，压杠杆的行为模式便逐渐稳固下来，即强化学习理论。斯金纳把动物的学习行为推而广之到人类的学习行为上，他认为虽然人类学习行为的性质比动物复杂得多，但也可以通过操作性条件反射实现。操作性条件反射的特点是：强化刺激既不与反应同时发生，也不先于反应，而是随着反应发生。有机体必须先做出所希望的反应，然后得到“报酬”，即强化刺激，使这种反应得到强化。学习的本质不是刺激的替代，而是反应的改变。此种条件反射的建立，要通过一定的操作或使用工具，并经过尝试错误的过程。因此，操作条件反射受意志控制，是一种比较复杂和比较高级的学习。过去一向认为，对随意的骨骼肌反应，可以通过操作条件反射来改变。对不随意的内脏反应，则只能用经典条件反射来改变，而不能用高级和随意的工具学习来改变。但Miller通过研究认为，经典条件反射和工具学习，是同一现象在不同条件下的两种表现。Miller实验证明，通过工具训练程序，动物能产生任何通过经典条件反射获得的内脏反应。

生物反馈的基本原理与操作性条件反射一样，其核心是学会控制内脏活动。利用生物反馈仪显示主观努力后的生理改变状态，使被治疗者了解行为结果；治疗者对被治疗者正确使用方法并由此获得进步予以肯定，对正确反应进行言语上的强化；以及治疗者根据被治疗者的学习成绩调整阈限键，采用“小步原则”，一步一步提高指标。正因为生物反馈治疗的原理基于操作性条件反射，人又把“内脏学习”作为生物反馈的同义语。事实上，不仅内脏活动，脑电、心电、肌电等生物电活动及骨骼运动，也可以通过生物反馈技术加以控制。

由上述可知，生物反馈疗法多与内脏和自主神经的操作条件反射有关。生物反馈疗法在形成操作条件反射时，往往需要以下几个基本条件：

1. 靶反应（target response，简称R）是实验者和受试者均希望得到的一种特异反应，如EMG、EEG、ECG、BP、心率、手指温度、皮肤电阻的变化等。

2. 强化刺激（reinforcing stimulus；简称S）刺激是在生物反馈仪上，靶反应一旦出现，立即向患者提供声、光、曲线或图像仪表读数等反馈信号。

3. 工具（instrument）工具是指电子仪器。其功能是接收、放大信号，并把它转换成声、光或图像，然后反馈给患者。

4. 最好只是在正确的R出现时才给予，通过多次结合，患者就能学会控制自身某种非随意活动功能。经过指导和反复训练，不使用仪器，也可达到控制自身某些不随意活动的能力。

（四）生物反馈作用原理

生物反馈利用生物反馈仪把机体平时不能感知的生理信息加以处理、放大，以机体能感知和理解的方式，如通过视觉或听觉等方式呈现出来，让机体感知、理解，以自身的主观努力去改变内脏活动信息，通过反复学习与训练，学会有意识地控制、调整自身的生理、心理活动，改变不良的生理、心理模式，起到调节机体功能，缓解紧张情绪，提高应激能力等，而达到防病、治病的目的。

图12-2为生物反馈作用原理。图的上半部分，是受大脑皮质与脊髓控制的随意活动领域，称为意识上水平；图的下半部分，是受皮质下和自主神经系统控制的不随意活动领域，称为意识下水平。人对外界刺激的感知，通过①→②→③→④，引起应激生理反应。再通过反馈仪⑤，使人间接感知体内信息变化，经有意识学习或训练⑥，形成⑦→③→④的新变化，达到对应激反应的修正。这个控制环路，在随意控制下，维持着机体内环境的平衡。另外，机体内还可通过⑨→⑩→⑦的内部信息反馈环路，调节机体的生理反应。

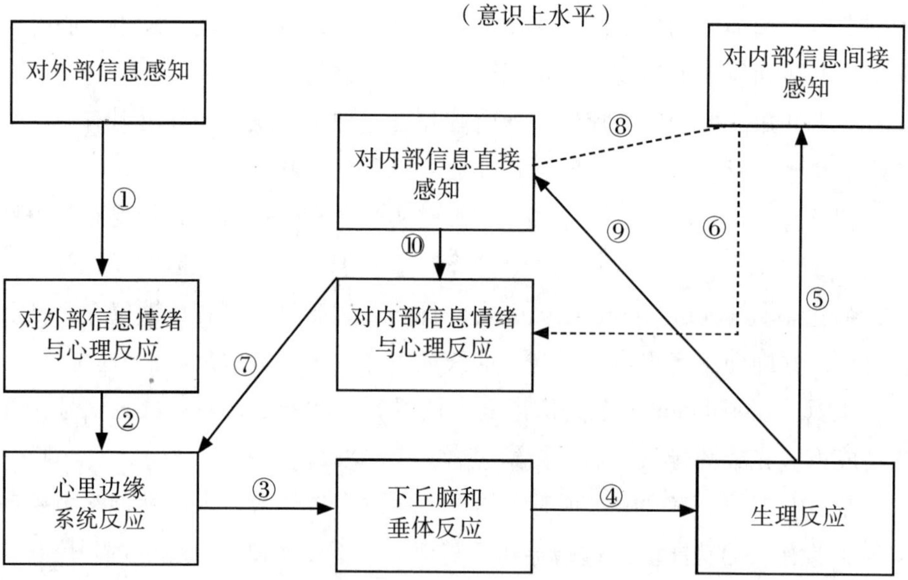

图12-2　生物反馈作用原理

生物反馈训练能加强机体对体内信息的直接感知，提高敏感度，使间接感知转化为直接感知。例如，用肌电生物反馈治疗头痛，可以测得额部肌电信号。肌电幅值降低，反映肌肉紧张度减低，因此头痛减轻。肌电信号经过处理后，可以变换为声音，肌电信号弱则声音低，肌电信号强则声音高，患者通过感知声音高低，得知肌肉紧张度的变化。这样，患者便可通过意识，导致肌电反馈信号声音的改变，使肌肉松弛。患者在肌电信号的引导下，通过学习和训练，逐步掌握控制主观意识，达到肌肉放松和缓解头痛的治疗目的。当患者经过反复训练，通过⑧的联系，改变对内部信息的感知，因而在放弃使用生物反馈仪的情况下，亦能保持对生理过程的调节和控制。这说明，生物反馈仪是学习和训练工具，不是一个单纯治疗仪。利用生物反馈仪进行训练的目的，即在于增强患者对机体内部自我感知能力，达到由意识控制内环境、调节机体和治疗疾病的目的。

二、治疗作用

随着生物反馈疗法的广泛应用和对其研究的深入，目前发现的生物反馈疗法的作用主要集中在以下3个方面。

（一）调节自主神经功能

生物反馈疗法通过反馈仪记录并显示有关自主神经参与调节的生物信息，如心率、血压、血管收缩和舒张等，让被治疗者直接观察到与其所患疾病密切相关的生理改变，从而通过反复的强化训练，用自身主观意识去控制这些生理改变，达到缓解临床症状、治愈相关疾病的目的。可用于原发性高血压、某些类型的心律失常、血管性疾病的临床治疗中。

（二）调节肌张力

生物反馈疗法通过反馈仪记录并显示肌电信号，让被治疗者直接观察到相关肌肉的电位变化情况，从而通过反复的强化训练，用自身主观意识去控制这些生理改变，达到降低或者提高相应的肌肉张力，放松或增强肌肉收缩的目的。可在某些肌肉弛缓性瘫痪、痉挛或肌力低下时使用。

（三）调节脑电波节律

生物反馈疗法通过反馈仪记录并显示有关的脑电波类型和节律，并记住相应的特征，然后通过主动诱导该类型的脑电波出现及强化训练，达到增强有利脑电波、抑制不利脑电波的目的，从而缓解和控制某些神经精神疾病。

第三节　生物反馈治疗分类

从生物反馈疗法原理讲，各种生物信息都可以用于生物反馈疗法，此仅就临床常用方法进行简要介绍。

一、肌电生物反馈(EMGBF)

肌电生物反馈是目前临床应用范围最早、开展最广、最成功的一种反馈疗法。肌电生物反馈用的反馈信息是肌电信号，原理是将所采得的肌电信号经放大、滤波、双向整流、积分，用积分电压驱动声、光、电、数码等显示器件，由于积分电压与肌紧张成正比关系，借此能直接观察到肌紧张或松弛的程度。因为骨骼肌是受神经系统随意控制，所以肌电自身调节比较容易学会，治疗方法易被患者接受，而且疗效可靠。

肌电反馈广泛用于放松训练，对身心疾病疗效显著。也可用于一些因肌张力增高或下降所致的疾病，经直接训练使肌张力趋于正常。就治疗目的而言，肌电生物反馈可分为两种方法。

1. 松弛性肌电生物反馈训练。目的是针对局部持续紧张或痉挛的肌肉进行放松治疗。治疗前，治疗是选择有代表性的持续紧张或痉挛的肌肉肌腹部位作为治疗部位，放置电极，检测肌电信号。开始治疗时，先在10min的安静状态下，测量出该肌肉的基线肌电电位数值，让患者全神贯注地根据EMG转变而来的视、听信号，努力降低肌电水平，并记录下仪器显示的这些信号。然后让患者用意识控制放松肌肉，同时注意观察仪器显示的信号的变化，使之达到治疗的目的。训练者要不断启发患者学会通过主观意念去放松肌肉。

2. 兴奋性肌电生物反馈训练。目的是通过强化训练使患者自主地提高病肌的肌张力，增强肌肉的收缩能力，预防肌肉萎缩，提高肌力。将电极放置于被训练肌肉的肌腹，让患者根据EMG转变来的视、听信号，努力提高肌电水平，达到增强肌力、恢复运动功能的目的。生物反馈训练要求患者必须主观意识参与，所以对肌力的提高有很大帮助。

二、手指温度生物反馈(FSTBF)

手指温度与肢体外周血管功能状态和血液循环密切相关。当人处于应激状态时，外周血管收缩，阻力增大，血流减少，手指温度降低；在精神安定、情绪良好时，手指温度升高。由温度传感器（热敏电阻）或红外线测量装置将温度变化变成电信号，经放大器放大，最后以数字、不同颜色的灯光或声音信号呈现给患者。通过训练患者学会根据视听反馈信号随意调节自主神经的兴奋性，使患者学会控制外周血管的收缩和舒张程度，控制皮肤温度的升高或降低。

三、血压生物反馈（BPBF）

相当一部分的原发性高血压病，是由于心理应激或中枢神经系统过度紧张造成的。因此，生物反馈治疗原发性高血压病效果较好，主要是通过缓解紧张情绪，提高抗应激能力。治疗时用血压测量装置安放在患者的上臂，连续测量血压，最好能让患者观察到血压的动态变化。通过学习与训练使患者能够按照治疗需要随意控制外周血管紧张度，扩张血管、降低血压，或使血管收缩、升高血压。

四、心率生物反馈（HRBF）

心率是受自主神经控制的。正常人的心率每分钟60~100次，在精神松弛、心情安静时，心率减慢；情绪激动、紧张、运动等，则使心率加快。通过电极将患者的心电信号显示在心率生物反馈仪上，让患者注视反馈仪上灯光或仪表信号。绿灯亮时，表示心率减慢，令患者设法加快心率；红灯亮时，表示心率加快，再令患者设法减慢心率；黄灯亮时，表示心率控制正常。一般先让患者学会加快心率，然后减慢心率，以后每5min交替一次，最后达到不用仪器自行调节心率。心率生物反馈适于治疗心动过缓的患者训练增加心率，也适应于心动过速的患者训练减慢心率，还可使室性期前收缩患者心率正常化。

五、脑电生物反馈（EEGBF）

脑电图有α、β、δ和θ 4种基本波形。α波是正常人处于安静、清醒和闭眼放松状态下的主要脑电波。δ和θ波又称作慢波，常见于正常婴儿至儿童期以及成年人的睡眠期。情绪紧张、焦虑，α波消失，而β波增多。θ波在人欲睡时增大，在焦虑、失望时，也有发生。目前脑电生物反馈常用α波和θ波作为反馈信息，治疗时用声和光等反馈信息诱发α波，让患者认识信号特征，并努力增加α波的成分，用以治疗癫痫发作、抑郁症，以及运动员松弛训练和集中注意力训练等。θ波脑电生物反馈，是把增加θ波的分量作为训练目标，常用于治疗神经衰弱、失眠等。

六、皮肤电生物反馈（GSRBF）

皮肤电阻与皮肤血管舒张和汗腺分泌有密切关系。当精神紧张和交感神经兴奋时，手掌心或足心出汗，汗液中的水分和氯化钠，可使皮肤电阻值降低。皮肤血管的舒缩和汗腺分泌的多少直接影响皮肤的电阻高低，同时也反映交感神经的兴奋状态。因而应用皮肤电生物反馈能调节情绪、血压和周围血管张力，治疗交感神经兴奋性增高疾病。皮肤电生物反馈是用皮肤电极测量皮肤两个受试点间的电阻，借此反映交感神经功能。其方法是将两电极固定在中指和无名指末节指腹，开启仪器后，让患者观察仪表读数并听音响变化，以认识交感神经兴奋状态，训练患者学会根据视听反馈信号随意控制调节血管的张力，汗腺的分泌，调节交感神经兴奋性，进行情绪控制。该训练主要用于治疗焦虑症、恐怖症、高血压、哮喘、多汗症。

除了上述，还有血管容积、呼吸终潮、二氧化碳、胃肠pH和直肠压力等多种生物反馈，但因不常使用，此不一一介绍。

第四节　生物反馈治疗技术和方法

一、设　备

目前用于生物反馈治疗的仪器称为“生物反馈仪”（图12-3）。根据监测和记录的生物信号的不同可以分为：肌电反馈仪、心电反馈仪、脑电反馈仪和皮肤生物反馈仪等。

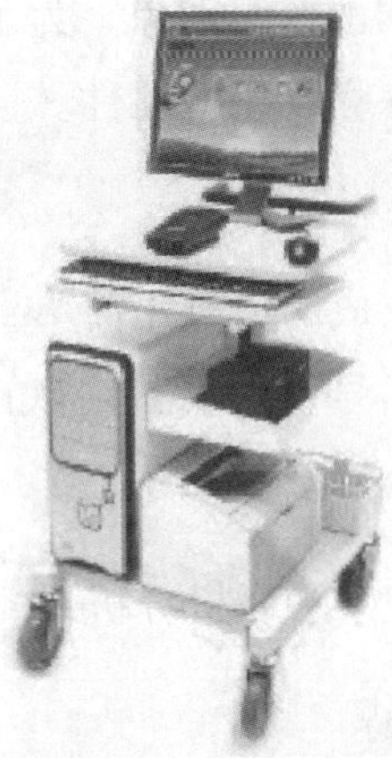

图12-3　生物反馈治疗仪

（一）生物反馈仪的基本结构

无论哪一种生物反馈治疗仪，其结构基本包括下列几部分。

1. 连接传感器

凡能把生物体中离子电势转换成电子电势的装置统称传感器。主要用来检测生理参数，在生物反馈中习惯称为电极。电极的灵敏性对信号采集的准确性相当重要。电极是用来测量和记录生物体电现象的，主要分为微电极、表面电极、针状电极。肌电生物反馈多用表面电极，与ECG、EEG电极相似，是测量经皮肤表面传导的生物电势，就是两个电极间的电势差。这种电极，一般由一个记录电极和一个地电极组成。温度生物反馈电极是用热敏元件制成，能迅速而准确地反映温度变化，其响应时间以1s、2s或3s较为合理。皮肤电生物反馈电极是直接与皮肤表面接触的电极，测定汗腺活动情况，选用电极和导电胶应尽量减少对汗腺功能的影响。脑电、心电生物反馈电极，选用银或金制的电极，配以特制的导电胶。

2. 中央分析处理器

主要是对采集的信号进行处理，类似于电脑的中央处理器，是生物反馈治疗仪中最为复杂的结构，对于不同的监测对象，为了更好地得到有用的生物信号，时常会装备具有放大、过滤和除噪作用的元件。

3. 传出装置

是将中央分析处理器分析完成的信息用简单直观的形式显示出来。比如，肌电生物反馈仪将分析好的肌电信号以曲线和数字的形式显示在电子屏幕上。

4. 存储装置

是将采集到的信号存储、记录和联机分析，便于动态监测患者的治疗效果。

（二）生物反馈仪的参数

生物反馈仪性能和质量优劣，直接关系到治疗的成败。生物反馈工作者要力求选择一台精密度高、性能可靠、直观清晰、操作简便的好仪器。一般从下列技术参数进行分析。

1. 工作范围

仪器的工作范围，是指输入信号的幅度和频率范围。不同的生物反馈仪，有不同工作范围。对肌电生物反馈仪来说，其信号幅度为1~250μV。

2. 灵敏度

生物反馈仪的灵敏度，是指该仪器所能测得的最小信号变化。一般仪器均具有可调灵敏度的开关和放大增益控制。灵敏度直接决定仪器的分辨率。灵敏度高，分辨率就好，能测得的最小信号变化值就越精确。但太高的灵敏度，又可能导致系统的非线性和不稳定性。一般生物反馈仪的灵敏度，根据测量要求的不同，通常在0~1 000μV之间。

3. 线性度

仪器的线性度，是指仪器输出随输入成正比例变化的一个技术指标。这个指标，用非线性百分数表示。对一个线性系统而言，无论是高端、中间或低端，其灵敏度都是相同的。即非线性度为零。一般地说，仪器总会存在非线性情况，只要是仪器主要的工作范围，非线性比较小，就可称是线性的。

4. 频响与带宽

频响即频率响应，它是描述仪器对被测信号的各个频率成分具有不同灵敏度响应的一个参数。实际应用中生物信号总是多种频率组合的复杂形式，如果希望通过仪器输出真实地复现生物信号波形，必然要求仪器对生物信号所有频率成分的灵敏度都一样。

带宽是表示频率响应的一个重要参数。仪器带宽应该覆盖被测信号的主要频率成分。比如，肌肉活动所形成的电势，有效频率范围在20~8 000Hz之间。但从多数受试部位的肌电信号来分析，影响肌电大小的频率成分，主要在30~100Hz的低频段。而200Hz以上的频率，对总电压大小的影响已经不大；决定肌电信号波形的频率成分，主要在100~1 000Hz之间。因而，从综合信号大小和波形这两种因素考虑，在肌电反馈仪设计时，选择30~1 000Hz频率带宽较为理想。

5. 信噪比

信号噪声比，简称信噪比，是指信号大小与各种噪声干扰总和的相对比值。信噪比越大，仪器的性能越好。所谓噪声干扰，是泛指肌电以外的其他信号，它既来自仪器本身（包括电极），也来自某些生理因素（运动、动脉波动、出汗潮湿、脑电、心电等）。从这个意义上讲，不但要求在仪器本身设计方面要考虑抗干扰的能力，而且在治疗操作时，也要注意排除各种干扰因素，以便更加准确地记录和监测需要的生物信号。

6. 稳定性

稳定性是指肌电生物反馈仪在干扰震动等不良的条件下，能维持仪器本身的稳定工作状态，使之不致失控而发生振荡的能力。仪器的稳定性与放大器、滤波器、增益及反馈量的大小等因素都有密切关系。就整个仪器的工作范围来说，都应具有良好的稳定性。

7. 隔离度

隔离度是指仪器在使用过程中，被测部位、仪器与交流电的隔离程度。这个指标是从安全角度考虑的。一般要求人体、仪器地线与交流电源没有直接电联系，要做到安全隔离。有些生物反馈仪采取电池供电，这样就有较高的安全性。

8. 反馈方式目前的生物反馈仪多利用视觉和听觉信息来显示

（1）视觉信息。视觉信息是人体获得信息的主要方式，生物反馈仪通常采用表式指针、数字、有色光标、曲线和图形显示等。这些反馈方式以图形或曲线显示最优，数字读数次之，表式更次之。

（2）听觉信息。可有声音频率、节拍和音调变化等，音调以柔和、动听为佳。

总之，对生物反馈仪性能的基本要求，是稳定、可靠、准确，仪器小型化和使用便利。精密仪器应配有计算机，能自动处理各种反馈信息，准确、及时地分析各种变化因素，筛选有效反馈信息，提高临床疗效。

二、治疗方法

生物反馈技术特别强调患者的主动参与和反复的学习训练，所以，在治疗过程中需要注意遵循正确的治疗原则并采取恰当的治疗方法，才能达到预期的治疗效果。

（一）治疗原则

1. 合理、可信以及安全的设备

生物反馈治疗技术需要使用一定的治疗设备，并且在很大程度上依赖治疗仪器，而仪器的种类繁多，但是无论哪种仪器设备，都需要满足设计合理，结果可信、安全可靠等基本条件。

2. 迅速、精确地反馈信息

生物反馈疗法中主要环节涉及生物信息的反馈，因此，迅速、精确的信息反馈可提高生物反馈治疗的效率和准确性。

3. 准确地解释信号意义

信号是一个强化刺激，患者需要根据信号做出相应的调节，信号应简单明了直观，且当身体发生变化时，还能立即察觉到这些信号的变化。患者需要知道他们听到或看到的信息和他们的生理反应相连接，并正确理解这些信号变化所代表的生理意义。

4. 胜任的治疗师

在整个治疗中，需要治疗师对患者进行引导、指导和监督。在治疗初期，给予患者充分的指导和强化训练，并及时调整治疗计划，以获得较快的治疗效果、增加患者信心；在治疗后期，要起到监督患者的作用，保证治疗的连续性。

5. 正确的评估方法和程序

生物反馈是一种新的治疗方法，患者通过仪器训练，可以逐步学会自我调节和自我控制能力，达到身体放松、情绪改善、疾病痊愈。正确客观的评估有助于帮助治疗师制定符合患者病情的治疗方案，并可帮助患者发现治疗前后的改善，有助于提高患者的治疗信心及其依从性。通常选择的评估指标包括患者的自觉症状、治疗师观察到的客观指标和必要的理化检查等，这些需要治疗师根据患者的具体情况进行安排和设计。

6. 足够的患者教育

由于治疗在很大程度上依赖于患者对治疗过程的理解和配合，所以在治疗前应将治疗原理、目的、方法及相关注意事项详细地告知患者，并且尽可能让其掌握。要有始有终，不能急于求成。让患者明确治疗室的训练不是目的，要逐步过渡到家庭训练，才能收到更好、更远期的疗效。患者的依从性对于生物反馈疗法的效果有着十分重要的作用，在治疗过程中严格遵守治疗程序和要求，自觉主动地参与治疗，才能达到预期的治疗效果。

7. 多样化的管理方式

生物反馈治疗需要加强管理，以便及时根据具体情况的变化而调整治疗方案，尤其是患者作为主体，在治疗中更需要加强自我管理。具体的管理方法多种多样，可以根据患者的实际情况选择。例如，可以让患者随身携带日记本，逐日记录自己生活、病情、治疗和训练情况，这样可以帮助治疗者根据训练日记分析病情，预测发展和制定或调整相应的治疗方案。下面举例紧张性头痛治疗的日记记录。

生物反馈治疗训练日记表

日期______

姓名______性别______年龄______

职业________文化程度________

家庭住址__________________

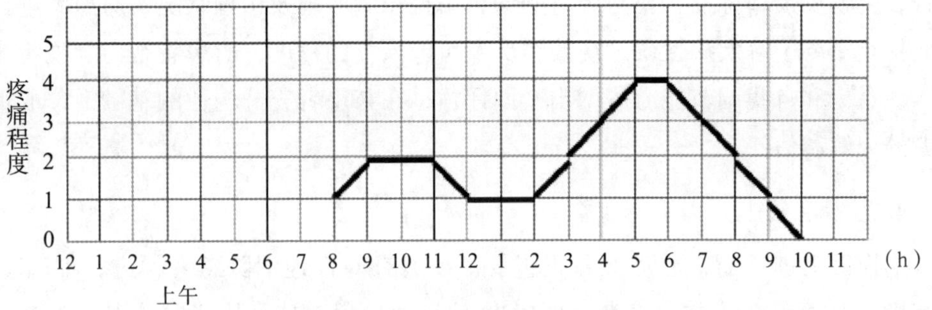

图12-4　偏头痛强度变化曲线

0=不头痛；1=稍头痛；2=轻度头痛；3=中度头痛；4=重度头痛；5=严重头痛

训练日记要记录整个治疗相关项目和内容，形式因人而异，原则要具体、详细。

（二）训练前准备

1. 训练环境

训练场所要安静、舒适、空气清新，室温18~25℃，光线柔和偏暗，陈设整洁，尽量减少谈话和人员走动。在有条件时，应在一个单独的与周围环境隔绝的房间中进行训练，以免受外界环境干扰。患者所坐的椅子或所躺的治疗床要柔软宽敞，头部根据患者的情况提供相应的依托物。

2. 仪器准备

选择灵敏、有效、安全的生物反馈仪，并且准备治疗过程中可能需要的相关物品，如细砂纸、棉签、75%的酒精、导电胶等。

3. 治疗师准备

治疗师要熟悉掌握仪器和操作常规，检查在安静状态下患者脉搏、呼吸、血压、肌力、肌张力，协助医师进行单次治疗或疗程前后询问病情和各项客观指标检查；生物反馈训练前，要与患者交谈，掌握患者心理及生理状况，对患者进行全面检查。要了解疾病性质、病残情况及可能恢复的程度；对患者智力、视听能力、注意力和自我调节能力等做出全面评估；在与患者充分沟通的基础上，取得患者的理解和信任。

4. 患者准备

生物反馈训练前，心理准备很重要。要有针对性地消除患者顾虑，如BF是否有效，是否安全？并向患者说明BF仪是一种治疗工具，从仪器上出现反馈信号，能使患者进一步了解病残现状。还要说明什么是生物反馈疗法、如何进行生物反馈训练、如何坚持训练和注意问题，以及最终要达到自我控制和自我调节目的，使患者对这种方法产生信心，积极参与治疗。训练应在餐后半小时进行，排空二便，安静休息15~20min，选择舒适体位，力求排除杂念和各种干扰。

（三）训练方法和技巧

1. 一般性训练

第一次生物反馈训练非常重要，要针对患者具体情况，针对生物反馈仪上的反馈形式，尽可能地给予说明和帮助，使其尽快地领会并掌握这种训练方法，尤其是要体会到信号变化与自身的关系，激发学习、训练兴趣，以保证治疗顺利进行。

（1）训练体位。患者取舒适体位。可用坐位，坐在椅子或沙发上，两手平放膝上，两脚平放落地；也可取平卧位，两臂平放体侧，枕头高低适中。无论何种体位，要求姿势自然、放松、舒适。嘱患者松开腰带、领扣及脱下较紧的鞋。

（2）皮肤清洁。治疗师要帮助患者进行治疗部位的皮肤清洁，一般先用肥皂水清洗，再用75%的酒精脱脂；对角质层较厚的皮肤，还要用细砂纸轻轻地摩擦；对毛发较长的部位需用刀片将毛发剔除，以保证电极良好的导电性。

（3）电极放置。肌电生物反馈电极放置部位可因人而异。皮温反馈仪传感器只有一个，分正反两面，检查时将传感温度一面固定于利手食指或中指末节指腹上，因此处温度变化比较敏感。皮电反馈仪有两个电极，分别放于第二、三手指或手掌皮肤表面。

（4）常用肌电信号电极放置部位。在康复治疗中，肌电生物反馈最常使用，在治疗中准确找到治疗部位尤其重要，需要治疗师熟练掌握解剖和电生理知识，现将常用肌电信号电极放置部位进行叙述。

①面部主要肌肉信号电极放置法

a. 额肌：对两侧额肌，信号电极应放置在眼眉与发际之间。在进行放松治疗时，信号电极距离应加大，可左右侧各放一个电极，以利于获得最大的额肌肌电信号（图12-5）。

b. 颞肌：最佳位置是颞弓的正上方，相当于头维穴和太阳穴连线的中点。一般不需要精确定位，两个信号电极可水平排列，也可上下垂直排列。

c. 咬肌：下颌角是咬肌部的明显标志，相当于颊车穴区。在多数情况下，信号电极以垂直放置为佳（图12-6）。

②颈及躯干电极放置法

a. 胸锁乳突肌：两电极置于乳突下前方4横指胸锁乳突肌肌腹中心。或先从乳突（耳后骨隆起处）到锁骨中部隆起处画一条线，两个信号电极置于此线的中心位置（图12-6）。

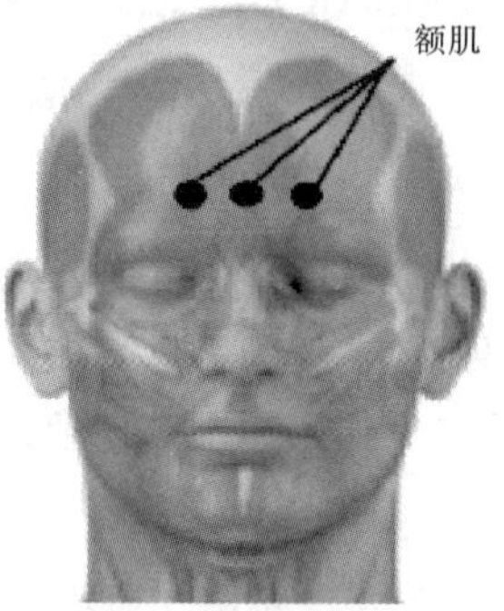

图12-5　颞肌电极放置位置

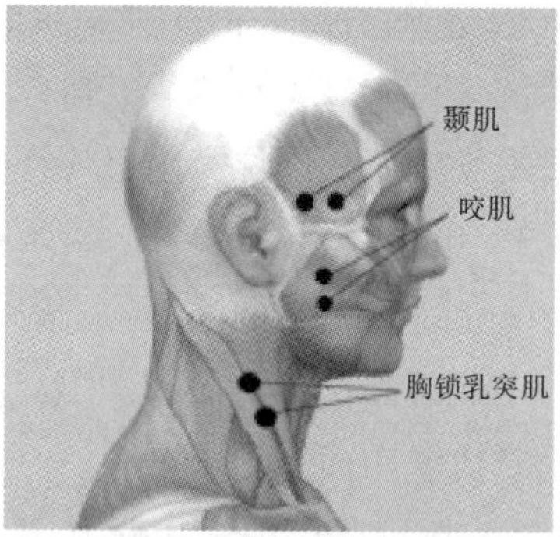

图12-6　头颈部电极放置位置

b. 胸大肌：两电极置于锁骨下4横指腋前褶处，胸大肌的胸肋头。信号电极置于乳房区上方，一般信息检测效果不好。胸大肌锁骨头，信号电极置于锁骨中点下方约两指宽处，外侧电极放置可稍低一些，两极间距离大约为2cm（图12-7）。

c. 背阔肌：电极放在肩胛骨下角附近的中部（图12-8），即背阔肌肌腹外缘，恰在腋后褶内下方。

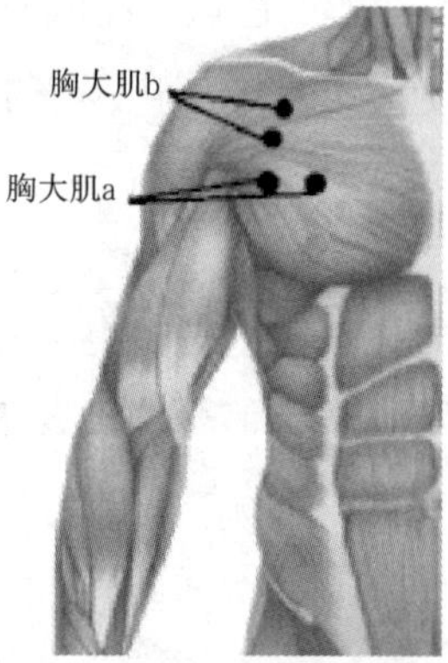

图12-7　胸大肌电极放置位置

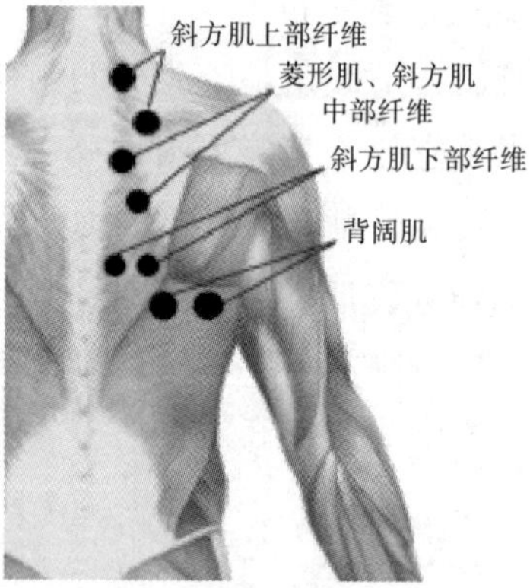

图12-8　背部肌肉电极放置位置

d. 斜方肌：斜方肌上纤维，电极放在4cm长的卵形区域内，顺长轴方向，在肩峰角和第7颈椎之间。斜方肌下纤维，电极放在肩胛骨内下角与第7胸椎之间（图12-8）。

e. 菱形肌和斜方肌中纤维：电极置于肩胛骨内缘和胸椎(T1~T6)之间的长卵形区中部（图12-8）。

③上肢主要肌肉信号电极放置法

a. 肱三头肌：肱三头肌长头，电极置于一小卵形区中心。即从肩峰角到鹰嘴之间距离的60%处。肱三头肌外侧头，电极置于一小卵形区中部，中心定在肩峰角与鹰嘴间距离50%处外侧一横指；肱三头肌内侧头，电极置于一小卵形区中部，其中心定在肩峰角与鹰嘴间距离的50%处内侧一横指，稍上方处（图12-9）。

b. 肱二头肌：电极置于肌腹中点最高隆起处（图12-10）。

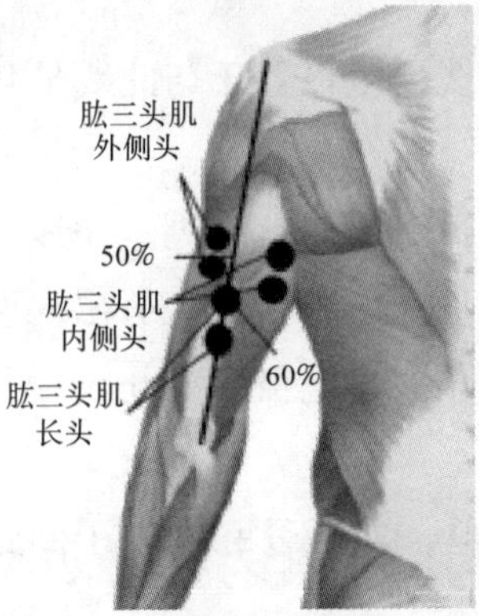

图12-9　肱三头肌电极放置位置

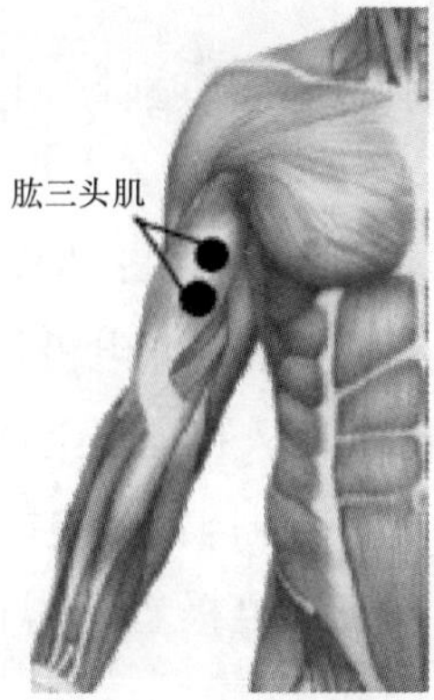

图12-10　肱二头肌电极放置位置

c. 桡、尺侧腕屈肌：电极置于肱二头肌外侧与豌豆骨连线的中点处（图12-10）。

d. 桡侧腕长短伸肌：让患者前臂呈旋前位，从肘横纹外侧端到腕的中部画一条线，电极置于此线上1/3处（图12-11）。

e. 肱桡肌：让患者手内旋，肘屈曲，从肘横纹3/4处到桡骨茎突画一条线，电极置于肘横纹外侧到桡骨茎突上1/3处的一卵圆形区域内（图12-12）。

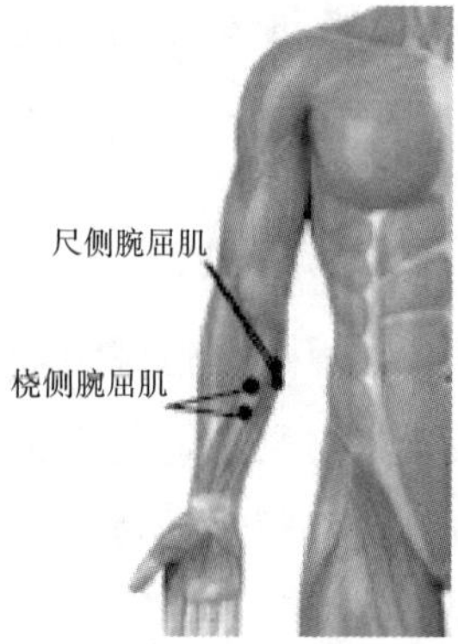

图12-11　桡尺侧腕屈肌电极放置区

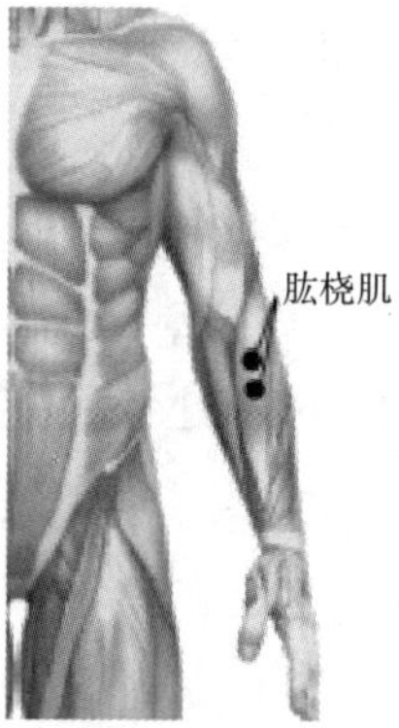

图12-12　肱桡肌电极放置区

f. 旋前圆肌：从肱骨内上髁向下画一条垂线，电极置于与此线呈45°线上，距交点5cm处。

g. 指屈、指总伸肌：指屈肌是从肱骨内上髁到尺骨茎突划一条线，电极置于此线中间位置。用表面电极很难排除浅层屈指肌肌电干扰而区分出深层指屈肌肌电。指总伸肌是从肱骨外上髁到尺骨茎突画一条线，电极置于此线1/4处。

④下肢主要肌肉信号电极放置法

a. 臀大肌：电极置于臀部中心最突出部位，即骶骨和大转子间距约1/2处（图12-13）。

b. 腘绳肌：腘绳肌外侧腱，电极置于大腿外侧一竖长卵形区中部。二腘绳肌内侧腱（半膜肌和半腱肌），电极置于大腿内侧与上述相似的另卵形区内。

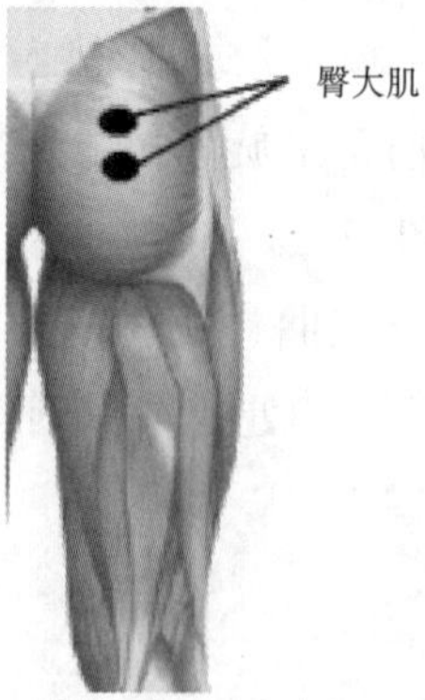

图12-13　臀大肌电极放置区

c. 股四头肌：为了更好地检测到整个肌群的电信号，电极宜置于股直肌上一大卵圆形区内，其中下面的一个电极离髌骨最小距离应为10cm。股外侧肌电极位置为外下侧，股内侧肌电极的最好位置是内下侧卵圆形区域，对肌肉发达的患者，这些肌肉均有明显隆起。

d. 胫骨前肌：电极置于一狭长卵形区中心，距胫骨粗隆1~2横指。但电极放置部位也可低于上述位置，可达胫骨体外侧中部（图12-14）。

e. 腓肠肌：电极置于腓肠肌的内侧头和外侧头的隆起部位（图12-15）。

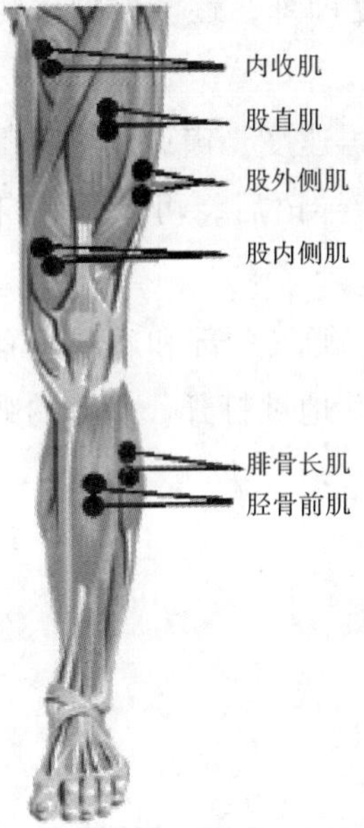

图12-14　大腿后侧肌群电极放置区

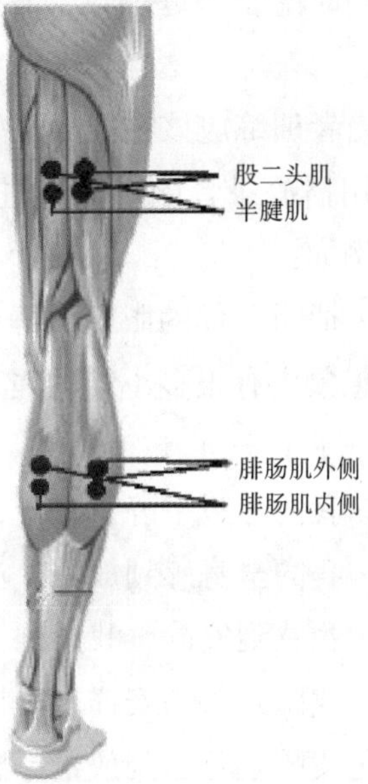

图12-15　大腿前侧肌群电极放置区

f. 比目鱼肌：电极置于小腿屈侧面1/2线下，腓肠肌腱缘内侧的一窄长椭圆形区域中部。外侧放置电极效果欠佳。

⑤训练步骤

a. 裸露治疗部位，用细砂纸轻擦电极放置处皮肤，再用75%酒精脱脂。

b. 在电极的导电面，涂抹导电胶，固定电极。

c. 将电极线插入仪器输出孔。

d. 测定肌电基线注意量程选择和细调旋钮，每次均要从大端旋调至小端，否则易损坏仪器。

e. 教会患者训练方法。松弛性训练时，让患者根据仪器发出声、光或仪表读数等反馈信号，努力放松，把电压降到目标电压之下，放松按身体各部依次进行，要逐渐增加训练内容，最后达到全身整体放松。兴奋性训练时，则要求患者根据反馈信号加强肌肉收缩，使肌电电压超过目标电压。一般每次训练5min，肌肉收缩要达到75~100次，休息3min，重复训练4次。

同时配合家庭训练，1~2次／日。经过反复训练，逐渐撤掉生物反馈仪进行训练。

患者训练应该在指导语引导下进行。指导语速度、声调及音量都要适当，也可采用播放录音磁带方式进行。当患者熟悉指导语后，可让患者自行默诵指导语。例如：

·请闭上你的眼睛，静听(或默诵)指导语，舒展颈部和肩部所有的肌肉，把它们想象成有很多小结的绳子，而这些绳正逐渐地被打开，所有的绳子松散而柔软地垂了下来。

·我的呼吸平静、缓慢，全身放松。

·我的全身感到放松，温暖。

·我感到安静，我感到十分安静。

·我感到头脑安详、轻松。

·我的全身感到放松、感到温暖。

·我的双手好像在炉火旁烘烤，感到发热、感到发烫（重复）。

·我感到身体内部非常平静（保持1min）。

·放松和平静感受现在结束。深吸一口气，慢慢睁开你的双眼。

·我感到身体富有生命活力和力量，流到我的全身，头部、颈部、双肩、双臂、双手、背部、腹部、腰部、双腿、双足。这力量使我感到轻松、充满活力。

·我恢复了活动。

⑥治疗完毕，关闭仪器。用记号笔记下电极位置，以利于下次治疗。同时治疗师要详细记录患者的治疗情况，以便对治疗过程、方法进行总结及对治疗效果

进行评估。

2. 技巧性训练

为了达到生物反馈治疗最好效果，缩短疗程，需要掌握一些训练技巧。通过反复实践，细心体会，就可事半功倍。

（1）施加强化刺激

强化刺激是指在生物反馈仪上，出现靶反应时向患者提供的反馈信号。欲取得生物反馈疗效，就必须不断地反复施加强化刺激，强化患者对反馈信息的认识和记忆，这是一个非常重要的环节。例如："如果你继续保持蓝线的下降，你就会感觉放松了许多。注意你开始做的时候，花了很长时间，但现在只要一会儿就可以了，当你能够很放松自己的时候，你就会感觉到头痛好了许多，如果你能坚持练习的话，它还可以减少你的过度紧张引起的头痛。"

（2）体会肌感

所谓肌感，就是让患者仔细体会肌肉紧张和放松的感觉，可以采取渐进放松法培养患者肌感。具体做法是：让患者根据指导语和靶反应，注意听觉和视觉信号，依次进行四肢部位的肌肉紧张和放松训练，即右手→右上肢→左手→左上肢→右足→右小腿→右大腿→左足→左小腿→左大腿。在这个过程中需要患者全神贯注，认真体会肌肉紧张、放松感觉及身体内部的感觉，边训练边用口描述两种感觉的不同。并凭借这些感觉对肌肉进行收缩或放松的调节。

（3）全神贯注

不论是肌肉放松训练，还是皮温、皮电和脑电反馈训练，均需患者主动性"全神贯注"训练。其表现为注意力开放，头脑一片空白，没有思维活动，有如临睡前瞬间的心理状态：意识非随、朦胧、漂浮和自由流动。反馈信号向放松方向发展。这种"全神贯注"是放松训练的核心，是在一种自然状态下，全靠自己领悟、体会和掌握，有"只可意会，不可言传"之说。

（4）技能转换

生物反馈训练技能转换一般包括两种方式：其一，有意识地把反馈和无反馈信号训练交替进行，即在有反馈信号训练时，中断5min反馈信号，使患者体会放松时感觉，目的在于除去反馈信号时，仍能保持像有反馈信号时那样感觉，以利于延续放松效果；其二，就是生物反馈训练中进行体位交换，即由卧位逐渐变为坐位、立位，这也是一种技能转换。技能转换有助于帮助患者精神集中，提高训练效果。

（5）认知放松

人们感知、思维和情绪对肌紧张都有重要影响。如焦虑、压抑、生气、悲伤、恐惧等，即使是一闪念，都会引起肌电活动的变化。让患者学会控制情绪，调节心理状态，从而达到认知放松。

（6）塑造技术

当患者通过训练达到一定程度放松，反馈信号维持在一定水平上，如再次提高放松训练效果，可将仪器灵敏度降低，减小反馈信号放大倍数，使放松提高到一个新水平。就这样，由易到难，由浅至深，一步一步提高放松难度，提高患者的训练效果。

（7）温暖训练

在进行温度生物反馈训练时，对于手温升高有困难的患者，可应用手温双向变化训练。让患者想到手触摸冰块，或感到手被扎伤后的刺痛感，这时手温下降；然后再想到躺在灼热的沙滩上，站在炉火旁，把手浸在温暖水中，戴一副温暖手套等。这样，就可以增强血管舒缩功能反应，引起手指温度变化。

除了上述一些训练技巧外，在肌电生物反馈治疗方面，还可采用对抗训练(Resistor Exercises)、步态训练(Gait Training)、振动按摩法(Vibration)、牵张反射(Stretch Reflex)和触觉刺激(Tactile Stimulation)等促进技术(Facilitation Technique)，但因限于篇幅，此不赘述。

（四）家庭训练

家庭训练是指不在治疗室中，在脱离生物反馈仪的情况下进行自我训练，也是患者的“家庭作业”。要求患者把在治疗室内学会放松训练的感受，脱离开仪器独自重复训练2~3次，每次20min左右，目的在于强化条件刺激，巩固治疗效果。当患者通过操作条件反射，形成一种固定的、随意的习惯行为之后，就改变了原有生活习惯，建立起一种新生活模式。这种新生活模式形成后仍易消退，需不断强化。因此，要求患者对家庭训练能长年坚持，在适应长期变化环境中，巩固生物反馈治疗效果。

家庭训练是在治疗室训练基础上进行的。患者在治疗室训练时，要认真听从医生指导，背诵指导语，体会指导语内容，注意每次训练基线数值和放松程度。在家中要模拟治疗室训练原则方法，认真做到每天早晚各训练一次。患者应将家中训练情况、感受，写成训练日记，向医生汇报家庭训练效果，得到医生帮助指导。

患者对家庭训练的重要性必须有一定认识。要认识到家庭训练在整个生物反馈训练中占有重要地位，它是重新塑造行为模式的重要手段，要主动克服那种认为在家中没条件、时间少，或家人不支持等各种不利因素，做到长期坚持，持之以恒。

在进行生物反馈治疗时，要求患者随身携带一个小日记本，逐日认真记录自己的生活、病情、治疗或训练情况。

（五）生物反馈治疗效果与评价

临床上常用的根据自觉症状、客观指征和必要的理化检查作为评价之外，目前还用如下评价方法。

1. 训练时的感觉

放松入静：能、稍能、不能。

身体感觉：轻松、稍轻松、无变化。

服药种类：麦角胺、米格来宁、索米痛片、安宁、安定等其他。

头痛诱因：生气、愉快、焦虑、噪声、劳累、原因不明、其他。

头痛消退原因：放松训练、服药、文娱活动、散步、睡眠。

睡眠状况：①晚上：佳、一般、差、多梦、惊醒；②中午：休息、睡片刻、不睡、不休。

生活中事件：与人争吵、家中来客、工作变动、亲人有病，经济困难、考试。

2. 放松能力的评价

（1）肌电生物反馈评价方法。在正常情况下，进行肌电生物反馈放松训练，随着放松能力提高，其肌电的基线值应逐渐下降，一般把肌电下降能力作为放松能力的一种指标。其计算公式：

肌力下降能力–（基线值−训练后达到最低值）/基线值×100%

公式中基线值为安静状态下4min的肌电均值。

（2）温度生物反馈评价方法。在温度生物反馈进行训练时，随着放松能力的提高，皮温将会出现上升。但皮温因受室温、衣着、饮食、运动、心理活动等因素影响较大，一般不把皮温最高值作为评价放松指标，而是把“皮温上升能力”作为评价放松能力的标准，通常按下列公式计算：

皮温上升能力=实际升高稳定/可能升高温度×100%

=（训练达到最高温度−基线值）/（36.7℃−基线值）×100%

上式中36.7℃是皮温所能达到的最高温度；基线值是在安静状态下4min的皮温均值。

3. 治疗效果的评价

评价治疗效果一般较为复杂，因疾病种类不同，评价方法也不一样。通常可以根据观察记录、训练日记和各项客观评价指标综合进行评价。例如，头痛患者，可以用全天小时头痛强度表示。整个指标通过患者训练日记头痛强度曲线求得下图。

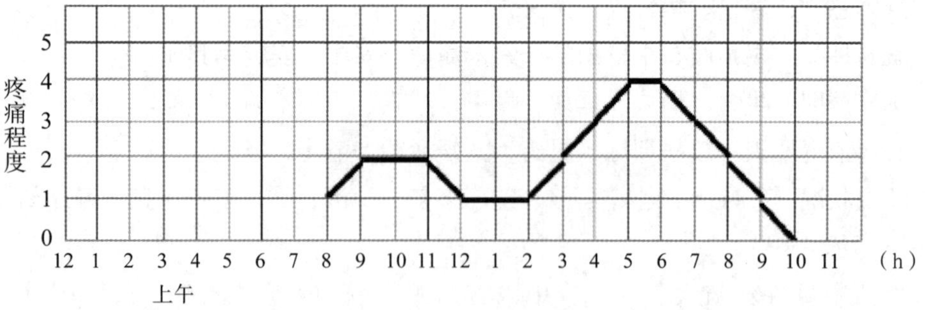

图12-16 头痛强度曲线

上式表示患者在一天中，头痛强度1级（偶尔）为6h，2级（轻度）5h，3级（中度）2h，4级（重度）2h，全天小时头痛强度平均值为1.25级。由此可见，这个平均值与头痛强度和头痛持续时间有关。逐日计算这个平均值变化，参考训练日记中服药情况和伴随症状变化，就可评价出这个阶段治疗效果。当然，小时头痛强度平均值，仅为评价偏头痛患者治疗效果的一项指标，还要结合临床观察其他各项指标做出全面评价。

这个小时头痛强度平均值，亦可作为其他疼痛综合征患者评价方法参考。

第五节　临床应用

一、适应证

（一）神经精神疾病：包括偏瘫、截瘫、脑瘫、周围神经损伤、紧张性头痛、偏头痛、肢端动脉痉挛症（雷诺病）、癫痫、口吃、面神经麻痹、更年期综合征、焦虑症、抑郁症、多动症等。

（二）心血管疾病：包括心律失常、原发性高血压、直立性低血压等。

（三）呼吸系统疾病：包括支气管哮喘、肺气肿等。

（四）消化系统疾病：包括小儿脊髓脊膜膨出导致大便失禁、消化性溃疡等。

（五）泌尿系统疾病：包括尿失禁等。

（六）骨关节疾病：包括肩周炎、急性腰背痛、痉挛性斜颈、假肢活动的功能训练等。

除此以外，生物反馈疗法还广泛用于对运动员、飞行员、海员、演员等的体能和自我控制训练，可以稳定情绪，提高自控力，提高自我感觉的灵敏性和准确性，以适应专业需要。

二、禁忌证

（一）不愿接受治疗者，不能合作者。

（二）5岁以下儿童，认知障碍者，精神分裂症急性发作期。

（三）感觉性失语或其他交流理解障碍的患者。

（四）严重心脏病患者，心肌梗死前期或发作期间，复杂的心律失常伴血流动力学紊乱者。

（五）青光眼或治疗中出现眼压增高者。

（六）在训练中出现血压骤然升高、头痛、头晕、恶心、呕吐或治疗后失眠、幻觉等其他精神症状时应及时停止治疗。

（七）其他任何临床疾病的急性期。

三、注意事项

（一）治疗训练环境应安静、舒适，禁止人员来回走动，将外界干扰降到最低。

（二）治疗前要向患者充分解释，求得患者的充分合作。

（三）治疗前要找出最合适的电极放置部位，治疗后在皮肤上做好电极放置的记号，以便再次治疗时保证疗效。

（四）治疗时患者要集中注意力，仔细体会肌肉放松与紧张的感觉，注意视听信号和治疗人员或录音带的指导语。

（五）治疗中指导语的速度、音调、音量要适宜，也可采用播放录音带的方式进行，待被治疗者熟悉指导语后，便可以让其默诵指导语。

（六）治疗过程中注意不能使患者有疲劳或疼痛的感觉。

（七）根据患者的情况，可以每日进行生物反馈训练1次或数次，每次5~40min，一般10~20次为一个疗程。有些疾病常常需要连续训练数周乃至数月。

四、常用的生物反馈治疗

（一）紧张性头痛

紧张性头痛是由于精神紧张、焦虑导致头面颈肩部肌肉紧张或血管长期持久收缩而引起的发作性头痛，是一种常见类型的头痛。发作时，头部颈部肌肉发生痉挛。此类患者往往对自身要求高，又过于谨慎，对人们的议论过度敏感，使精神状态长期处于紧张、恐惧和焦虑之中，又表现为强力的克制，对环境充满不安全、对立或冲突感。这些强烈的内心体验，构成了紧张性头痛的中枢机制。长期的情绪不安、焦躁、不协调而致头部肌肉持续性收缩。

紧张性头痛治疗前，先要排除器质性病变，向患者说明生物反馈治疗的必要性，使患者积极配合治疗，一般采用额肌电反馈训练。训练时让患者在治疗过程中注意自己额部异常的肌电信号，与不发作时正常额部肌电信号相比较，鼓励患者通过主观意识去努力降低反馈仪所反馈的肌电信号，从而达到放松的目的。每次训练30~40min，每日1次，15~20次为一个疗程。一般经过1周的治疗后，大多数患者都能控制额部异常的肌电活动。为了巩固疗效，必要时可以进行数个疗程的治疗。

（二）偏头痛

偏头痛是由于发作性血管舒缩运动不稳定而引起的一侧头痛。发作时常伴有恶心、呕吐，46%～55%的患者有家族史。患者除有些特殊的心理、社会冲突因素外，常表现为勤奋、好胜、力求适应困难的环境。这些紧张、冲突的刺激因素，可能成为自主神经紊乱的致病因素。本病特点是单侧头痛，伴有胃肠功能紊乱，用血管收缩药物(尤其麦角胺类)可缓解或预防。偏头痛的前驱症状与颅内动脉广泛收缩，与交感神经亢进有关，头颅血管的反跳性扩张是引起头痛发作的原因。故此种头痛也称血管神经性头痛。可通过额肌电反馈放松训练缓解疼痛，亦可通过手指皮肤温度生物反馈疗法。当交感神经兴奋性降低时，常出现手部发热，几分钟内局部温度可上升5℃，与此同时，头痛可以缓解。可以利用这一原理，通过手指皮肤温度生物反馈疗法，达到随意控制交感神经兴奋性的目的。开始可以给患者降低手温的反馈训练（将双手浸入冷水中），这时头痛无明显改善；随后给患者手部加温（将双手浸入温热水中），当手部温度明显升高、局部发红时，头痛症状立即减轻并逐渐消失。

（三）肢端动脉痉挛症（雷诺综合征）

为血管神经功能紊乱所引起的肢端小动脉痉挛性疾病。根据病变发生在上肢或下肢，可分别采用手部温度反馈或足部血容量反馈，并配合应用松弛疗法。现以常用的手部温度反馈为例，可将热敏电阻固定于患者左手，它把细微的温度变化连续记录并显示于电脑屏幕，每3s将一瞬间的平均温度与刚过去的3s平均温度加以比较，如果净增温度超过0.1℃，即将此信息反馈给患者。若患者自觉稍有温热感时，工作人员及时提示患者，此时手指和/或足趾血流量立即有显著增加。治疗每日1次，15~20次为一个疗程。

（四）偏　瘫

脑卒中患者生命体征平稳后，常出现不同程度的功能障碍，极大地影响患者的日常生活活动能力；给家庭及社会带来沉重的负担。如何最大限度地恢复患者的运动功能，提高上肢活动能力和独立步行能力，从而最大限度地改善其日常生活质量，是康复医学的一项重要内容。脑卒中后的功能恢复包括两个过程：适应性恢复和内在性恢复。适应性恢复是学会使用健侧的过程；内在性恢复是指对患侧的神经控制的恢复过程。这两个过程可能同时存在，并均与中枢神经系统的变化有关。脑的可塑性理论和大脑功能重组理论是中枢神经损伤后功能恢复的重要依据，以这些理论为基础的各种治疗方法，被应用于脑卒中患者的康复治疗中，以促进功能的恢复。肌电生物反馈疗法是近年来运用于脑卒中康复治疗比较有前景的新的治疗方法。首先向患者说明仪器工作原理、作用和训练方法，要求患者集中注意力按照治疗师或电脑提示活动患肢。针对改善上肢的运动功能，根据患者情况需要改善三角肌、肱二头肌、肱三头肌、腕背伸肌群等肌肉的活动能力。以腕背伸肌群为例，患者取卧位或坐位，将电极置于患肢前臂伸肌肌群表面皮肤上，采用自动或手动模式，刺激波形为方波，刺激频率35～50Hz，波宽200μs，刺激时间5～6s，间歇时间15～20s，每周5次，每次20min。确保患者能看到显示器上的自主肌电信号，听到扬声器发出的声音，使患者逐渐通过反馈信号控制瘫痪肌肉的功能。处于TrombonistⅠ期的患者，采用手动刺激的方式，治疗时要求患者在给予刺激的同时观察显示器上肌电信号的变化和腕关节的运动，并在大脑中强化这一信息和过程。处于TrombonistⅡ期及Ⅱ期以上的患者采用自动刺激的方式，治疗时根据仪器的提示进行肌肉的主动收缩训练。另外，对于上肢屈肌肌张力较高的患者，治疗前采用反射性抑制等方法，充分降低肌张力后再进行训练。针对改善下肢运动能力，需改善髂腰肌、臀大肌、股四头肌、腘绳肌、胫前肌、小腿三头肌等肌肉的活动能力。以胫前肌为例，患者取卧位或坐位，患侧下肢酒精脱脂，电极贴在患侧下肢胫前肌表面皮肤。参数设置与上肢相同，强度逐渐调至患者可适应。嘱患者进行踝背屈。要求患者注视反馈仪显示屏上的肌电信号，当反馈仪发出指令后，让患者主动收缩相关肌群，如达到设定阈值则给予1次电刺激，引发靶肌肉收缩；随着患者功能情况改善，反馈仪会自动调高诱发点阈值，促使患者增强肌肉收缩强度。每次20~30min，每天1次，每周6次，共4周。

（五）原发性高血压

原发性高血压，约占高血压患者的90%，病因尚不明确，一般认为与遗传、饮食、体重及精神、情绪持续紧张等因素有关。通过生物反馈的训练，能降低交感神经兴奋性，使血中儿茶酚胺含量下降，周围血管扩张。对精神紧张、心理障碍等因素造成或加重的高血压病其疗效更显著。应用血压生物反馈和其他放松性生物反馈训练，可使部分原发性高血压病患者学会自我调节血压，减少降压药服用剂量。国外有人报道，经过生物反馈训练，一些患者可使平均动脉压降低2.1~2.6kPa。治疗时将袖带固定于上臂，根据仪器显示的血压数值，指导患者放松全身肌肉，努力通过主观意念调节血压的变化。一般情况下，每次生物反馈治疗持续30min，每日1次，20~30次为一个疗程。

（六）腰背痛

为康复科常见病，患者常伴有不良情绪。如抑郁、无力感、易生气等。使用肌电生物反馈疗法对患者进行放松训练，通过使全身肌肉充分放松，而使局部疼痛消失，放松程度可用肌电水平监测。我们也曾对腰背痛的患者在全身放松的基础上，也可在局部疼痛部位训练降低肌电水平而收到治疗效果。

第十三章　压力疗法

第一节　概　述

地球的周围被厚厚的空气包围着，这些空气被称为大气层。空气的内部向各个方向都有压强，这个压强被称为大气压，人类时刻受到大气压的影响。当生活环境的压力改变时，不论是增高还是降低，由于突然破坏了长期以来所适应了的环境，会对机体的生理功能产生影响。通过改变作用于人体的压力大小达到改善或治疗某些疾病的方法称为压力疗法。

一、定　义

压力疗法（Pressure Therapy Or Compression Therapy）是指对肢体施加压力，以改善肢体血液循环或提高心、脑、肾等重要脏器的血流量，以纠正上述组织器官缺血、缺氧的治疗方法。可以是增高压力，也可以是降低压力，或者两者交替。

二、压力疗法的分类

如果将正常环境下的大气压设为“0”，则把高于环境大气压的压力称为正压，低于环境大气压的压力称为负压，压力疗法可分为正压疗法与负压疗法，或两种压力交替的正负压疗法。临床上常用的方法有：正负压疗法、负压疗法、正压疗法（正压顺序循环疗法和体外反搏疗法）。

三、压力治疗原理

压力疗法主要应用于人体四肢，通过改变肢体外部的压力来促进肢体的血液循环，因此，不仅可以治疗肢体的血管疾患，还可以预防和治疗由血液循环障碍所引起的各种继发病变。

当正压作用于肢体时，毛细血管和静脉中的血液以及淋巴管中的淋巴液受到挤压，向压力较小的肢体部位流动，如果这种压力梯度设计是从远心端向近心端依次进行，即可使外周瘀积的血液、淋巴液向近心端方向流动，重新进入血液循环，而随着远端毛细血管的排空，引起组织水肿的液体也可重回血管中，使水肿减轻或消除。

当负压作用于肢体时，由于肢体外部压力低于体内压力，血管被动扩张，同时沿动脉血流方向的压力下降梯度明显增大，肢体被动充血，大量动脉血的流入和微循环改善，使肢体营养和能量的供给得以改善，有利于组织的修复和侧支循环的建立。毛细血管壁两侧压力的变化，也可促进血管内外的物质交换，改善由于血液黏稠度增大和红细胞弹性降低引起的物质交换障碍。血液循环的加强使肢体组织的营养状况得到改善，可促进溃疡、压疮的愈合，促进坏死组织的再生、修复和水肿的吸收。我国中医的拔罐疗法，可以看作是一种局部的负压疗法。

第二节　正负压疗法

一、概　述

正负压疗法(accumulate compression therapy，VCT)是正负压交替作用于人体局部以促进血液循环的物理疗法。

正负压疗法主要应用于人体四肢，通过改变肢体外部的压力来促进肢体的血液循环。因此，该疗法不仅可以治疗肢体的血管疾患，还可以预防和治疗由血液循环障碍所引起的各种继发病变。

二、治疗原理及治疗作用

正负压治疗过程中，正负压的变化是周期性的，促使毛细血管壁两侧压力也产生一个周期性的压力差，相当于在微循环内加入一个吸排泵的作用，它可以促进血管内外的物质交换，改善由于各种病因造成的物质交换障碍，促进溃疡、压疮以及局部营养障碍引起的各种病变的再生与修复。

三、治疗技术

（一）设　备

目前所采用的正负压疗法装置多为电脑调控舱式正负压治疗仪（图14-3），主要部件有：高度和倾斜角度可调的透明筒状压力舱及密封、肢体固定装置，操作和控制系统，压力表等。

（二）治疗方法

1. 操作步骤

（1）患者可采取坐位或仰卧位。

（2）调整好压力舱的高度和倾斜角度，以使患者在治疗过程中体位舒适，便于治疗。如患肢水肿，可采取水平位；如仅有动脉循环障碍而无水肿，可稍向下倾斜。压力舱底部垫数层大毛巾，以增加舒适性和稳定性。

（3）将患肢裸露，伸入舱内，用与患肢周径相符的柔软而有弹性的垫圈，使之在压力舱口处固定，并密封舱口。

（4）适当移动治疗仪，使舱口尽量靠近患肢根部，再将患者的座椅或床与仪器用皮带固定好。

（5）设定所需的正、负压力值，通常认为压力设定在-50mmHg（-6.67kPa）~+100mmHg（+13.3kPa）较适宜。治疗时宜从正压相开始，使肢体瘀血排除后，再给予负压使之充血。

（6）设置持续时间：打开电源开关，舱内压力从“0”开始缓慢增高，达到设定的正压值后维持一段时间，再缓慢下降至负压设定值，保持一段时间后，再缓慢回升，每个周期为90s或更长时间。

（7）治疗时间：单侧患肢为每次治疗时间30~60min，如双侧均需治疗，则可每一肢体治疗45min；若病情较重者，患肢治疗可达1.5h，另一肢体治疗30min。

（8）病情极重，可在一天内治疗数次，不宜一次连续治疗时间过长。一般情况每天治疗1次，或每周5～6次，如病情减轻，可减至每周治疗3次。一般20～30次为一个疗程。病情较轻的患者可结合运动疗法治疗，以加速患肢恢复。

2. 动态观察

在治疗过程中，可透过舱壁观察患肢皮肤的颜色变化。在正压相，毛细血管内血液被排空，皮肤苍白；在负压相，肢体充血，皮肤变红。在治疗的最初阶段，这种变化可能不十分明显，因为瘀血的消除和组织状态的恢复需要一定的时间，病情越重则所需时间越长。如治疗一段时间后，发现在正压相指（趾）末端，仍不能呈现苍白颜色，或在负压相肢端末充血，则应适当延长正压或负压相治疗时间，以达到肢端有明显的由苍白转红的颜色变化。尽量不使正压或负压持续时间过长，以免损伤血管。调整压力的大小要慎重，如正压过大，不仅会使管壁较薄弱的静脉和毛细血管受压变形，管壁较厚的动脉也将受压使管腔闭合，加重动脉循环障碍甚至造成新的损伤；负压过大，则易使毛细血管过度充血，管壁破裂，血液外渗形成出血点或瘀斑。故治疗过程中一般只调整正负压作用时间，而不调整压力的大小。

四、临床应用

（一）适应证

1. 四肢动脉粥样硬化，动脉中层硬化，血栓闭塞性脉管炎。

2. 单纯性静脉曲张，静脉炎早期和病情已稳定的动脉栓塞引起的循环障碍。

3. 周围血液循环障碍，包括雷诺综合征，外伤后血管痉挛，弛缓性瘫痪合并循环障碍（如肩手综合征）。

4. 糖尿病性血管病变。

5. 免疫性疾病引起的血管病变，如多动脉炎，硬皮病，系统性红斑狼疮，类风湿性关节炎合并脉管炎。

6. 其他非禁忌疾病引起的血液循环障碍，如真性红细胞增多症。

7. 淋巴水肿，如乳腺癌术后术侧上肢淋巴性水肿。

8. 冻伤。

9. 局部循环障碍引起的皮肤溃疡、褥疮、组织坏死等。

10. 预防手术后下肢深静脉血栓形成。

（二）禁忌证

血栓形成和血管栓塞早期；动脉瘤；出血倾向；近期外伤；治疗部位的感染和恶性肿瘤；大面积坏疽（以防大量有毒物质进入血液）；血管手术后。

（三）注意事项

1. 治疗前应检查设备是否完好和患者有无出血倾向。

2. 每次治疗前应检查患肢，如有尚未结痂的溃疡或压疮，应加以隔离保护后再治疗，如有新鲜出血伤口则应暂缓治疗。

3. 治疗时，患者应在清醒的状态下进行，患肢应无感觉障碍。

4. 治疗过程中，应注意观察患肢的颜色变化情况，并询问患者的感觉，根据情况及时对治疗剂量进行调整。

5. 正负压治疗简便、安全、无痛苦、无损伤、无副作用，治疗前应解除患者顾虑，鼓励患者积极参与配合治疗。

第三节　负压治疗

一、概　述

负压疗法是利用低于大气压力作用于人体的治疗方法。可分为全身负压和局部负压两种。目前仅局部负压治疗用于临床治疗。根据其作用于局部范围的大小可分为腹部负压、股部负压、下半体负压、肢体负压及拔火罐等。不同部位的负压疗法有各自的适应证，目前常用的是肢体负压疗法，主要用于动脉硬化性闭塞、血栓闭塞性脉管炎及雷诺综合征等。一般认为凡肢体缺血性疾病，若不宜手术或患者不愿手术。均可应用负压治疗。另外，有的仪器在负压舱内配有药液雾化和吹氧装置，以取得更好的疗效。

二、治疗原理及治疗作用

目前肢体负压的作用机制尚不十分清楚，可能与下列因素有关。

1. 负压下血管被动扩张，血流量增加

Boles实验观察发现，体表在局部负压下，局部组织内压力下降，使血管的跨壁压升高，从而可引起血管扩张。若负压较大，能克服血管平滑肌地收缩，动脉可出现持续性扩张。动脉扩张，将使肢体血流量增加。在动脉闭塞性病变的早期，负压下病变动脉可有一定程度的扩张。晚期患者，负压下病变动脉虽难以扩张，但是周围的正常或病变轻的分支小动脉仍可以被扩张，有助于侧支循环的建立。

2. 微循环改善

微循环的调节因素较多，局部调节为其中之一，由局部血管活性物质、组织代谢产物及血管平滑肌自身作用来实现。其中，组织代谢产物的作用占75%。因静脉平滑肌很少，负压下静脉扩张更为明显，局部呈瘀血状态，组织代谢产生的乳酸、二氧化碳、组胺等聚集。这些血管活性物质，可使微血管扩张，全部毛细血管床开放，微循环血流增加，组织营养改善。通过对上肢末端指甲微循环的观察，治疗后93%的患者得到改善。

3. 血液流变好转

动物实验观测，肢体负压治疗后全血黏度、血细胞比容、纤维蛋白原及红细胞电泳时间等均有好转。

4. 血管活性物质的变化

（1）P物质（Substance P）及降钙素基因相关肽(CGRP)的释放增加：P物质

对外周血管具有强大的扩张作用，CGRP对外周血管，尤其是对微血管有强烈的扩张作用，是目前所知体内最强的血管扩张物质，对平滑肌具有直接扩张作用。此外，P物质及CGRP免疫反应阳性神经纤维减少，阻止疼痛信息的形成，减少伤害性刺激的传入，达到抑制疼痛的目的。

（2）内皮衍生舒张因子（EDRF）释放增多：近年研究证明，EDRF就是一氧化氮。肢体负压可使血管扩张，血流量增加，而一氧化氮合酶能力并无下降，从而可致EDRF合成释放增加。

（3）血管收缩剂血内皮素（ET）降低。

（4）抗缺血肢体自由基损伤。有研究表明，负压疗法可减少缺血肢体的脂质过氧化反应，使血中脂质过氧化物（Lipid Peroxides，LPO）降低，而超氧化物歧化酶（Super Oxide Dismal，SOD）活性增加，增加氧自由基的清除能力，减轻缺血损伤。

三、治疗技术

（一）设　备

与正负压治疗仪结构相似，或仅有负压治疗部分。可将上肢或下肢单独放入舱内，出入口处由专用的垫圈密封，用空压机抽取舱内空气，产生负压。舱内留有可观察肢体情况的“窗口”。有的仪器在负压舱内配有药液雾化和吹氧装置，以取得更好的疗效。

（二）治疗方法

1. 患者取坐位或仰卧位。

2. 调整好压力舱的高度和倾斜角度，以使患者在治疗过程中的体位舒适，利于治疗。如患肢水肿，可采取水平位；如仅有动脉循环障碍而无水肿，可稍向下倾斜。压力舱底部垫数层大毛巾。

3. 将患肢裸露，伸入舱内，用与患肢周径相符的柔软而有弹性的垫圈使之在压力舱口处固定，并密封舱口。

4. 适当移动治疗仪，使舱口尽量靠近患肢根部，再将患者的座椅或床与仪器用皮带固定。

5. 打开电源开关，使舱内压力从“0”位开始缓慢下降至负压设定值，开始计时。压力范围为−65~−130mmHg（−8.6 ~ −17.3kPa）。上肢压力−65~−100mmHg（−8.6 ~ −13.3kPa）,一般为−80mmHg（−10.7kPa）；下肢压力−80~−130mmHg（−10.7~−17.3kPa），一般为−100mmHg（−13.3kPa）。

6. 每次治疗10 ~ 15min。

7. 每日1次，10 ~ 20次为一个疗程。

四、临床应用

（一）适应证

血管闭塞性脉管炎、闭塞性动脉硬化、雷诺综合征、糖尿病足及下肢坏疽，凡肢体缺血性疾病，若不宜手术或病人不同意手术者，皆可应用肢体负压治疗，但以临床分期Ⅰ~Ⅱ期者为最好。

（二）禁忌证

出血倾向；静脉血栓早期；近期有外伤史；动脉瘤；大面积坏疽；血管手术后；治疗部位有感染灶；治疗部位有恶性肿瘤。

（三）注意事项

除了正负压治疗注意事项之外，还应注意：

1. 患者对负压引起的感觉，不如正负压治疗舒适，压力过大还会出现胀感，应根据患者耐受情况，使压力达到适宜强度。

2. 负压治疗肢体出现瘀血是正常反应，瘀血在停止治疗2h后即可恢复，但应防止肢体出血，如有明显出血情况应停止治疗。

3. 负压治疗时间，比正负压治疗短，应严密观察患肢治疗中的皮肤变化。

第四节　正压顺序循环疗法

一、概　述

正压顺序循环疗法（Sequential compression therapy）采用气袋式的治疗装置，通过套在肢体上的气囊有规律地充气、排气而压迫肢体软组织，促使肢体组织间隙的过量积液由肢体远端向近端挤压，经静脉和淋巴管回流，并可防止水肿液的回流，以消除肢体局部水肿的治疗方法。目前临床上应用广泛，模仿按摩手法，治疗过程较舒适，因仪器体积小，操作简便，可在患者家庭中使用。

二、治疗原理及治疗作用

目前机制尚不明确，经研究显示，可能与以下因素有关。

1. 提高组织液静水压，迫使静脉血和淋巴液回流。人体组织液静水压正常值约为1.33kPa，肢体加压时，经组织间压力传导，组织液静水压可提高到6.67kPa以上，以产生克服毛细血管内压及组织间胶体渗透压的作用，从而促进组织间液向静脉及淋巴管内回流。肢体软组织创伤初期，由于需要肢体制动而减少肌肉的收缩，使肌肉对静脉的唧筒作用丧失。当加压治疗时，套在肢体上的气囊由远端向近端序贯充气(挤压)及排气(放松)，对静脉和淋巴管起到唧筒作用，从而迫使静脉血和淋巴回流，有利于肢体水肿的消除。

2. 增加纤溶系统的活性。目前研究显示，使用正压顺序循环疗法治疗可增加纤溶系统的活性，刺激内源性纤维蛋白溶解活性。其机制可能是减少纤维蛋白溶酶原活化素抑制因子-1(PAI-1)，使组织型纤溶酶原活化素（CPA）的活性增加所致。

3. 当压力在15～25mmHg(1mmHg=0.133kPa)时，瘢痕血管供血减少，导致局部缺氧，使成纤维细胞、胶原细胞和基质的增生受到抑制，从而使螺旋状胶原纤维重新排列，组织中二氧化碳分压上升、氧分压下降、血管数量减少、管腔变窄、内皮细胞变性、核破碎等，造成组织缺血。局部血清中抑制胶原纤维的a-M

球蛋白减少，有利于胶原酶的出现，从而破坏胶原纤维。同时，缺血后合成黏多糖的酶减少，水肿减轻，减少了黏多糖的沉积与合成，使胶原生成减少，在缺氧状态下承担细胞氧化功能的线粒体肿胀、空泡化，使成纤维细胞增生受阻，产生胶原纤维的能力大减，从而抑制瘢痕的生长。

有研究显示，使用正压顺序循环疗法治疗后可使下肢静脉排血量显著增加，血流速度增加，在充气加压期间血流速度有短暂时间为零，提示静脉排空良好。治疗后血液中纤维蛋白降解产物和纤维蛋白原降解产物显著增加，复合物也显著增加，而优球蛋白溶解时间明显缩短，PAI-1也减少，股静脉血流量明显增加，停用后上述结果迅速恢复到原来水平。有一组研究数据显示，在预防术后静脉血栓形成方面本疗法与低分子肝素的预防效果相近。

三、治疗技术

（一）设　备

正压顺序循环治疗仪(consequential)为气袋式治疗装置，由主机(气泵和控制系统)、导气管道和上下肢气套囊三部分组成。用于治疗上、下肢，有不同形状、大小的袖套或腿套；分别由四节相对独立的充气袋组成，各自有通气导管与控制装置相连。根据型号不同，目前厂家生产的有4～12腔不等的气袋治疗仪，每腔压力为0～180mmHg可调，采用梯度加压的工作方式。腔的数量越多，分级加压层次越多，对于逐级加压越有利。每腔压力可单独设定，如遇伤口处不宜加压，可设定该处“0”压力以跳过此处，套筒坚固耐用，内有衬垫，方便拆洗。并且有些设备可选配髋部套筒，同时可选择多种工作模式，单独设定各气套囊充气的顺序及压力，即可完成由远心端向近心端的顺序循环加压治疗，必要时也可完成由近心端向远心端的反向顺序循环加压治疗。对一些以改善末梢循环为目的的治疗，也可选用组合正向与反向加压交替的治疗模式。

（二）治疗方法

1. 患者取坐位或仰卧位。

2. 选择大小合适的气囊套在患肢上，并拉好拉链。

3. 将导气管按顺序插在气囊接口上。

4. 设定压力及时间，打开电源即开始治疗。其末端压力可设定在100～130mmHg(13.3～17.3kPa)，其他各节段压力由电脑控制相应递减或人为手动调节。每次治疗20～30min，特殊患者小于60min。

5. 治疗每日1或2次，6～10次为一个疗程。

四、临床应用

（一）适应证

肢体创伤后水肿；淋巴回流障碍性水肿；截肢后残端肿胀；复杂性区域性疼痛综合征（如肩手综合征）；静脉瘀滞性溃疡；对长期卧床或手术被动体位者预防下肢深静脉血栓形成。

（二）禁忌证

肢体重症感染未得到有效控制；近期下肢深静脉血栓形成；大面积溃疡性皮疹；有出血倾向者。

（三）注意事项

1. 治疗前，应检查设备是否完好和患者有无出血倾向。

2. 每次治疗前，应检查患肢，若有尚未结痂的溃疡或压疮应加以隔离保护后再行治疗，若有新鲜出血伤口则应暂缓治疗。

3. 治疗应在患者清醒的状态下进行，患肢应无感觉障碍。

4. 治疗过程中，应注意观察患肢的肤色变化情况，并询问患者的感觉，根据情况及时调整治疗剂量。

5. 治疗前应向患者说明治疗作用，解除其顾虑，鼓励患者积极参与并配合治疗。

6. 对老年及血管弹性差者，治疗压力可从低值开始，治疗几次后逐渐增加至所需的治疗压力。

第五节　体外反搏疗法

一、概　述

体外反搏（External Counter，ECP）是一种体外无创伤性的，主要用于心脑血管缺血性疾病防治的物理疗法，20世纪80年代初在我国研制成功并用于临床。它是通过一种心脏辅助循环装置——ECP装置（相当于附加泵）来实施治疗的。是以心电R波作触发，有规律地充气、排气，在心脏进入舒张早期时，给四肢（主要是双下肢）及臀部的气囊充气加压，自远端向近端顺序地加压，迫使自主动脉流向四肢的血流受阻，并产生逆行压力波，使血液返回大动脉，从而提高主动脉舒张压，增加心、脑部的血流供应，由此周而复始，达到治疗疾病的治疗方法。

ECP的问世为心脑血管缺血性疾病的治疗开辟了新的途径。不但疗效显著，价格便宜，而且无危害、无痛苦，易被患者接受，所以前景广阔，值得推广。

目前国内外不同生产厂家研制开发的ECP装置，多属于增强型，应称为增强型体外反搏装置（Enhanced External Counter，EECP），故EECP可泛指“体外反搏”。

二、治疗原理及治疗作用

（一）治疗原理

1. ECP对血流动力学效应的影响

（1）ECP对动脉压的影响

① ECP可提高主动脉舒张早中期压力（而不影响舒张末压），增加冠脉血流，促进吻合支开放和侧支循环形成；并可降低主动脉收缩压，减轻后负荷（心室射血阻抗），降低心肌做功，使耗氧量下降而达到治疗冠心病之目的。

② ECP对脑血流的影响 由于ECP能提高主动脉舒张期血压，既能提高颈总动脉压力；同时伴随心脏功能的改善，心排血量增加，脑血流量也随之增加；脑血

流量的增加（统计数约增加70%），使吻合支开放，侧支循环形成，脑血管总面积增加，由此达到治疗缺血性脑血管病之目的。

③ ECP对肾血流的影响 ECP能增加心排血量，必然增加肾血流灌注；同时由于主动脉舒张压的增高，使肾动脉灌注压维持时间明显延长，肾血流量的增加和灌注压时间的延长，使肾有效血浆流量明显增加，由此达到治疗与肾血流量相关的许多疾病。

④ ECP对肢体血流的影响 ECP时气囊不断的充气、排气，肢体血管被有序地压迫和放松，增加了管内的压力差，使通过血管截面的顺向和反向流速、流量均明显增加；流速流量的变化，使肢体动脉吻合支开放，侧支循环形成。此为治疗肢体缺血性疾病——脉管炎、雷诺综合征等提供了理论依据。

⑤ ECP对血管壁剪切应力的影响。剪切应力是血液在流动时顺血流方向作用于血管腔侧内皮细胞单位面积上的压力，实验表明：剪切应力的大小不仅可以影响内皮细胞的形态结构，而且可以调节血管收缩、舒张反应，影响血管内皮细胞的抗血栓能力。ECP可以引起体内血管壁剪切应力的变化，由此治疗相关疾病。

（2）ECP对心功能的影响 ECP能显著增加心排血量（增加15%～45%），其原理为：ECP时，壁薄的静脉和淋巴管更易受到挤压，回心血量增多，并且随着冠脉血流增加，心肌供血和心肌代谢的改善，主动脉收缩压下降，左室后负荷减低，左室射血功能改善，使心排血量增加。ECP时回心血量增加，心搏量增加，心输出量增加，心脏指数提高，心肌顺应性改善；并且外周血管阻力下降，心脏后负荷降低，心排血量增加，有利于各种心脏病的治疗；ECP增加心肌血氧供应，改善心肌舒缩功能，使心室射血时间延长，心缩末心室内径缩短，心缩末容量减少，舒张末内径扩大、容量增加，改善心肌协调运动能力，明显提高心脏功能。

2. ECP对血液流变学效应的影响

ECP时由于灌注压的增高，切变率加大，聚集和形成缗钱状的红细胞发生解聚，由聚集转为分散，血黏度随之下降；由于切变率的加大，血浆中纤维蛋白原等大分子桥联作用被破坏，血浆的结构黏度降低导致血浆黏度下降；同时细胞外液和组织间液向血管内转移，有效血容量增加，血液被稀释，比容也随之下降。

由此导致全血低切黏度、高切黏度、血浆黏度、红细胞比容、血沉方程K值、红细胞电泳时间、红细胞聚集指数、纤维蛋白原等明显降低，使缺血组织的供血增加，达到治疗缺血性疾病的目的。

3. ECP对微循环的影响

随着前已述及的血流动力学和血液流变学的改变，血管的灌注流量明显增加，脏器微循环明显改善（包括试验观察到的小动脉扭曲打结的微血管变直，流速加快，瘀滞消失；毛细血管的微血管网密集丰富，管腔变粗；静脉丛数量增加、口径增粗、管袢长度增加、流速加快、由曲流变直流等），由此而达到治疗与微循环障碍有关的疾病。

4. ECP对生物学效应的影响

（1）ECP对心钠素的影响：ECP时静脉回流量和淋巴回流量增加，中心静脉压升高，右心房压升高，刺激右心房，促使心房组织对心钠素的分泌和释放，产生利尿作用及其他效应。

（2）ECP对前列环素和血栓素A_2的影响：ECP时，强大的冲击力使血管压强增加、搏动幅度增加、血流加速，前列环素上升，前列环素／血栓素A_2比值增加，而有利于冠心病等缺血性疾病的恢复。

（3）ECP对氧自由基和脂质过氧化作用的影响：ECP可使超氧化物歧化酶增加，谷胱甘酞过氧化物酶增加，黄嘌呤氧化酶下降，脂质氧化酶下降，清除氧自由基，保护细胞不受损伤，特别是对缺血细胞起到保护作用，即增加了心肌细胞抗氧自由基的防御功能，减轻脂质过氧化对缺氧心肌细胞的损伤作用，阻止缺血心肌向不可逆方向发展，达到治疗冠心病的目的。

（4）ECP对血小板的影响：ECP所形成的振荡血流（脉动流）使血液涡流中聚集物质解聚，使血液流速加快，血小板互相接触时间减少，不易聚集，已形成的聚集发生解体，血栓形成减慢；同时由于灌注压升高，切变率加大，可使缗钱状红细胞解聚，血黏度下降，且此解聚也影响血小板活性，使血小板聚集下降；ECP使淋巴液回流增加，血容量加大，血小板被稀释；且改变内皮细胞功能，使血浆中前列环素含量增加，抑制血小板聚集。

（5）ECP对内皮细胞的影响 ECP可增加组织灌注，改善微循环，使内皮细胞供氧增加、代谢改善、损伤减轻；并可减轻缺血心肌自由基的生成，增强氧自由基清除酶的活性，使血浆氧自由基含量降低，减少对内皮细胞的损伤；尚可使血流速度加快，降低血小板活性，使血小板与血管壁接触时间缩短，相互作用减弱，内皮细胞损伤减轻。

（6）ECP对内皮素的影响 ECP使内皮细胞功能改善，合成和释放多种舒张血管物质（如前列环素、一氧化氮等），此类物质是血浆内皮素（缩血管作用）的生理拮抗剂，其增加使内皮素-1含量下降；并可使内皮素-1灭活及清除加速。内皮素-1的减少有利于血管内皮细胞损伤的修复和血管的舒张。

（7）ECP对血管紧张素转换酶的影响 ECP提高血管切应力时，肾素—血管紧张素系统受到抑制，防止血管收缩，解除血管痉挛，有利于吻合支开放和侧支循环形成。

（二）治疗作用

1. 提高主动脉内舒张压，增加冠状动脉灌注压。在体外反搏作用下，主动脉内压力明显升高，驱使血液流向冠状动脉，从而增加冠状动脉灌注区，提高心肌供血量。同时在反搏时亦能提高脑、内脏的血流量。这是体外反搏治疗冠心病和其他缺血性血管疾病的基本原理。上述变化在反搏停止后即消失。因此，体外反搏的这种效应被认为是即时效应。

2. 增加侧支循环体外反搏增加了冠状动脉健支的灌注压，进一步加大了上述压力差，使侧支循环更加丰富，改善缺血区的供血。这种作用被认为是体外反搏的后期效应。

3. 对血液黏度的影响。体外反搏通过提高舒张压而加快血流速度起到降低血液黏度的作用。

三、治疗技术

（一）设　备

体外反搏设备按驱动动力，可分为气压式和液压式；按充气方式，可分为非序贯式和序贯式；按反搏部位，可分为双下肢反搏、双下肢加臀部反搏、四肢反搏及四肢加臀部反搏；按正负压力，可分为正压反搏和正负压反搏。目前国内多数医院使用的体外反搏仪是单纯正压型和正压、负压双向型体外反搏仪，均为四肢序贯式充排气反搏器。体外反搏装置的基本结构均由控制系统、床体和专用气泵三大部分组成。

（二）治疗方法

1. 治疗前准备

（1）首先按操作规程检查各个接头连接是否正确及牢固，将充排气开关置于“0”位，再将心电模拟开关置于“模拟位”。开监控系统电源，则心率指示灯、充排气指示灯闪光。调整相关旋钮使心电波、充排气讯号、脉搏波在示波荧光屏上的亮度及位置适宜。

（2）向患者说明，在治疗时有肢体紧束感及跳动感而无明显不适及危险，以免患者因紧张造成心动过速而影响反搏效果。让患者仰卧于反搏床上，接心电电极，红色正极置于心尖部，白色负极置于胸骨右缘第2或3肋间，黑色地线置于剑突下。电极要用胶布固定牢固，以免在治疗中松动而影响触发充气。

（3）根据患者体形选择大小合适的气囊套包扎于四肢及臀部，注意应嘱患者穿着棉质柔软衣裤；包扎时拉平衣裤，以防打褶处磨伤皮肤。气囊套要松紧适度，一般以在气囊套与肢体之间能插入两指为宜。气囊套连接软管不可过于拉长或扭曲。

（4）置心电开关于“心电位”，开启导联开关后，在示波屏上显示心电波，推动充气调节旋钮的位置，使充气讯号落在T波顶峰处，推动排气旋钮使排气讯号在下一个QRS波之前50ms结束，心率较慢者可根据情况提早排气。

2. 治疗及监控

（1）反搏比率开关置于“1：1”档，即反搏与心率次数一致。如患者心率过快，可置于“1：2”档，即2次心搏进行一次反搏。

（2）开启充排气开关，可听到电磁阀动作声响。为防止在开泵时充气压力突然上升，应将调节阀旋转至起始端。

（3）开启气泵开关，旋转调压阀使充气压力逐渐上升。治疗时充气压应维持在263~303mmHg（0.035~0.042MPa）。气囊序贯时限为40~50ms。

（4）将脉搏传感器耳夹夹于患者耳垂，开启脉搏观察开关，在示波器上观察脉搏曲线。通过调整充气钮（即充气时限）和调整调压阀，使反搏波起始于主波峰值之后约50ms处或于重搏波起始切迹处，并使反搏波波峰略高于主波波峰约20%或至少与主波搏持平，如此疗效较好。

（5）反搏气压应保持相对恒定，充气压以压力表指针摆至最大时读数为准，当患者心率变换时，为了避免压力过高或过低，需注意调整调压阀。

（6）当控制系统发生故障或心律失常时，应立即关闭气泵。故障排除或心律正常后重新开启仪器。

3. 停止治疗步骤

（1）先旋转调压阀，使压力下降，再关闭气泵。

（2）关闭全部充气开关，而后关闭排气开关。

（3）关闭耳脉开关，取下脉搏传感器、心电极。解除全部气囊，各开关、旋钮恢复到“0”位或原位。关闭监控系统电源，

4. 治疗时间、频次与疗程

每次40~60min，每天1次，连续12次为一个疗程。根据病情可连续治疗2~3个疗程。

（三）影响体外反搏疗效的主要因素

1. 充气起始时间

充气起始时间必须正好处于心脏舒张期的开始。目前临床大多采用耳垂脉搏

波作为反搏效应的客观指标。反搏时为了使重搏波峰值尽可能超过叩击波峰值，操作者往往会将反搏充气起始时间不断前移，这样有可能使充气起始时间落在前一心动周期的心脏收缩后期，从而增加心脏的负荷。采用耳垂脉搏波无法解决这一问题，必须采用颞动脉压力脉搏波。

2. 保压时间

为了使冠状动脉能有一个较长的灌注时间，主动脉舒张压升高需有一个持续时间(即保压时间)，因此在实际操作中更应注意舒张波面积与收缩波面积之比。有学者提出，当反搏产生的舒张压面积与收缩压面积之比为1.5~2.0时，将获得最佳的血流动力学效果。

3. 充气压力

气囊对肢体的作用为反搏的效应器，而充气压力是效应器的决定性因素。以指动脉压力脉搏波(简称“指脉波”)为观察指标，在充气时间确定后，气囊内的压力以达到指脉波之舒张波升高并最大限度超过收缩波，且舒张波的面积明显大于收缩波面积时所需的最小压力为宜。反之，过小的充气压力只促使大量静脉血回流，肢体动脉血无明显反流至主动脉，从而增加心脏的负担，这是不利的。一般充气压力不得小于0.03MPa，以0.035~0.045MPa为体外反搏治疗标准压力（正压反搏为0.04~0.06MPa）。

在实际操作时，要注意气囊内压力和充气气囊对肢体的压力是不同的，压力表仅反映气囊内的充气压力。反搏衣包扎后，在保证气囊充气后反搏衣不会松动的条件下，上述两者压力可看作近似相同：如反搏衣已松动，即气囊与肢体存在较大空隙时，尽管气囊的压力较大（压力表显示较大压力），但气囊对肢体的压力却很小，为了避免上述情况的发生，最好在反搏衣外加用一加固装置。

4. 反搏方式

实验证明，以指脉波之舒张波升高并超过收缩波的程度为指标，序贯式反搏明显优于非序贯反搏；在序贯式反搏中，以四肢加臀部反搏效果最佳，其后依次为四肢反搏和两下肢加臀部反搏，两下肢反搏效果最差。特别对治疗缺血性脑病、眼病和耳病者，以四肢加臀部反搏为宜。

5. 综合治疗

临床试验证明，体外反搏合并药物组的疗效较好，因此为了提高体外反搏疗效，往往采用体外反搏与药物及其他疗法进行综合治疗。

四、临床应用

（一）适应证

冠心病；病态窦房结综合征(心率在40b / min以上)；心肌炎恢复期；高血压，血压控制在160 / 100mmHg以下；血栓闭塞性脉管炎；缺血性脑血管意外；短暂脑缺血发作；腔隙性脑梗死；脑血管栓塞；椎—基底动脉供血不足；脑血管病；一氧化碳中毒；视网膜中央动脉栓塞；突发性耳聋等。

（二）禁忌证

高血压，血压＞160 / 100mmHg；频发性期前收缩或心率＞140b / min；主动脉瓣关闭不全；大动脉病变，如夹层动脉瘤；肺梗死，肺心病；梗阻型心肌病，二尖瓣狭窄；脑水肿及有发生脑水肿趋势的情况；肢体有感染，皮炎，静脉炎，及新近有静脉血栓形成；有全身或局部出血倾向，或INR≥3.0的服用华法林者。

（三）注意事项

1. 反搏前休息15min，嘱患者排尿及排便，手表及裤带、手机，口袋里的物品要取出，有高血压的患者要量血压，如血压过高，可含硝苯地平，待血压达允许范围后再治疗。

2. 保证室温舒适，保持在20℃以下。

3. 治疗前后应检查记录心率、血压，必要时记录心电图。

4. 要随时注意患者的感觉，患者在第一个疗程的前几次ECP中腿部会感到不适，只要包扎及衣服处理正常是无碍的。关键要注意心脏的反应，第4次以后一般(80%)人应能适应压力，对下肢血管病变者和糖尿病患者要及时了解下肢的反应，必要时可适当减少压力。多次ECP的患者往往对压力要求高，在高压时才感到舒服。

5. 出现下列情况时须立即停止治疗：①监控系统工作不正常；②气泵故障或管道漏气，反搏压达不到0.035MPa；③充排气系统发生故障；④反搏中出现心律失常，心电电极脱落，或患者自诉明显不适而不能坚持治疗时。

6. 脉搏曲线的反搏波波幅及时限不符合时，应及时查找原因，并及时调整有关影响因素，以保证反搏效果。

7. 医护人员在ECP中不准离开患者。

8. 进行体外反搏治疗的大部分患者都没有严重的不适或并发症。最常见的不良反应为轻微头痛、头晕、身体乏力或肌肉酸痛，少数患者在气囊充气的位置有可能感到不适，包括出现疼痛、皮肤压痕、瘀伤或水泡等。治疗中配合适当的软垫可减低这些不适。

参考文献

[1] 乔志恒，华桂茹.理疗学（第2版）[M].北京：华夏出版社，2013.

[2] 燕铁斌. 物理治疗学（第2版）[M].北京：人民卫生出版社，2013.

[3] 桑德春，吴卫红，刘建华.物理疗法与作业疗法概论[M].北京：华夏出版社，2013.

[4] 纪树荣.运动疗法技术学[M].北京：华夏出版社，2011.

[5] 陈小梅.临床作业疗法学[M].北京：华夏出版社，2013.

[6] 吴军，张纬杰.物理因子治疗技术[M].北京：人民卫生出版社，2014.

[7] 燕铁斌，姜贵云.物理治疗学[M].北京：人民卫生出版社，2008

[8] 南登昆.康复医学[M].第3版.北京：人民卫生出版社，2004.

[9] 卓大宏.实用康复疗法手册[M].北京：中国盲文出版社，2012.

[10] 朱贞国.实用物理治疗学[M]. 南京：南京出版社，1997.

[11] 陈景藻.现代物理治疗学[M].北京：人民军医出版社，2001.

[12] 李志斌，冯尚武，黄顺仪，等. 反馈疗法对脑卒中偏瘫患者下肢运动功能的效果[J].中国康复理论与实践，2013，19（11）：1046-1048.

[13] 韩瑞，倪朝民. 肌电生物反馈治疗对脑卒中偏瘫患者上肢功能的影响[J].中国康复理论与实践，2005，11（3）：209~210.

[14] 刘波.骨伤康复技术操作手册[M].成都：四川大学出版社，2013.

[15] 邢更彦.骨肌疾病体外冲击波疗法[M].北京：人民军医出版社，2015.

[16] 叶祥明.康复医学科管理及诊疗规范[M].杭州：浙江大学出版社.2014.

[17] 华桂茹，陈丽霞. 物理医学康复科诊疗常规[M].北京：人民卫生出版社，2012.

[18] Bruchac J. The Native American Sweat Lodge： History and Legends[M]. Freedom，CA： Crossing Press，1993，15.

[19] Halioua B， Ziskind B. Medicine in the Days of the Pharaohs[M]. Cambridge， MA：Harvard University，2005，31.

[20] Kandel R. Water from Heaven： The Story of Water from the Big Bang to the Rise of Civi-

lization and Beyond[M]. New York： Columbia University，2003，40.

[21] Davis B， Harrison R. Hydrotherapy in Practice[M]. London： Churchill Livingston，1988，61.

[22] Shin T W，Wilson M，Wilson T.Real Risks or Made-up Myths? The Truch About Hot Tubs and Saunas for Hypertensive Patients. Hypertension.

[23] Petrofsky J.et al. The use of hydrotherapy to increase blood flow and muscle relaxation in the rehabilitation of neurological and orthopedic patients[J].F Neurol Ortbop Med Surg 2003；21（3）：188.

[24] Fiscus K A. Changes in lower-leg blood flow during warm-，cold， and contrast-water therapy[J]. Arcb Pbys Med Rebabil2005；86（7）：1404.

[25] Saradeth B et al. A single blind， randomized， controlled trial of hydrotherapy for varicose veins[J]. Vasa 1991；20（2）：147.

[26] Zemke J et al. Intr amuscular Temperature Response in the Human Leg to Two Forms of Cryotherapy： Ice Massage and Ice Bag[J]. F Orthop Sports Phys Ther1997；27：301.

[27] Simons D， Travell J.Travell and Simons Myofascial Pain and Dysfunction：The Trigger-point Manual，vol 1，2nd，ed[M].Balotimore：Lipphcott Williams&Willkins，1999，pp133，170.

[28] Karuchi K， Cajochen C， Werth E， Warm feet promote the rapid onset of sleep[J]. Nature 1999；

[29] Ebben M R， Spielman A J. The effects of distal limb warming on sleep latency[J]. Int J Behav Med 2006；13：221.

[30] Raymann R J， Swaab D F， Van Someren E J. Cutaneous warming promotes sleep onset[J].AM J Physiol Regul Integ Compphysio，2005；288.

[31] Sung，E，Tochihara Y. Effects of bathing and hot footbath on sleep in winter[J]. J Phisiol Anthropol Appl Human Sci 2000；19：21.

[32] Fiscus K A. Changes in lower-leg blood flow during wam-cold， and contrast-water therapy[J]. Arch Phys Med Rehabil 2005；86：1404.

[33] Lambeck J， Gamper U. The halliwick concept [M]//Becker BE， Cole AJ（eds）. Comprehensive aquatic therapy[M]. 3. Pullman WA： Washington State University Publishing， 2010：1-31.

[34] Sršen K G, Vidmar G, Pikl M, et al. Content validity and inter-rater reliability of the halliwick-concept-based instrument "swimming with independent measure: [J]. Int J Rehabil Res, 2012, 35 (2) : 116-123.

[35] Hastings P. The halliwick concept: Developing the teaching of swimming to disabled people [J]. Interconnections Quarterly Journal, 2010, 8: 1-3.

[36] Van Duijnhoven H J R, De Kam D, Hellebrand W, et al. Development and process evaluation of a 5-week exercise program to prevent falls in people after stroke: The falls program [J]. Stroke Research and Treatment, 2012: 1-7.

[37] Stanat F, Lambeck J. The halliwick method, part 1 and part 2[J]. ATRI, 2001, 15: 39-42.

责任编辑：赵海宁
封面设计：谭德毅

北体社官微

北体书店

ISBN 978-7-5644-2481-7
定价：50.00 元